AF783362

Kohlhammer

Autor und Autorin

Prof. Dr. med. Dr. phil. Daniel Ketteler ist Psychiater und Psychotherapeut, u. a. im Gesundheitszentrum für Flüchtlinge und in eigener Praxis sowie Professor für Sozialmedizin an der MSB Medical School Berlin.

Prof. Dr. phil. Corinna Jung, M.A., ist Soziologin und Professorin für Empirische Sozialforschung an der MSB Medical School Berlin.

Daniel Ketteler
Corinna Jung

Sozialmedizin

Ein praxisorientiertes Lehrbuch

Mit Beiträgen von Holger Nieberg und
Ernst Seiffert

Verlag W. Kohlhammer

Dieses Werk einschließlich aller seiner Teile ist urheberrechtlich geschützt. Jede Verwendung außerhalb der engen Grenzen des Urheberrechts ist ohne Zustimmung des Verlags unzulässig und strafbar. Das gilt insbesondere für Vervielfältigungen, Übersetzungen, Mikroverfilmungen und für die Einspeicherung und Verarbeitung in elektronischen Systemen.

Pharmakologische Daten, d.h. u.a. Angaben von Medikamenten, ihren Dosierungen und Applikationen, verändern sich fortlaufend durch klinische Erfahrung, pharmakologische Forschung und Änderung von Produktionsverfahren. Verlag und Autoren haben große Sorgfalt darauf gelegt, dass alle in diesem Buch gemachten Angaben dem derzeitigen Wissensstand entsprechen. Da jedoch die Medizin als Wissenschaft ständig im Fluss ist, da menschliche Irrtümer und Druckfehler nie völlig auszuschließen sind, können Verlag und Autoren hierfür jedoch keine Gewähr und Haftung übernehmen. Jeder Benutzer ist daher dringend angehalten, die gemachten Angaben, insbesondere in Hinsicht auf Arzneimittelnamen, enthaltene Wirkstoffe, spezifische Anwendungsbereiche und Dosierungen anhand des Medikamentenbeipackzettels und der entsprechenden Fachinformationen zu überprüfen und in eigener Verantwortung im Bereich der Patientenversorgung zu handeln. Aufgrund der Auswahl häufig angewendeter Arzneimittel besteht kein Anspruch auf Vollständigkeit.

Die Wiedergabe von Warenbezeichnungen, Handelsnamen und sonstigen Kennzeichen in diesem Buch berechtigt nicht zu der Annahme, dass diese von jedermann frei benutzt werden dürfen. Vielmehr kann es sich auch dann um eingetragene Warenzeichen oder sonstige geschützte Kennzeichen handeln, wenn sie nicht eigens als solche gekennzeichnet sind.

Es konnten nicht alle Rechtsinhaber von Abbildungen ermittelt werden. Sollte dem Verlag gegenüber der Nachweis der Rechtsinhaberschaft geführt werden, wird das branchenübliche Honorar nachträglich gezahlt.

Dieses Werk enthält Hinweise/Links zu externen Websites Dritter, auf deren Inhalt der Verlag keinen Einfluss hat und die der Haftung der jeweiligen Seitenanbieter oder -betreiber unterliegen. Zum Zeitpunkt der Verlinkung wurden die externen Websites auf mögliche Rechtsverstöße überprüft und dabei keine Rechtsverletzung festgestellt. Ohne konkrete Hinweise auf eine solche Rechtsverletzung ist eine permanente inhaltliche Kontrolle der verlinkten Seiten nicht zumutbar. Sollten jedoch Rechtsverletzungen bekannt werden, werden die betroffenen externen Links soweit möglich unverzüglich entfernt.

1. Auflage 2026

Alle Rechte vorbehalten
© W. Kohlhammer GmbH, Stuttgart
Gesamtherstellung: W. Kohlhammer GmbH, Heßbrühlstr. 69, 70565 Stuttgart
produktsicherheit@kohlhammer.de

Print:
ISBN 978-3-17-045402-6

E-Book-Formate:
pdf: ISBN 978-3-17-045403-3
epub: ISBN 978-3-17-045404-0

Inhalt

Abkürzungsverzeichnis

AA	Anonyme Alkoholiker
AAPV	Allgemeine Ambulante Palliativversorgung
ADHS	Aufmerksamkeitsdefizit-Hyperaktivitätsstörung
AMG	Arzneimittelgesetz
BEM	Betriebliches Eingliederungsmanagement
BfArM	Bundesinstitut für Arzneimittel und Medizinprodukte
BGB	Bürgerliches Gesetzbuch
BZgA	Bundeszentrale für gesundheitliche Aufklärung
COPD	Chronic Obstructive Pulmonary Disease, Chronisch obstruktive Lungenerkrankung
DGMS	Deutsche Gesellschaft für Medizinische Soziologie
DHPV	Deutscher Hospiz- und PalliativVerband e. V.
DSM-5	Diagnostic and Statistical Manual of Mental Disorders – 5
DGP	Deutsche Gesellschaft für Palliativmedizin
EUMASS	European Union of Medicine in Assurance and Social Security
FAO	Food and Agriculture Organization
FAS	Fetales Alkoholsyndrom
GBE	Gesundheitsberichtserstattung des Bundes
GCP-V	Verordnung über die Anwendung der Guten Klinischen Praxis bei der Durchführung von klinischen Prüfungen mit Arzneimitteln zur Anwendung am Menschen
GdB	Grad der Behinderung
GKV	Gesetzliche Krankenversicherung
HAP	Household Air Pollution
HiAP	Health in All Policies
HOCM	Hypertrophe Obstruktive Cardio-Myopathie, Hypertrophe Kardiomyopathie
ICD-10	International Classification of Diseases – 10, Internationale statistische Klassifikation der Krankheiten und verwandter Gesundheitsprobleme – 10
ICF	International Classification of Functioning, Disability and Health, Internationale Klassifikation der Funktionsfähigkeit, Behinderung und Gesundheit
IHK	Ischämische Herzkrankheit
KHK	Koronare Herzkrankheit
KiGGS	Studie zur Gesundheit von Kindern und Jugendlichen in Deutschland

KKG	Gesetz zur Kooperation und Information im Kinderschutz
MD	Medizinischer Dienst
MFA	Medizinische Fachangestellte
Mpox	früher: Monkeypox, Affenpocken
MVZ	Medizinisches Versorgungszentrum
NA	Narcotics Anonymous
NHS	National Health Service
NZFH	Nationales Zentrum Frühe Hilfen
PEI	Paul-Ehrlich-Institut
PKV	Private Krankenversicherung
PrävG	Präventionsgesetz
PTBS	Posttraumatische Belastungsstörung
RKI	Robert Koch-Institut
SGB	Sozialgesetzbuch
SOC	Sense of Coherence
SoS/SES	Sozioökonomischer Status, Socioeconomic Status
SOEP	Sozio-ökonomisches Panel
SPZ	Sozialpädiatrische Zentren
SAPV	Spezialisierte Ambulante Palliativversorgung
UNICEF	United Nations Children's Fund
WHO	World Health Organization, Weltgesundheitsorganisation
WOAH	World Organisation for Animal Health
YAC	Young Adult Carer
YC	Young Carer
ZQP	Zentrum für Qualität in der Pflege

Vorwort

Als wir vor einigen Jahren die Vorlesung Sozialmedizin an der MSB Berlin konzipierten und einen Blick in die bisher erschienene Fachliteratur warfen, fiel uns auf, dass die bestehenden Sozialmedizin-Lehrbuch-Werke zum einen fokussiert waren auf die ärztliche Weiterbildung im Sinne einer sozialmedizinischen Begutachtung und zum anderen relativ wenig Überblicks-Literatur zu den eigentlichen Ursprungsthemen sozialmedizinischen Denkens existierte. Selbstverständlich ist der sozialmedizinische Fokus im Sinne einer systematischen Begutachtung von Fragestellungen eminent wichtig und hat seinen Platz im Hinblick auch auf wichtige Facharzt-Zusatzqualifikationen. Betrachten wir jedoch die Geschichte der Sozialmedizin, fällt auf, dass die Breite der Themen, welche im Sinne einer Gesundheitsversorgung der Bevölkerung von Relevanz sind bzw. im Sinne einer Weiterentwicklung der »Public-Health«-Disziplin weitergedacht werden können, zumindest in Deutschland ein merkwürdig exotisches Dasein führten und zum Teil immer noch führen. Geändert hat dies sicherlich, zumindest für einen kürzeren Zeitraum, die dramatische Entwicklung der Corona-Pandemie, während derer auch die Aufgaben sozialmedizinischer Institute und des öffentlichen Gesundheitswesens in den Fokus des öffentlichen Interesses rückte. Planung und Steuerung, Prophylaxe von Krankheiten und Versorgung und Schutz von Minderheiten, marginalisierten oder gefährdeten Bevölkerungsgruppen rückten kurzzeitig in den Blickpunkt öffentlichen und medialen Interesses.

Als wir, wie gesagt, noch lange vor der besagten Pandemie, die Vorlesung konzipierten, stießen wir auf wenig Lehrbücher, die die komplexen sozialmedizinischen Bereiche umfassend versuchten abzudecken. Eine Ausnahme war und ist sicherlich das Lehrbuch von Gerhard Trabert und Heiko Waller, welches ebenfalls im Kohlhammer Verlag erschienen ist. An diesem Lehrbuch, mittlerweile in der achten Auflage, richteten wir damals unter anderem auch unsere Vorlesung aus. Umso größer die Ehre, an diesen Themen nun weiter arbeiten zu dürfen. Trabert als praktizierender Arzt in der Obdachlosenmedizin ist hier durchaus auch »Role Model« für eine ärztliche Tätigkeit, welche unmittelbar an historische Persönlichkeiten dieses Faches anknüpft. Politik und Medizin lässt sich sicher, wir werden darauf noch ausführlich eingehen, auch im Sinne Virchows nicht immer klar voneinander trennen, vor allem, wenn man sich für vulnerable Bevölkerungsgruppen engagiert. Haltung und berufliche Professionalität spielen auch in unserer Arbeit im Rahmen der Ausbildung von Studierenden der Sozialen Arbeit, sowie auch klinisch-praktisch, u. a. in der Versorgung von Geflüchteten, eine wesentliche Rolle. Mit dem vorliegenden Lehrbuch versuchen wir nun den praktisch sozialmedizinisch-sozialpsychiatrischen Ansatz weiter zu systematisieren und eine klinisch-sozialmedizinische Perspektive mit den bisher erarbeiteten theoretischen Grundlagen sowie vorliegenden Studien und Evaluationen in Beziehung zu setzen.

Wir beiden Hauptautoren vereinen unterschiedliche berufliche und qualifikatorische Werdegänge sowie unterschiedliche Perspektiven. Während der Mediziner Ketteler eher von der Mikroebene seiner hauptsächlich psychiatrischen Patienten in Richtung theoretischer Konstrukte denkt (von ihm stammen u.a. die Kapitel Migration und Flucht, Obdachlosigkeit, Rehabilitation, Sucht, Volkskrankheiten, Haft und Gesundheit, Longevity sowie die Geschichte der Sozialmedizin), blickt die Soziologin Jung eher makroperspektivisch und methodisch auf Bedingungen von Gesellschaft und deren Auswirkung auf gesundheitliche Faktoren (ihrerseits federführend für die Kapitel Epidemiologie, Resilienz, Gesundheitskompetenz/Bildung, Arbeit und Gesundheit, Umwelt, Geschlechterbedingungen und Palliativmedizin). Als Spezialexperten konnten für den Kinderschutz der Fachhochschullehrer und Sozialarbeiter Holger Nieberg und für die Gesundheitsökonomie der Sozialmediziner, Psychiater und Ökonom Ernst Seiffert gewonnen werden. Ziel war aber auch und vor allem eine starke Interaktion und Korrespondenz der jeweiligen Kapitel untereinander. So gibt es immer wieder Textverweise auf jeweils verwandte Themenkomplexe in den Nachbardisziplinen. Und dennoch sind die einzelnen Kapitel jeweils eigene, kleine Themen- und Unterrichtsbausteine des so breiten Feldes der Sozialmedizin. Ziel war es, so ein Mosaik aus unterschiedlichen Fragestellungen und Perspektiven zu schaffen, welches zu weiteren, eigenständigen Forschungen und Recherchen anregt. Mit diesem Ziel ist letztlich auch unsere Vorlesung konzipiert. Fallbeispiele (natürlich anonymisiert und verfremdet) dienen als Türöffner für weiteres, möglicherweise auch abstrakteres Denken. Von der Mikro- zur Makroebene und zurück. Wir hoffen, auch Sie als Leser und Leserin für unseren turbulenten Ritt durch die sozialmedizinische Landschaft zu gewinnen und ein inspirierendes, übersichtliches und anregendes Lektüreerlebnis zu ermöglichen.

Berlin, im Dezember 2025

Corinna Jung und Daniel Ketteler

1 »Ein Patient hat geblutet heute Morgen …« – Eine kurze Einführung

Fallbeispiel

Als ich eines Morgens in Berlin die regennasse Treppe von der U-Bahn hinaus auf den Platz am Kottbusser Tor ging, die Reichenberger Straße querte und die schwere Glas-Eingangstür zum medizinischen Versorgungszentrum am Kottbusser Tor aufzog, erblickte ich eine gewaltige Lache und dicke Blutstropfen auf dem Boden, eine Spur hin zum Aufzug und den entsprechenden Fachabteilungen. Völlig erschrocken blickte ich hinüber zum schon besetzten Empfang:

»Was ist passiert?!?«

Zur Antwort bekam ich nur ein lakonisches: »Ein Patient hat geblutet heute Morgen …«

»Aha. Na dann …«

Im blutigen Aufzug fuhr ich nun, noch immer leicht schockiert, hinauf in meine Abteilung, das Wartezimmer war bereits voll besetzt und das Blut schnell vergessen. Der Patient gehörte wohl zu einer anderen Abteilung.

Klinisch-praktische Erfahrung

Bereits diese kurze Episode aus dem Leben eines praktisch tätigen Arztes in einem sozialen Brennpunkt zeigt zum einen den Anspruch, aber auch das Vorgehen in Bezug auf das vorliegende Lehrbuch und zum anderen die besondere Situation einer Arbeit in sozial und medizinisch komplexen Gegenden einer Großstadt. Szenen, welche anderen Orts hysterische Betriebsamkeit auslösen würden, werden hier als eher alltäglich wahrgenommen. Dies hat nichts mit Ignoranz zu tun, sondern eher mit einer Anpassung an spezielle Verhältnisse. Nichtsdestotrotz war und ist gerade diese Unmittelbarkeit von Erfahrung eine wertvolle Grundlage zur Reflexion sozialmedizinischer Zusammenhänge. Nur am Kottbusser Tor habe ich junge Klienten mit etwa spritzenden, arteriellen Blutungen in jungen Jahren gesehen (im obigen Beispiel ausgelöst durch eine ausgeprägte Diabetes-mellitus-Typ-II-Erkrankung mit einem Geschwür am Bein). Oder aber Menschen mit früh beginnenden, kardiologischen oder chronisch psychischen Erkrankungen (gehäuft auch Psychosen). Die klinisch-praktische Erfahrung in Bezug auf eine mögliche Studienlage hin abzuklopfen, und jeweils vice versa, schien und scheint hierbei stets eine Herausforderung und steht gewissermaßen in der Tradition des im Folgenden zu beschreibenden, historisch ja noch relativ jungen, sozialmedizinischen Faches.

Rudolf Virchow

Die Medizin ist eine »sociale [sic] Wissenschaft und Politik nichts anderes, als Medizin im Großen«. Rudolf Virchow hatte recht, natürlich, und immer noch, und mehr denn je. Virchow erkannte nämlich: Gesundheit braucht Politik. Virchow war einer der Mitbegründer der Sozialmedizin, dem Fach, in dem auch wir unterrichten. Wir unterrichten vornehmlich Sozialarbeitende. Von der Sozialen Arbeit können Ärztinnen und Ärzte viel lernen. Beginnt man, zu den Krankheitsursachen und Sterblichkeiten im Rahmen der so genannten Epidemiologie zu forschen, erkennt man schnell die völlig evidenten Zusammenhänge von Armut, Gesundheit, Sozialem, Ernährung, Aufwachsen, Bildung und Politik. Den meisten Medizinerinnen und Medizinern machen derartige Komplexitäten Angst: Sie fügen sich nicht in Reiz-Reaktions-Modelle, sind schwer quantifizierbar, allenfalls schätzbar. Dadurch werden sie, so unsere These, nicht selten ausgeblendet, geradezu skotomisiert, und verhindern die Entwicklung wirklich passender Ansätze. Geschätzt bewirkt die rein somatische »Spitzenmedizin« und eine weitere Steigerung dieser Techniken nur einen Bruchsteil an Steigerung der Lebenserwartung. Günstigere und effektivere, vor allem aber egalitärere Mechanismen und Strategien könnten diesen Anteil in Zukunft steigern. Hierzu zählen unter anderem: Prävention (mit einem hohen Anteil an ernährungsmedizinischen Fragen sowie Bewegung), Aufwachsen, Integration und Bildung (mit mehr oder weniger direkten Interaktionen), sozialer Zusammenhalt (vor allem im Alter) sowie das Erleben von Kohärenz (Bewältigbarkeit und Sinnhaftigkeit).

Mikro- und Makroebene

Im Rahmen des vorliegenden Buches zeichnen wir die Entwicklung der Sozialmedizin nach und nehmen einige ihrer Problemfelder mit ihren komplexen Zusammenhängen jeweils auf Mikro- (Fallbeispiele aus der ärztlich-sozialmedizinischen und sozialarbeiterischen Praxis) und Makroebene (Krankheitskonzepte, Daten, Theorien) in den Blick.

2 Medizin aus der Praxis und ein langer Schatten – Zur Geschichte der Sozialmedizin

Fallbeispiel

Erich Korepka

Erich Korepka wurde am 23. August 1941 in Berlin als Frühchen geboren. Sein Zwillingsbruder starb bereits wenige Wochen nach der Geburt. Erichs Mutter, Kellnerin, konnte den pflegebedürftigen Jungen nicht allein versorgen, so kam er zunächst in ein Waisenhaus in Berlin Kreuzberg. Eine vermutlich durch die Frühgeburtlichkeit entstandene Entwicklungsverzögerung sollte in verschiedenen Krankenhäusern behandelt werden, zuletzt auch in der Nervenklinik für Kinder »Wiesengrund« in Berlin-Reinickendorf (später als »Karl-Bonhoeffer-Nervenklinik« bekannt). Nachdem alle therapeutischen Bemühungen in den Augen der Ärzte zu wenig Wirkung zeigten, wurden die diagnostischen und therapeutischen Bemühungen für Erich eingestellt. Am 13. März 1943 wurde er dem so genannten »Reichsausschuss zur Erfassung erb- und anlagebedingter schwerer Leiden« zur Begutachtung gemeldet. Seine Prognose wurde als negativ beschieden und es erfolgte eine Ermächtigung der Ärzte der Kinderfachabteilung im »Wiesengrund«, den Jungen zu ermorden. Erich wurde zunächst noch für schmerzhafte Medikamentenversuche missbraucht. Am 4. Mai 1943 starb Erich Korepka. Auf der Sterbeurkunde ist vermerkt: »im Zuge allgemeiner Abzehrung.«[1]

2.1 Einleitung

Ermordung von hunderttausenden behinderten und psychisch kranken Menschen

Bei allen Segnungen und Errungenschaften des Faches Sozialmedizin kann eine Geschichte dieser Disziplin nicht ohne die dunkelste Stunde dieser Disziplin erzählt werden. Man sollte mit ihr beginnen. Selbstverständlich haben sich nicht alle Mediziner an der Pervertierung der sinnvollen Ansätze einer ursprünglich als »Sozialhygiene« bezeichneten Disziplin beteiligt, es ist jedoch durchaus zu fragen, ob derlei Gefahren der Disziplin bis heute inhärent sind. Der Gipfel einer solchen Pervertierung von Auslese und

1 Quelle: https://www.stolpersteine-berlin.de/de/eichborndamm/238/erich-korepka, abgerufen am 3.5.2014.

Reinhaltung des Erbgutes war zweifellos die Ermordung von hunderttausenden behinderten und psychisch kranken Menschen während des Nationalsozialismus. Dieses Verbrechen bezeichnet man auch als Euthanasie, euphemistisch übersetzt mit »Sterbehilfe«. Bezeichnenderweise wurde an den Kranken und Behinderten sogar erstmal, nach unfassbaren »Sprengversuchen«, das Tötungsgas »Zyklon-B« ausgetestet und perfektioniert. Wenn man heutzutage also über Problembereiche von Armut, Migration und Behinderung diskutiert und davon betroffenen Menschen Hilfestellung bieten möchte, kommt man nicht um hin, dies sensibel und im Hinblick auf die Entgleisungen des zeitweilig als »Rassenhygiene« fungierenden Fachbereichs zu tun. Selbstverständlich rückt ein Fach wie die Sozialmedizin stets auch politisch heiß diskutierte und extrem praxisnahe, eben soziale und medizinisch interdependente Themen in das Zentrum des Diskurses. Dies darf jedoch keinesfalls dazu führen, dass Gruppen, die als problembeladen gelten und/oder marginalisiert werden, jemals wieder in eine Situation wie die ab dem Jahr 1933 geraten. Denn auch diese Entwicklung hatte einen Vorlauf:

Alfred Grotjahn, Lehrstuhl für Sozialmedizin (1920)

Den ersten Lehrstuhl für Sozialmedizin begründete Alfred Grotjahn 1920 am Hygiene-Institut der Berliner Friedrich-Wilhelm-Universität, heute bekannt als Charité. Grotjahn war eine äußerst ambivalente Figur, wie sie vielleicht sogar für die Geschichte der Sozialmedizin typisch ist. Er prägte zunächst das erste gesundheitspolitische Programm der SPD. Später allerdings sprach sich Grotjahn (im Namen einer fragwürdigen Geburtenkontrolle) für die Zwangssterilisierung gewisser Personengruppen aus (damals eine durchaus verbreitete Idee zur Bevölkerungskontrolle) und setzte sich zunehmend für rassenhygienische Positionen im Sinne auch der Euthanasie ein.

2.2 Historische Entwicklungslinien der Sozialmedizin

Neben historisch so ambivalenten Figuren wie Grotjahn gab es, vor und nach den Verbrechen und Pervertierungen der Nationalsozialisten, sicher viele, durchaus positiv besetzte frühe Vordenker und Weiterentwickler einer modernen und in deutlich klarerem Maße humanistisch orientierten Sozialmedizin.

Max von Pettenkofer (1818–1901)

Max von Pettenkofer (1818–1901) etwa bekleidete 1865 das erste Ordinariat für »Hygiene«. Nach ihm wurde später auch das erste Hygieneinstitut an der Universität München benannt. Der Mediziner, Chemiker und Apotheker setzte sich vor allem für eine saubere und verbesserte Trinkwasserversorgung sowie eine damit in entsprechender Wechselwirkung stehende Abwasserentsorgung ein. Ihm waren Themen wie die »soziale

Hygiene« wichtig, um die Lebensqualität der Menschen zu verbessern. Zusammen mit dem Chemiker Justus von Liebig entwickelte Pettenkofer unter anderem auch den Suppenwürfel aus Rindfleischextrakt, wodurch nicht zuletzt prekäre Ernährungssituationen rasch gebessert werden konnten.

Hygiene-Ausstellung in Dresden (1911)

Im Rahmen der internationalen Hygiene-Ausstellung in Dresden im Jahre 1911 wurden etliche der neu definierten und zu definierenden Themen einer Sozialhygiene beziehungsweise späteren Sozialmedizin definiert. Die Themen der Ausstellung umfassten neben den Lebensbedingungen der Menschen z. B. das Wohnen, die Trinkwasserversorgung und Abwasserentsorgung, aber auch mögliche Infektionen, Tropenkrankheiten, Haut- und Geschlechtskrankheiten und die Gesundheit von Kindern und Jugendlichen sowie die Armeegesundheit. Gleichzeitig richtete im Rahmen dieser Ausstellung bereits der spätere NS-Verbrecher und Euthanasie-Arzt Ernst Rüdin einen Raum zur »Rassenhygiene« ein.

Rudolf Virchows Reise nach Oberschlesien (1848)

Als Positivfigur ist sicher Rudolf Virchow (1821–1902) zu nennen, welcher im Jahr 1848 eine Reise nach Oberschlesien tätigte, was sich für ihn und die Sozialmedizin als Schlüsselerlebnis erwies. Im Auftrag der preußischen Regierung untersuchte er die Umstände einer zunächst als »Hungertyphus« angesehenen eigentlichen Fleckfieber-Epidemie. Die Unterschiede zwischen diesen beiden Erkrankungen sind durchaus relevant und nicht trivial, vor allem im Hinblick auf deren Entstehung (Typhus ist nämlich eine bakterielle Infektion durch z. B. verseuchtes Wasser, Fleckfieber hingegen wird vor allem durch mangelnde Hygiene ebenfalls bakteriell über Läuse übertragen). Die wesentliche Erkenntnis Virchows war nämlich die Erkenntnis, dass vor allem die sozialen Lebensbedingungen, geprägt von Armut und Elend, die von ihm beobachtete Epidemie immer weiter antrieben. Virchow erkannte letztlich, dass der Kampf gegen diese Missstände nur auf dem Wege tiefgreifender Reformen sozialer Natur geführt werden könne. Dies mündete letztlich in eine sozialpolitische Empfehlung und führte ihn so auch zu dem für die Sozialmedizin entscheidenden Schluss:

Merke

»Die Medizin ist eine soziale Wissenschaft und die Politik ist weiter nichts als Medizin im Großen.« (Rudolf Virchow)

Prägnanter lässt sich der Grundsatz sozialmedizinischen Denkens kaum zusammenfassen.

Alfons Fischer (1873–1936)

Der Arzt Alfons Fischer (1873–1936) kann ebenfalls als einer der wohl visionärsten Systempioniere der Sozialmedizin in Deutschland gelten. Fischer war vor allem Arzt in eigener Praxis und hatte keine klassische Universitätslaufbahn absolviert. Trotzdem zählte für ihn die streng epidemiologische Bestandsaufnahme als eine der wichtigsten medizinische Analysetechniken. Fischer beschäftigte sich vor allem mit den konkreten

Arbeitsbedingungen seiner Patienten im Wedding, was schon damals als Arbeiterviertel und Migrations-Hotspot innerhalb Deutschlands galt. Im Wedding kam man heute wie damals oftmals in Berlin an. Fischer erkannte die sinnstiftende Funktion von Arbeit, dies aber nur begrenzt im Rahmen eines damals keineswegs selbstverständlichen 8-Stunden-Tages bzw. eines damals nicht vorhandenen Verbotes der Sonntagsarbeit. Vor allem eine hinreichende Erholung sei wichtig (vgl. Heinzelmann 2009, S. 241 ff.).

»Mutterschutz«

Fischer machte sich auch für einen neu zu schaffenden »Mutterschutz« stark, propagierte ein »Stillgeld«, sodass die Mütter sich ausreichend um die Säuglingsgesundheit und postnatale Kindesentwicklung kümmern konnten. Fischer erkannte auch den medizinischen Wert des Stillens sowie eine höhere Morbidität bei flaschengenährten Kindern. Die Wohnbedingungen in Berlin waren damals nicht mit den heutigen vergleichbar. 40 % der Bevölkerung schliefen in Berlin um das Jahr 1920 zu viert in einem Zimmer (Heinzelmann, ebd.). Diese räumliche Enge schuf damals wie heute Raum für Stress, Krankheiten und Bildungsprobleme.

Einschwenken auf den Regierungskurs unter Ernst Rüdin (1933)

Lange nach von Virchows ersten Ansätzen etablierte man an der Charité also im Jahr 1920 einen ersten Lehrstuhl, damals hieß das Fach Sozialmedizin wie bereits beschrieben: »Sozialhygiene«. Vor allem rückblickend lässt sich, wie ebenfalls angedeutet, bereits erkennen, dass mit dieser Namensgebung die Gefahr rassenhygienischer Positionen in Richtung Euthanasie durchaus vorgezeichnet war. 1909 gegründet, stand die »Gesellschaft für Sozialhygiene« positiven Züchtungsutopien aber anfänglich durchaus ablehnend gegenüber. Doch schon 1916 kam es zu einer Umbenennung der Gemeinschaft in »Deutsche Gesellschaft für Rassenhygiene«, und es wurden Ideen eines »nordischen Übermenschen« propagiert. Auch zeigten sich bereits antisemitische Tendenzen nach anfänglichen Richtungsstreits und die vielen jüdischen Mitglieder der »Gesellschaft« sahen sich entsprechenden Verfolgungen ausgesetzt, sofern sie nicht rechtzeitig ins Ausland fliehen konnten. Mit zunehmender Radikalisierung schwenkte die Gesellschaft vor allem ab dem Jahr 1933 auf den Regierungskurs unter Ernst Rüdin ein und übte Einfluss auf die entsetzlichen Gesetzesvorhaben in Richtung der Morde an Kranken und Behinderten sowie im Sinne von Zwangssterilisierungen aus (Euthanasieprogramme der Nationalsozialisten).

Georg Wolff (1886–1952)

Der Nationalsozialismus und die damit einhergehende Verfolgung jüdischer Intellektueller führte, neben den oben skizzierten Verbrechen der Euthanasie, zu einem Aderlass innerhalb der sozialmedizinischen Vereinigung. Vor allem die zweite Generation von Sozialmedizinern und Medizinerinnen hatte oftmals jüdische Wurzeln, und etliche der Ärzte konnten glücklicherweise rechtzeitig in die USA migrieren und so ihrer sicheren Ermordung entgehen. Exemplarisch ist hier etwa Georg Wolff (1886–1952) zu nennen, welcher zunächst in Berlin als Abteilungsleiter im Hauptgesundheitsamt wirkte, noch bei Grotjahn als Epidemiologe habilitierte und sich dann in den USA vor allem mit statistischen Methoden beschäftigte. Hierin war die angelsächsische Sozialmedizin deutlich fortschrittlicher. In Berlin wirkte Wolff vor allem im Rahmen schulärztlicher Beurteilungen, wobei er sein Interesse an der Pädiatrie mit der Sozialmedizin verband und mit Sicherheit einer der Pioniere der modernen Sozialpädiatrie gelten kann (Heinzelmann, Seite 353 ff., ▶ Kap. 13).

Franz Goldmann (1895–1970)

Als weiterer Schüler Grotjahns und deutsch-jüdischer Geflüchteter in Richtung USA kann Franz Goldmann genannt werden (1895–1970). Goldmann war in Berlin als Mitarbeiter der Gesundheitsverwaltung tätig und beschäftigte sich unter anderem mit Gesundheitsökonomie und Kranken- bzw. Versicherungsfragen. Nachdem er in die USA immigrieren konnte, wirkte er in erster Linie als Hochschullehrer an der Yale University und dort auch im Rahmen von politischen Reformen der gesetzlichen Krankenversicherung mit (Heinzelmann, Seite 365 ff., ▶ Kap. 19).

Julius Morgenroth (1871–1924)

Deutlich werden also die massiven Einschnitte in Bezug auf die intellektuelle, moralische und humanistische Kapazität durch den durch die nationalsozialistischen Verbrechen verursachten Brain Drain. Dies gilt historisch übrigens für viele Bereiche der medizinischen Therapie und Forschung. Von dieser Zäsur konnte sich aber vor allem die deutsche Sozialmedizin nie wirklich erholen, wobei das Fach (möglicherweise auch aus Schamgründen und vielleicht auch wegen des Wissens einer ideologischen Anfälligkeit) in der Nachkriegszeit auch (und trotz der wichtigen Arbeit des Robert-Koch-Institutes im Grunde fast bis heute) zum Teil, zumindest im Rahmen einer breiten Datenerfassung und nicht zuletzt aufgrund datenschutzrechtlicher Bedenken, vernachlässigt wurde. Erst mit den Herausforderungen der Corona-Pandemie gelangte die Wichtigkeit der schon von Virchow postulierten Zusammenhänge zwischen Gesellschaft, Kommunikation, Politik und Medizin erneut in den Fokus des Interesses und der Kapazitäten im öffentlichen Gesundheitswesen. Mit der Gesellschaft für Sozialmedizin und dem bis heute allerdings immer noch relevanten Robert-Koch-Institut hat die deutsche Geschichte jedoch zahlreiche Anknüpfungspunkte bezüglich dieses Faches zu bieten. Auch der Autor selbst arbeitet aktuell im Rahmen der Geflüchtetenversorgung in einem Gebäude direkt neben dem Botanischen Garten in Berlin-Steglitz, der so genannten »Morgenrot-Villa« (heute u. a. Gesundheitszentrum für Flüchtlinge), dem ehemaligen Wohnhaus eines bereits vor Beginn des Nationalsozialismus verstorbenen jüdischen Mitbegründers des Robert Koch-Instituts. Julius Morgenroth (1871–1924) war vor allem aktiv im Bereich der Krebsforschung und gilt als einer der Mitentwickler früher Chemotherapien.

Um das Virchow-Zitat vom Beginn etwas zu variieren, kann man sagen, dass aus der Geschichte der Sozialmedizin lernen auch heißt, für die Politik der Zukunft zu lernen. Rassistische Ideen von Volkszüchtung und Euthanasie dürfen somit nie mehr im Sinne einer selbstermächtigten Auslese oder gar Selektion beziehungsweise Tötung von Kranken, Behinderten oder Ausgegrenzten genutzt werden.

Grundsätzliches Ethos: jedes menschliche Leben schützen

Merke

Im Sinne des hippokratischen Eides ist jedes menschliche Leben zu schützen und bei Bedarf und Fähigkeit Hilfestellung zu liefern. Dies als grundsätzliches Ethos medizinischen und therapeutischen Handelns in Kombination mit dem Wissen um die Gefahren bei einer Aufweichung. Diese ethischen Grundlagen müssen so vor jeglichen erneuten Entgleisungen eines historisch so belasteten Faches wie der Sozialmedizin, beziehungsweise ehemals »Sozialhygiene«, schützen.

2.3 Literatur

Heinzelmann W (2009) Sozialhygiene als Gesundheitswirtschaft. Die deutsch/deutsch-jüdische Avantgarde 1897–1933. Eine Geschichte in sieben Profilen. Bielefeld: transcript.

Und, als weitere literarische Auseinandersetzung mit dem Thema Euthanasie, vgl.:

Ketteler D (2018) Novopoint grün. Roman. Köln: Launenweber.

3 Verstehen, verhindern, versorgen – Epidemiologie als Wissenschaft der Gesundheitsdeterminanten

Fallbeispiel: Rückblick auf die Anfänge einer Pandemie

28. Januar 2020: »Erster Fall in Bayern bestätigt« (RKI 2024).

So steht es im Protokoll der Arbeitsgruppe »Neuartiges Coronavirus (2019nCoV)« am Robert Koch-Institut. Deutschland hat seinen ersten Covid-19-Fall. Zu diesem Zeitpunkt hat die Krankheit allerdings noch keinen offiziellen Namen.

Die Gruppe, die sich seit vierzehn Tagen in engmaschig getakteten Sitzungen trifft, bespricht die weltweiten und jetzt auch deutschen Entwicklungen. Im Protokoll vom 28. Januar hält sie fest, dass die erkrankte Person mit einer Kollegin aus China in einem Raum war – für etwa eine Stunde. Hände wurden geschüttelt.

Ab diesem Zeitpunkt finden die Sitzungen täglich statt.

13. Februar 2020: In Deutschland gibt es zu diesem Zeitpunkt 16 Fälle, weltweit 60.062 (+ 14.891 in Vergleich zum Vortag), 1.355 Todesfälle; in China mittlerweile 59.571 (+ 14.841) Fälle, Todesfälle 1.310; ab jetzt gibt es auch einen Namen: SARS-CoV-2 wird offiziell.

11. März 2020: Der Generaldirektor der Weltgesundheitsorganisation (WHO), Tedros Adhanom Ghebreyesus, erklärt Covid-19 offiziell zur Pandemie.

Das Protokoll des Krisenstabs des Robert Koch-Instituts verzeichnet an diesem Tag: weltweit 119.335 Fälle (+ 5.149 im Vergleich zum Vortag), davon 4.292 Todesfälle (+ 113). In China 80.909 (+ 29) Fälle (67,8 % der Fälle weltweit), davon 3.160 (+ 22) Todesfälle; in Deutschland 1.565 (8,5 %) Fälle, 2 Todesfälle.

Am 16. März beschließt die deutsche Bundesregierung den ersten Lockdown. Er tritt am 22. März in Kraft.

3.1 Einleitung

Wie nichts anderes zuvor hat uns das Corona-Virus mit epidemiologischen Grundbegriffen vertraut gemacht. Wenn zuvor der Begriff der Pandemie in der Bevölkerung im Wesentlichen unbekannt war, plötzlich war er in aller

Munde. Der Unterschied zur Epidemie: Jetzt war er selbst Menschen, die nichts mit dem Gesundheitsbereich zu tun hatten, vollkommen klar. Doch was ist Epidemiologie? Mit welchen Begrifflichkeiten hantiert sie? Wo liegen ihre Wurzeln? Und was ist ihre Bedeutung für die Sozialmedizin? Dies wird im Laufe dieses Kapitels eingehender beleuchtet.

3.2 Epidemiologie und andere Begrifflichkeiten

Epidemiologie

Der Begriff Epidemiologie setzt sich aus den drei griechischen Wörtern epi, demos und logos zusammen: epi (ἐπί), bedeutet so viel wie »auf« oder »bei«, demos (δῆμος) »Volk« oder »Bevölkerung« und logos (λόγος) »Lehre«, »Wissenschaft«. Epidemiologie kann damit als »Lehre von dem, was beim Volk oder der Bevölkerung ist«, verstanden werden. Sie befasst sich mit der Verbreitung und dem Auftreten von Krankheiten und liefert die Basis für das Beschreiben und Erklären von Krankheiten in Bevölkerungsgruppen. Zu unterstreichen ist, dass sie sich mit dem Aufkommen von Erkrankungen allgemein beschäftigt, nicht nur, wie vielleicht aufgrund des Namens angenommen werden könnte, mit Epidemien. Neben Infektionserkrankungen sind damit also auch nicht-übertragbare Krankheiten, wie etwa Herz-Kreislauf- oder Krebserkrankungen, Gegenstand der Epidemiologie.

Epidemie

Epidemie heißt wörtlich übersetzt »beim Volk«. Heute bezeichnet der Begriff Epidemie konkret die große Verbreitung einer Erkrankung, oft einer Infektionskrankheit, die zeitlich und örtlich begrenzt ist.

Pandemie

Die Pandemie im Gegensatz dazu, beinhaltet das Wort »pan« (πᾶν), was »gesamt« oder »alles« bedeutet. Eine Pandemie ist damit eine Erkrankung, die nicht lokal begrenzt ist, sondern nahezu überall auftritt und nicht vor Ländergrenzen Halt macht. Sie entwickelt sich aus einer Epidemie. Beispiel hierfür ist die Corona-Pandemie. Wie auch das Fallbeispiel oben veranschaulicht, fand das Covid-19-Virus weltweit sehr schnelle Verbreitung. Berechtigt zum Ausrufen einer Pandemie ist allein die WHO.

Endemie

Schließlich gibt es noch die Endemie, vom griechischen »en« (ἐν), zu Deutsch »in«, die eine Krankheit bezeichnet, die örtlich begrenzt ist, jedoch nicht zeitlich. Es handelt sich dabei um Erkrankungen, die zu großen Teilen bei der in dieser Region lebenden Bevölkerung vorkommt. Als Beispiele sind hier etwa Malaria oder Cholera zu nennen, die in großen Teilen Afrikas vorkommen.

	Temporär	Lokal	Beispiele
Epidemie	begrenzt	begrenzt	Grippe-Epidemie
Pandemie	begrenzt	nicht begrenzt	Covid-19-Pandemie
Endemie	nicht begrenzt	begrenzt	Malaria, Cholera

Tab. 3.1: Epidemie – Pandemie – Endemie

Dass sich die Epidemiologie nicht nur mit Epidemien, sondern mit dem Auftreten von Krankheiten allgemein beschäftigt, wird deutlicher in der von Oleckno verwendeten – als 3D-Definition deklarierten – Erläuterung:

3D-Definition

»Epidemiology is the study of the distribution, determinants, and deterrents of morbidity and mortality in human populations« (Oleckno 2008). Übersetzbar mit: Epidemiologie ist die Lehre von der Verteilung (D für Distribution), den Determinanten (D für Determinanten) und den Schutzmaßnahmen beziehungsweise Hemmfaktoren (D für Detterents) von Morbidität und Mortalität in menschlichen Populationen, diese drei »D»s geben der Definition ihren Namen.

Distribution/ Verteilung

Die Definition bringt weitere zentrale Begrifflichkeiten ins Spiel und die Aufgaben der Epidemiologie klar auf den Punkt. Der Begriff der Distribution oder Verteilung gibt an, wie Krankheiten in einer Bevölkerung verteilt sind. Relevant sind dabei Faktoren wie Altersgruppe, Geschlecht, geografische Lage und soziale Schicht. So treten beispielsweise bei Kindern und Jugendlichen aus sozial nicht benachteiligten Familien häufiger Masern auf. Oder, um beim Beispiel Covid-19 zu bleiben: Covid-19-Fälle traten während der Pandemie besonders häufig in dichtbesiedelten Gebieten und Pflegeheimen auf.

Determinanten

Determinanten – vom Lateinischen determinare, »bestimmen« – sind bestimmende Faktoren. Bei den Kindern aus den sozial nicht benachteiligten Familien könnten die bestimmenden Faktoren für die Masernerkrankung eine fehlende Impfung sein. In unserem Covid-19-Beispiel im Pflegeheim wären mögliche Determinanten die räumliche Enge, unzureichende Belüftung in den Innenräumen oder fehlende Impfungen.

Hemmende Faktoren

Hemmende Faktoren, »Deterrents«, bei den Kindern und Jugendlichen könnten sozialarbeiterische und medizinische Aufklärungsangebote zum Nutzen von Impfungen sein. Im Pflegeheim kann der Lockdown, das Tragen von Masken und Impfungen als Schutzmaßnahmen gesehen werden.

Epidemiologie, so lässt sich zusammenfassen, untersucht also, wo und wie Krankheiten auftreten (Distribution), warum dies so ist (Determinanten) und wie man sie verhindern kann (Deterrents/hemmende Faktoren).

Morbidität

Die Morbidität, vom Lateinischen »morbus«, zu Deutsch »Krankheit«, ist ein wichtiger Parameter in der Epidemiologie. Sie beschreibt die Krankheitshäufigkeit innerhalb einer Population. Gemeint sind damit das Auftreten und die Verbreitung von Krankheiten innerhalb einer bestimmten Gruppe über einen bestimmten Zeitraum. Sie wird im Regelfalle in Bezug zu 10.000 oder 100.000 Personen angegeben. Die Maßzahlen Inzidenz und Prävalenz (siehe unten) werden benutzt, um die Morbidität zu beschreiben.

Erkranken also in einer fiktiven Stadt mit 10.000 Kindern (Population) innerhalb eines Jahres (Zeitraum) 1.500 davon an Masern (Erkrankung), liegt die Morbidität bei 15 %.

Erkranken in einem Pflegeheim mit 100 Bewohnern (Population) innerhalb eines Monats (Zeitraum) 30 Menschen an Covid-19 (Erkrankung), liegt die Morbidität bei 30 %.

Sterblichkeitsrate (Mortalität)

Wird von Mortalität (vom Lateinischen »mors«, »Tod«) gesprochen, geht es um die Sterblichkeitsrate. Gemeint ist damit die Anzahl der Sterbefälle in einem bestimmten Zeitraum bezogen auf 1.000 innerhalb eines Jahres.

Im Bezug zu unseren beiden Beispielen bedeutet dies bei den Kindern mit Masern: Würden in der Stadt mit 10.000 Kindern (Gesamtpopulation) innerhalb eines Jahres 10 davon (Anzahl Todesfälle) aufgrund ihrer Masernerkrankung versterben, ergeben 10 Todesfälle bei 10.000 Kindern eine Mortalität von 1 von 1.000, beziehungsweise bei 100 pro 100.000. Gemäß der Formel:

Berechnung Mortalitätsrate

$$\text{Mortalitätsrate} = (\text{Anzahl Todesfälle}/\text{Gesamtpopulation}) \times 1.000 \ (\text{oder } 100.000)$$

Würden in unserem imaginären Pflegeheim mit 100 Bewohnern vier Personen an Covid-19 innerhalb eines Jahres versterben, läge die Mortalitätsrate entsprechend bei 40 von 1.000 beziehungsweise bei 4.000 pro 100.000.

Gut zu wissen:

Tab. 3.2: Zentrale Begrifflichkeiten der Epidemiologie

Begriff	Erläuterung
Morbidität	Krankheitshäufigkeit innerhalb einer bestimmten Population innerhalb eines bestimmten Zeitraums
Mortalität	Sterblichkeit einer Bevölkerung
Letalität	Tödlichkeit einer bestimmten Erkrankung
Inzidenz	Neuerkrankungen in einem bestimmten Zeitraum
Prävalenz	Häufigkeit einer Krankheit zu einem bestimmten Zeitpunkt

Letalität

Auch die Letalität ist ein wichtiger epidemiologischer Begriff. Ihre Wurzeln liegen im lateinischen Adjektiv »letalis«, was »tödlich« bedeutet. Die Letalität beschreibt also die Tödlichkeit einer Erkrankung. Das heißt, sie gibt den Anteil der Menschen an, die an einer bestimmten Krankheit versterben.

$$\text{Letalitätsrate} = \text{Anzahl Todesfälle}/\text{Anzahl erkrankter Personen} \times 100$$

Bei unserem Beispiel mit den Kindern haben wir damit eine Letalitätsrate von 0,67 %, denn wir haben 10 Tote pro 1.500 Erkrankte.

Im Pflegeheimbeispiel kam es zu 4 Todesfällen bei 30 erkrankten Bewohnern, damit liegt die Letalität bei 13,33 %. Es versterben 13,33 % der erkrankten Bewohner an Covid-19.

Inzidenz (neue Fälle einer Erkrankung)

Wie häufig Neuerkrankungen auftreten, wird mit dem Begriff der Inzidenz beschrieben. Vom lateinischen »incidere«, »vorfallen«, »sich ereignen«, kommend, kann Inzidenz mit »Vorfall« oder »Ereignis« übersetzt werden. Sie gibt an, wie viele neue Fälle einer Erkrankung innerhalb eines bestimmten Zeitraums auftreten. In Corona-Zeiten wurde beispielsweise recht früh die Sieben-Tage-Inzidenz als Kennziffer eingeführt, die die Anzahl der Neuerkrankungen in den zurückliegenden sieben Tagen bezogen auf 100.000 Einwohner wiedergab.

Die Inzidenz wird wie folgt berechnet:

Berechnung Inzidenz

$$\text{Inzidenz} = (\text{Anzahl Neuerkrankungen}/\text{Gesamtpopulation}) \times 1.000 \ (\text{oder } 100.000)$$

Auch hier wird üblicherweise mit 1.000 oder 100.000 gerechnet. In unserer Stadt mit 10.000 Kindern, in der es in diesem Jahr 1.500 neu diagnostizierte Masernerkrankungen gibt, haben wir eine Inzidenz von 150 pro 1.000 Kinder, respektive 15.000 pro 100.000.

Im Pflegeheim, in dem insgesamt 100 Seniorinnen und Senioren leben, kam es zu 30 Neuerkrankungen an Covid-19. Die Inzidenz liegt damit bei 300 pro 1.000 oder 30.000 pro 100.000 Bewohner.

Prävalenz

Anders als die Inzidenz, die den Fokus auf die Neuerkrankungen legt, beschreibt die Prävalenz die Häufigkeit einer Erkrankung zu einem bestimmten Zeitpunkt, egal, ob es sich dabei um Neuerkrankungen oder ältere Krankheitsfälle handelt.

Masern und Coronaerkrankungen verlaufen akut und haben zeitlich eher kürzere Krankheitsverläufe. Sie sind daher, auch wenn es sich um fiktive Beispiele handelt, für die Illustration der Prävalenz wenig geeignet. Wir wählen daher die Erkrankung Diabetes Typ 2 bei Kindern in unserer Stadt. Nehmen wir an, von 10.000 Kindern sind in diesem Jahr 100 an Diabetes Typ 2 erkrankt. Im Jahr davor waren es 80.

Wir haben also 180 Kinder mit Diabetes, 100 aus diesem Jahr und 80 aus dem Jahr davor. Zum Erhebungszeitpunkt gibt es damit 180 kindliche Diabetiker. Gemäß der Formel:

$$\text{Prävalenz} = (\text{Anzahl der Erkrankungen}/\text{Gesamtpopulation}) \times 1.000 \ (\text{oder } 100.000)$$

haben wir derzeit eine Prävalenz von 1,8 pro 1.000 Kinder.

Die Inzidenz fragt also danach, wie viele Fälle es in einem bestimmten Zeitraum gibt, während die Prävalenz die Frage beantwortet, wie viele aktuell erkrankt sind.

3.3 Anfänge und Entwicklungen der Epidemiologie

Hippokrates

Die Anfänge der Epidemiologie reichen zurück bis zu den alten Griechen. Bereits Hippokrates, der »Vater der Medizin«, der von ca. 460 bis 370 v. Chr. lebte und Grundlagen für die Medizin als Wissenschaft legte, arbeitet mit den Begrifflichkeiten Epidemie und Endemie. Er verfasst ein Werk über die Epidemien und unterscheidet bereits zwischen Erkrankungen, die immer – also endemisch – in der Bevölkerung vorzufinden sind, und solchen, die nur sporadisch und in höherer Anzahl – epidemisch – auftreten. Auch stellt er bereits Verbindungen zwischen Umwelteinflüssen und Krankheitserscheinen her (Hippokrates 2012).

Ibn An-Nafis

Dies und andere Werke von Hippokrates, in denen der Einfluss von Umweltfaktoren auf die Entstehung und Verbreitung von Krankheiten behandelt werden, werden von Ibn An-Nafis, einem im 13. Jahrhundert in Syrien geborenen muslimisch-arabischen Arzt, aufgenommen und erweitert. Ibn An-Nafis, geboren als Alaa Al-Din Ali Ibn Abi Al-Hazm Al-Qurashi Al-Demashki Al-Masri El-Safii, legt eine kritische Bewertung der Werke von Hippokrates vor und verfasst selbst mindestens 24 Bücher, in denen unter anderem epidemiologische Grundlagen wie die Verteilung von Krankheiten aufgrund demografischer Faktoren wie Geschlecht oder Alter dargestellt werden (Kayali 2018).

John Graunt

Im 17. Jahrhundert legt John Graunt, ein in London geborener Händler, einen wichtigen Grundstein für die Epidemiologie. Er beginnt, Todesfälle in London zu registrieren und erstellt so die erste Sterbetafel, mit deren Hilfe es möglich ist, Lebenserwartungen und Risiken, bestimmte Krankheiten zu erleiden, zu berechnen.

Merke: Sterbetafel

Sterbetafeln, auch Lebens- oder Mortalitätstafeln, werden verwendet, um Lebenserwartungen beziehungsweise Sterbewahrscheinlichkeiten für verschiedene Altersgruppen in einer Population zu errechnen. Mit ihrer Hilfe kann abgelesen werden, wie viele Personen eines fiktiven Geburtsjahrgangs in jedem Alter voraussichtlich sterben und wie viele bis zu einem bestimmten Alter überleben.

Sie basieren auf historischen Sterbedaten und helfen, Trends in der Mortalität zu analysieren. Sie sind wichtig für Versicherungen, Rentenberechnungen, Bevölkerungsprognosen und epidemiologische Studien.

Lady Mary Wortley Montagu

Als Wegbereiterin der Impfung gegen Pocken ist Lady Mary Wortley Montagu zu nennen, eine englische Schriftstellerin. Montagu hatte ihren Bruder durch die Krankheit verloren und erkrankt 1715 selbst an Pocken. Sie überlebt, trägt aber starke Narben davon. Es finden sich Berichte darüber, dass sie aufgrund dessen einen Gesichtsschleier trug beziehungsweise eine Art Makeup verwendete. 1716 begleitet sie ihren Mann, der als Botschafter ins Osmanische Reich – die heutige Türkei – entsandt wird, nach Konstantinopel. Dort beobachtet sie, wie Kinder mit Pocken infiziert werden. Meist ältere Frauen führen eine Art Impfung durch, nach einigen Tagen zeigt sich ein leichtes Fieber, anschließend erholen sich die Kinder sehr schnell und sind fortan immun. Lady Montagu lässt auch ihre Kinder immunisieren und wird, zurück in England, eine große Verfechterin dieser Vorform der Impfung (Oleckno 2008). Diese Art der Impfung bleibt aber noch lange umstritten, da sie auch Gefahren mit sich bringt. So kann etwa der ihr Verlauf nicht genau vorhergesagt werden.

Edward Jenner

Mit der Durchsetzung einer flächendeckenden Impfung gegen Pocken wird schließlich erst der englische Arzt Edward Jenner in Verbindung gebracht, der auf Basis von Kuhpocken einen Impfstoff entwickelt. Es gibt jedoch Nachweise, dass Jenner nicht der erste war, der beobachtete, dass Menschen, die sich mit Kuhpocken infiziert hatten, immun gegen Pocken schienen (Hüntelmann 2019).

Ignaz Semmelweis

Wenn auch zu Lebzeiten kaum anerkannt, legt der ungarisch-österreichische Arzt Ignaz Semmelweis einen weiteren Grundstein für die Epidemiologie. Er identifizierte aufgrund seiner empirischen Beobachtungen zur Entstehung des Kindbettfiebers mangelnde Hygiene als Ursache. So stellt er fest, dass besonders viele Frauen an Kindbettfieber verstarben, die von Ärzten behandelt wurden, die zuvor Obduktionen durchgeführt hatten. Seine Hygienevorschläge, Händewaschen, finden unter Kollegen wenig Anerkennung.

Florence Nightingale

Auch die britische Krankenschwester und Statistikerin Florence Nightingale leistet einen signifikanten Beitrag für die Epidemiologie. Sie legt den Grundstein für eine evidenzbasierte Pflegewissenschaft und entwickelt beständig Umfrageinstrumente, sammelt und analysiert Daten, um Zusammenhänge, beispielsweise hohe Sterberaten unter bestimmten Bedingungen, deutlich zu machen. Wichtig dabei ist ihr besonders auch die Nachvollziehbarkeit ihrer Ergebnisse. Sie arbeitet daher besonders auch an laienverständlichen Darstellungen (McDonald 2001).

Louis Pasteur

Der französische Biochemiker Louis Pasteur ist ein weiterer Name, der mit Impfungen verbunden werden kann und Bedeutendes für die Entwicklung der Epidemiologie geleistet hat. Auf ihn geht die Erkenntnis zurück, dass zahlreiche Krankheiten durch Mikroorganismen wie Bakterien und Viren verursacht sind. Diese Entdeckung erweist sich als grundlegend für das Verständnis von Infektionskrankheiten und trägt zur Entwicklung von zahlreichen Impfstoffen bei. Gemeinsam mit Pasteur wird der deutsche Mediziner und Mikrobiologe Robert Koch oft als Vertreter der so genannten Keimtheorie der Krankheiten genannt. Diese ist Grundlage einer modernen Hygiene, Epidemiologie und medizinischen Prävention.

Keimtheorie der Krankheiten

Tab. 3.3: Schlaglichter in der Geschichte der Epidemiologie (eigene Darstellung auf Basis von Kayali 2018; Meyding-Lamadé & Craemer 2021; Oleckno 2008)

Zeit	Name	Errungenschaft
~ 460–370 v. Chr	Hippokrates, Arzt	Erkennen eines Zusammenhangs zwischen Umwelteinflüssen und Krankheiten
~ 1210–1288	Ibn An-Nafis, Arzt	Kommentar und Weiterentwicklung der Ideen von Hippokrates
1620–1674	John Graunt, Händler	Beginn der Gesundheitsstatistik, Berechnung von Lebenserwartungen
1689–1762	Lady Mary Wortley Montagu, Schriftstellerin	Botschafterin der Pockenimpfung
1749–1823	Edward Jenner, Arzt	Entwicklung eines Impfstoffes gegen Pocken
1818–1865	Ignaz Semmelweis, Arzt	Nutzung epidemiologischer Methoden zur Entdeckung der Ursachen für Kindbettfieber
1820–1910	Florence Nightingale, Krankenschwester und Statistikerin	Ausbau der Gesundheitsstatistik
1822–1895	Louis Pasteur, Biochemiker	Erkenntnis, dass Mikroorganismen Krankheiten verursachen; Grundlage für zahlreiche Impfungen
1843–1910	Robert Koch, Mediziner und Mikrobiologe	Keimtheorie der Krankheiten

Diese skizzierten Schlaglichter auf die Anfänge und Entwicklungen der Epidemiologie unterstreichen die verschiedenen disziplinären Einflüsse. Von Medizin über Pflegewissenschaften, Biochemie, Statistik – die Epidemiologie ist per se interdisziplinär angelegt. Dabei wird deutlich, dass Gesundheit und Krankheitsgeschehen stets im Zusammenhang mit Bevölkerungsgruppen betrachtet werden – ein zentrales Prinzip, das die Epidemiologie bis heute definiert.

3.4 Abschließende Betrachtungen: Das Verhältnis von Epidemiologie und Sozialmedizin

Epidemiologie bildet den systematischen Grundstock für das Verständnis von Gesundheit und Krankheit in Bevölkerungsgruppen. Um nochmals an die 3D-Definition zu erinnern: Sie beschäftigt sich mit der Verteilung, den Determinanten und der Kontrolle von Krankheiten in Populationen. Ihr Ziel ist es, Risikofaktoren zu identifizieren und daran zu arbeiten, Präventions- und Interventionsmaßnahmen zu entwickeln, um Krankheitsausbrüche zu vermeiden.

Die Sozialmedizin legt ihren Fokus stärker auf die Wechselwirkungen zwischen sozialen Bedingungen, wie Armut, Bildung oder Einkommen und Gesundheit. Sie betrachtet die Einflüsse von sozialen Faktoren auf die Entstehung von Krankheiten und arbeitet an Strategien, gesundheitliche Ungleichheiten in den Griff zu kriegen.

Wie die Epidemiologie, so zielt auch die Sozialmedizin darauf ab, die Gesundheit der Bevölkerung zu verbessern und Krankheiten zu vermeiden. Beide fokussieren dabei nicht individuelle Faktoren, sondern betrachten äußere Einflüsse, soziale, umweltbedingte und ökonomische Determinanten. Für beide steht im Vordergrund, wirksame Maßnahmen für Gesundheitsförderung und Prävention zu entwickeln.

3.5 Literatur

Hippokrates (2012) Of The Epidemics. Kessinger Publishing.

Hüntelmann AC (2019) Pockenimpfung in Deutschland vor und nach Jenner. Trillium Immunologie 19(3). (https://www.trillium.de/zeitschriften/trillium-immunologie/archiv/ausgaben-2019/heft-32019/aus-der-geschichte/pockenimpfung-in-deutschland-vor-und-nach-jenner.html, Zugriff am 14.07.2025).

Kayali G (2018) The forgotten history of pre-modern epidemiology: contribution of Ibn An-Nafis in the Islamic golden era. East Mediterr Health J 23(12): 854–857. https://www.doi.org/10.26719/2017.23.12.854

McDonald L (2001) Florence Nightingale and the early origins of evidence-based nursing. *Evidence Based Nursing* 4(3): 68–69. https://www.doi.org/10.1136/ebn.4.3.68

Meyding-Lamadé U, Craemer EM (2021) Epidemiologie. In: Meyding-Lamadé U, Stangel M, Weber J (Eds.) Neuroinfektiologie (pp. 3–8). Berlin, Heidelberg: Springer Berlin Heidelberg.

Oleckno WA (2008) Epidemiology. Concepts and Methods.

RKI (2024) Interne COVID-19-Krisen-Stabs-Protokolle des Robert Koch-Instituts.

4 Von Salutogenese und Resilienz zu Gesundheitsförderung und Prävention – Gesundheit ganzheitlich denken

Fallbeispiel

Immi lacht, laut und glücklich. Sascha hat einen Witz gemacht, und gerade ist ihre Schicht zu Ende. Schnell zieht sie sich um, schnappt ihr Sportzeug. Sie freut sich, es ist ein schöner Morgen, die Sonne scheint, die Nachtschicht war gut und gleich gehts zum Yoga. Und danach: Frühstücken mit den Kids, bevor sie sich hinlegt. Vor zwei Jahren, nach diesem schlimmen Schicksalsschlag, als Elis diese schreckliche Diagnose erhielt und kurz darauf starb, hätte sie sich das nicht vorstellen können. Aber sie hat alles wieder gut hingekriegt. Immi ist 44, alleinerziehend mit zwei süßen Jungs, und hat gerade die Stationsleitung übernommen. Sie ist wirklich froh, dass sie sich so gut wieder berappelt hat. Die Zeit nach Elis' Tod war entsetzlich, der wahnsinnige Verlust ihres Lieblingsmenschen, und dazu die Aufgabe, den Alltag von jetzt auf gleich für sich und die Kinder neu zu strukturieren. Aber sie hat sich erstaunlich schnell stabilisiert, immer mit dem Blick nach vorn. Natürlich fehlt Elis an allen Enden, aber sie hat einen tollen Freundeskreis, der ihr Kraft gibt. Camille und Paul haben ihr bei einer Reihe organisatorischer Aufgaben geholfen, bei ihrem Arbeitgeber konnte sie vorübergehend die Stunden reduzieren. Sie hat auch hier viel Unterstützung erfahren. Jetzt ist sie wieder voll da, und macht seit einem halben Jahr sogar die Stationsleitung. Natürlich hätte sie sich am liebsten am Anfang nur ins Bett gelegt, aber die psychologische Beratung, die sie in Anspruch genommen hatte, war hilfreich und sie hat schnell gemerkt, dass Spazieren gehen, Yoga machen und Menschen treffen viel besser war als allein am Abend eine Flasche Wein aufzumachen.

4.1 Einleitung

Einige Menschen erleiden Schicksalsschläge, die sie für lange Zeit aus der Bahn werfen, während es anderen – wie Immi in unserem fiktiven Eingangsbeispiel – gelingt, selbst nach traumatischen Erfahrungen nicht nur weiterzuleben, sondern wieder Glück und Lebensfreude zu finden. Doch woran liegt das?

Im Folgenden wird diese Frage unter dem Konzept der Salutogenese betrachtet. Anschließend wird der Begriff der Resilienz beleuchtet, gefolgt von einer Darstellung der ineinandergreifenden Prinzipien von Gesundheitsförderung und Prävention. Den Abschluss bildet eine Einführung in den Ansatz »Health in all Policies«, der die Bedeutung von Gesundheit als Querschnittsthema in der Politik verdeutlicht.

4.2 Salutogenese

Salutogenese: Aaron Antonovsky

Das Konzept der Salutogenese wurde von Aaron Antonovsky (geb. 1923 in New York, USA; verst. 1994 in Beerscheba, Israel), einem amerikanisch-israelischen Medizinsoziologen, entwickelt. Der Begriff Salutogenese leitet sich vom Lateinischen »salus« für »Gesundheit« und dem Griechischen »genesis« für »Entstehung« ab und bezeichnet somit »die Entstehung von Gesundheit«.

In den 1970er Jahren führte Antonovsky eine Studie mit Frauen unterschiedlicher ethnischer Herkunft durch, in der er ihren Umgang mit der Menopause untersuchte. Dabei stellte er fest, dass 29 % der befragten Frauen Überlebende nationalsozialistischer Konzentrationslager waren. Trotz dieser extrem traumatischen Erfahrungen befanden sich viele von ihnen in bemerkenswert guter Verfassung. Diese überraschende Erkenntnis weckte Antonovskys Interesse an der Frage, was Menschen dazu befähigt, trotz widrigster Umstände ihre psychische und physische Gesundheit zu bewahren. In den darauffolgenden Jahren entwickelte er das Konzept der Salutogenese, das sich mit Bedingungen und Faktoren beschäftigt, die Gesundheit fördern und erhalten – selbst in Situationen großer Belastung (Goddemeier 2019).

Kohärenzgefühl, Sense of Coherence

Die Salutogenese betrachtet Gesundheit und Krankheit nicht als Zustand, sondern als Kontinuum. Zentral in Antonovskys Salutogenese-Modell ist das Kohärenzgefühl, der Sense of Coherence (SOC). Der Begriff der Kohärenz kommt von lateinisch cohaerere, »zusammenhängen«, und steht für die Wahrnehmung, dass das Leben greifbar ist und einen Sinn ergibt.

Antonowskys Kohärenzgefühl setzt sich aus drei Bestandteilen zusammen:

- Dem Gefühl der Verstehbarkeit,
- dem Gefühl der Handhabbarkeit sowie
- dem Gefühl der Sinnhaftigkeit.

Gefühl der Verstehbarkeit

Das Gefühl der Verstehbarkeit beschreibt die Fähigkeit, das eigene Umfeld als in sich konsistent und erklärbar zu begreifen, Geschehnisse können

Abb. 4.1: Kohärenzgefühl

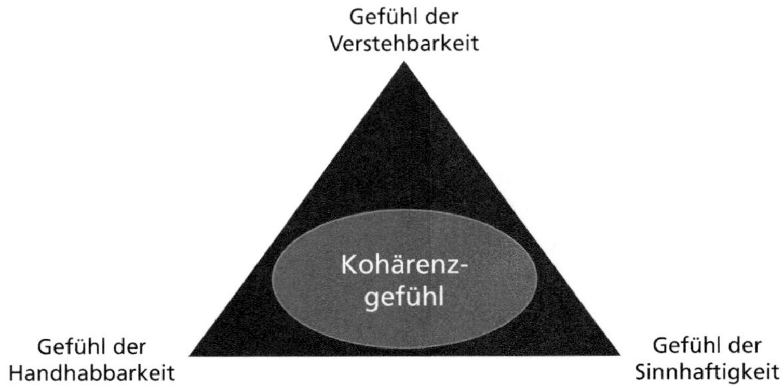

kognitiv nachvollzogen und rational eingeordnet werden. So ist in unserem Eingangsbeispiel Elis' Tod für Immi zwar schrecklich, aber aufgrund einer entsprechenden Diagnose verständlich.

Gefühl der Handhabbarkeit

Das Gefühl der Handhabbarkeit oder auch Bewältigbarkeit bezeichnet ein Verständnis dafür, die Situation allein oder gemeinsam mit anderen in den Griff bekommen zu können. Immi sucht sich Freunde, die ihr helfen, psychologische Beratung und beginnt, sich mehr zu bewegen.

Gefühl der Sinnhaftigkeit

Und das Gefühl der Sinnhaftigkeit schließlich erlaubt es, eine Begründung zu finden. Immi scheint von der Haltung geprägt, dass ihr Leben wertvoll ist, sie entscheidet sich bewusst für einen strukturierten Alltag und sieht Sinn darin, sich selbst und ihren Kindern eine gute Zukunft zu ermöglichen (Antonovsky & Franke 1997).

Merke

Pathogenese

Die Salutogenese bildet den Gegenpol zur Pathogenese. Die Pathogenese leitet sich vom Griechischen »pathos« (»Leiden«) und »genesis« (»Entstehung«) ab und befasst sich mit der Entstehung und Entwicklung von Krankheiten. Sie ist zentraler Bestandteil der Schulmedizin, deren Ziel es ist, Krankheiten zu erkennen, zu behandeln und zu heilen.

4.3 Resilienz

Resilienz

Während die Salutogenese nach Faktoren sucht, die Gesundheit fördern, nimmt die Resilienzforschung die Fähigkeiten in den Blick, mit Herausforderungen erfolgreich umzugehen. Resilienz, vom Lateinischen »resilire« (»abprallen, zurückspringen«), bezeichnet gemäß der American Psychological Association:

> »den Prozess, sich angesichts von Schwierigkeiten, Traumata, Tragödien, Bedrohungen oder anderen bedeutenden Stressoren – wie familiären und Beziehungsproblemen, ernsthaften gesundheitlichen Herausforderungen oder Belastungen im Beruf und bei finanziellen Angelegenheiten – gut anzupassen. Es bedeutet, nach schwierigen Erfahrungen wieder ›zurückzuspringen‹.«[2]

Die erste Nennung des Begriffs der Resilienz wird dem US-amerikanischen Psychologen-Ehepaar Jack (1924–2010) und Jeanne H. Block (1923–1981) in ihrem Konferenz-Paper »The developmental continuity of Ego control and Ego resiliency: some accomplishments« zugeschrieben (Block & Block 1977). Besonders aber ist die Resilienzforschung mit dem Namen der in Deutschland geborenen US-amerikanischen Psychologin Emmy E. Werner (1929–2017) verbunden, die insbesondere mit ihrer Kauai-Studie einen Meilenstein in der Resilienzforschung setzte.

Jack und Jeanne H. Block

Kauai-Studie: Emmy Werner

Exkurs: Die Kauai-Studie

Bei der sogenannten Kauai-Studie handelt es sich um eine Langzeitstudie, die von Emmy E. Werner und ihrem Team auf der Insel Kauai, einer der acht Hauptinseln von Hawaii, durchgeführt wurde. Die Studie gilt als die älteste und bekannteste Studie zu Resilienz.

Ab dem Jahr 1955 begleiteten Emmy E. Werner, Ruth S. Smith und weitere Forscherinnen und Forscher eine Kohorte von 660 Kindern ab dem Zeitpunkt ihrer Geburt, um die Auswirkungen vorgeburtlicher Risikofaktoren und ungünstiger Lebensumstände auf die kindliche Entwicklung untersuchen (Werner & Smith 1979).

Insgesamt lief die Studie über 40 Jahre lang und veranschaulichte, dass sich auch Kinder, die unter schwierigen Bedingungen aufwachsen, gut entwickeln können. Etwa ein Drittel der untersuchten Kinder wuchs unter schwierigen Bedingungen auf, in Armut, mit Gewalt in der Familie, psychisch kranken Eltern. Trotz dieser Umstände entwickelten sich etwa 30 % dieser Kinder gut und zeigten in ihrem späteren Leben keine Auffälligkeiten. Sie konnten stabile Beziehungen führen, hatten kaum gesundheitliche Probleme und verfügten über eine positive Lebenseinstellung. Werner et al. zeigten damit, dass Kinder mit ungünstigen Startbedingungen nicht zwangsläufig in diesen verharren (müssen), sondern resiliente Kinder – und später Erwachsene – aus diesen Strukturen ausbrechen und sie hinter sich lassen können (Werner 1992).

Thun-Hohenstein et al. (Thun-Hohenstein, Lampert, & Altendorfer-Kling 2020) haben nach Sichtung mehrerer Studien eine Liste von Resilienzkriterien erstellt, anhand derer Resilienz erkannt werden kann. Dazu gehören:

Resilienzkriterien

2 Eigene Übersetzung in Anlehnung an diese Definition: »Resilience is the process of adapting well in the face of adversity, trauma, tragedy, threats or significant sources of stress — such as family and relationship problems, serious health problems or workplace and financial stressors. It means ›bouncing back‹ from difficult experiences.« (APA 2014)

- Das Nicht-Erkranken im Falle einer erblich belasteten Situation
- Die Nicht-Entwicklung einer bekannten Folge eines Risikofaktors
- Kriterien des Gelingens äußerer Anpassung und/oder
- Gelungene Lebensbewältigung
- Die Verbesserung des Sozialkapitals oder anderer sozialer Parameter (Verehelichung, Arbeit, gesellschaftliche Integration)

In der Forschung wird zwischen Schutz- und Risikofaktoren der Resilienz unterschieden. Als Schutzfaktoren gelten Bedingungen, die eine positive Anpassung und Bewältigung von Lebenskrisen fördern. Dazu gehören interne und äußere Schutzfaktoren.

Interne Schutzfaktoren

Als interne Schutzfaktoren gelten unter anderem (Rönnau-Böse et al. 2022):

- Widerstandsfähiges Immunsystem
- Körperliche Gesundheit
- Hohe Selbstwirksamkeitserwartung
- Gute Selbstregulationsfähigkeiten
- Internale Kontrollüberzeugung
- Dispositioneller Optimismus[3]
- Fähigkeit zum Erleben positiver Emotionen

Externe Schutzfaktoren

Als soziale oder externe Schutzfaktoren gelten u. a. grundsätzlich gesicherte Umstände wie:

- Ausreichende Ernährung
- Passender Wohnraum
- Erwerbsarbeit
- Aber vor allem soziale Beziehung(en)

Risikofaktoren

Im Gegensatz dazu erhöhen Risikofaktoren die Vulnerabilität. Zu ihnen können gehören (Wustmann 2004):

- Gesellschaftliche Rahmenbedingungen wie Krieg, Konflikte oder Naturkatastrophen
- Niedriger sozioökonomischer Status
- Armut
- (Psychische) Erkrankungen eines bzw. beider Elternteile
- Niedriges Bildungsniveau der Eltern
- Häufige Umzüge
- …

3 Der Begriff beschreibt die positive Erwartung an zukünftige Ereignisse. Diese Einstellung spiegelt die Überzeugung wider, dass eher gute als schlechte Dinge geschehen.

4.4 Gesundheitsförderung und Prävention

Gesundheitsförderung und Prävention greifen auf die Prinzipien von Resilienz und Salutogenese zurück, um individuelle Ressourcen zu stärken und gesundheitsunterstützende Strukturen aufzubauen. Diese beiden Ansätze, die sich gegenseitig ergänzen, dienen der Verbesserung und Erhaltung der Gesundheit (Waller 2006): Gesundheitsförderung konzentriert sich auf die Stärkung individueller und gesellschaftlicher Ressourcen, während Prävention darauf abzielt, Risiken zu minimieren und Krankheiten zu vermeiden.

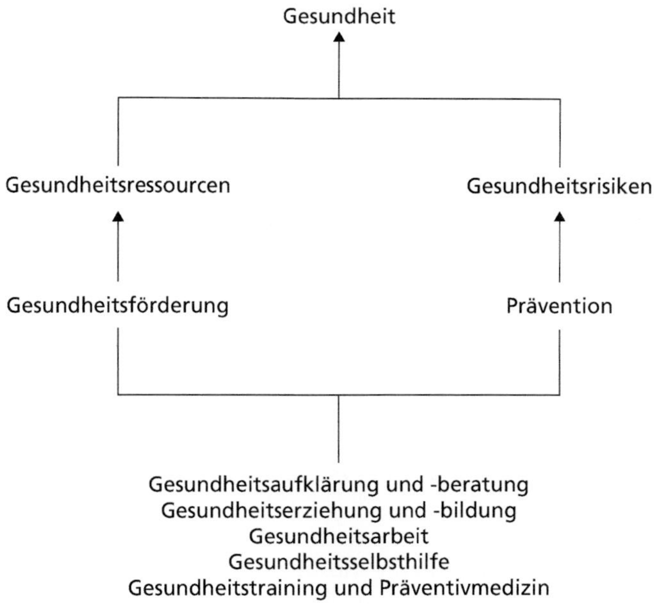

Abb. 4.2: Gesundheitsförderung und Prävention (Waller 2006)

Gesundheitsförderung – Health Promotion (Ottawa-Charta)

Bei dem Begriff der Gesundheitsförderung handelt es sich um die deutsche Übersetzung des englischen Wortes Health Promotion, das 1986 in der ersten Internationalen Konferenz zu Gesundheitsförderung der Weltgesundheitsorganisation (WHO) durch die Veröffentlichung der sogenannten Ottawa-Charta Bedeutung erlangte.

Gesundheitsförderung wird darin wie folgt definiert:

»Gesundheitsförderung zielt auf einen Prozess, allen Menschen ein höheres Maß an Selbstbestimmung über ihre Gesundheit zu ermöglichen und sie damit zur Stärkung ihrer Gesundheit zu befähigen. Um ein umfassendes körperliches, seelisches und soziales Wohlbefinden zu erlangen, ist es notwendig, dass sowohl einzelne als auch Gruppen ihre Bedürfnisse befriedigen, ihre Wünsche und Hoffnungen wahrnehmen und verwirklichen sowie ihre Umwelt meistern bzw. verändern können. In diesem Sinne ist die Gesundheit als ein wesentlicher Bestandteil des alltäglichen Lebens zu verstehen und nicht als vorrangiges Lebensziel. Gesundheit steht für ein positives Konzept, das in gleicher Weise die Bedeutung sozialer und individueller Ressourcen für die Gesundheit betont wie die körperlichen Fähigkeiten. Die Verantwortung für Gesundheitsförderung liegt deshalb nicht nur bei dem Gesundheitssektor, sondern bei allen Politikbereichen und zielt über die Entwicklung gesünderer Lebensweisen hinaus auf die Förderung von umfassendem Wohlbefinden hin.« (WHO Europa 1986)

Die Definition macht deutlich, dass zum einen der Einzelperson mehr Möglichkeiten an die Hand gegeben werden sollen, um selbstbestimmt ihre Gesundheit zu stärken, dass dies aber unbedingt von gesamtpolitischer Seite unterstützt und ermöglicht werden soll. Die Stärkung von Gesundheit ist damit nicht mehr allein Aufgabe des Gesundheitsbereichs, Gesundheitsförderung ist vielmehr ein gesamtgesellschaftliches Anliegen.

Die Ottawa-Charta setzt auf fünf Handlungsebenen an, um die Gesundheit der Menschen wirksam zu stärken (WHO Europa 1986):

1) *Entwicklung einer gesundheitsfördernden Gesamtpolitik*
Gesundheit muss in Politikbereichen Berücksichtigung finden, angestrebt wird ein konzertiertes Handeln auf allen Ebenen mithilfe von Gesetzesinitiativen, steuerlichen Maßnahmen und strukturellen Veränderungen für mehr Chancengleichheit bei Gesundheits-, Sozial- und Einkommenspolitik. Politikerinnen und Politiker müssen dabei die gesundheitlichen Konsequenzen der getroffenen Entscheidungen im Blick behalten.
2) *Schaffung gesundheitsförderlicher Lebenswelten*
Gesundheit wird als eng verwoben mit unserer Umwelt gesehen, Die starke Verbindung zwischen Mensch und Umwelt legt die Basis für einen sozial-ökologischen Weg zur Gesundheit. Beachtung finden insbesondere die sich wandelnden Lebens-, Arbeits- und Freizeitbedingungen. Gesundheitsförderung zielt darauf ab, diese angenehm und sicher zu gestalten.
3) *Unterstützung gesundheitsbezogener Gemeinschaftsaktionen*
Gesundheitsförderung stärkt die Selbstbestimmung und Mitbestimmung von Nachbarschaften und Gemeinden, indem sie ihre aktive Beteiligung an Entscheidungen, Strategien und Maßnahmen unterstützt. Dafür sind Zugang zu Informationen, Lernmöglichkeiten und finanzielle Unterstützung essenziell.
4) *Entwicklung persönlicher Kompetenzen*
Gesundheitsförderung vermittelt Wissen und Fähigkeiten, um Menschen zu befähigen, ihre Gesundheit selbstbestimmt zu gestalten und gesunde Entscheidungen im Alltag zu treffen. Lebenslanges Lernen und die Zusammenarbeit von Bildungseinrichtungen, Institutionen und Organisationen sind dabei von elementarer Bedeutung.
5) *Neu-Orientierung der Gesundheitsdienste*
Die Verantwortung für Gesundheitsförderung wird gemeinsam von Einzelpersonen, Gesundheitsdiensten, gesundheitlichem Fachpersonal und dem Staat getragen. Gemeinsam wird ein Versorgungssystem geschaffen, das Gesundheit ganzheitlich fördert.

Besonders die Mitarbeitenden bei den Gesundheitsdiensten sollen dabei die Koordination übernehmen und eine Haltung einnehmen, die »feinfühlig und respektvoll die unterschiedlichen kulturellen Bedürfnisse anerkennt« (ebd.).

Merke: Die Ottawa-Charta in ihrem Kontext

1978: Alma-Ata Declaration

Auf der Konferenz der WHO in Alma-Ata (seit 1993: Almaty, Hauptstadt von Kasachstan), der Vorläuferkonferenz von Ottawa, wird unter Beteiligung von 123 Ländern und 67 NGOs (NGO: Non-Governmental Organisation, Nicht-Regierungs-Organisation) Gesundheit zum Menschenrecht erklärt. Die WHO definiert außerdem primäre Gesundheitsversorgung (Primary Health Care) als eines ihrer zentralen Prinzipien im Rahmen ihrer Strategie »Gesundheit für alle«. Primäre Gesundheitsversorgung wird dabei als gesamtgesellschaftliches Gesundheitskonzept verstanden, mit dessen Hilfe ein Höchstmaß an Gesundheit und Wohlbefinden und eine gerechte Verteilung gewährleisten werden soll.

1986: Ottawa-Charta for Health Promotion

Die Ottawa-Charta zur Gesundheitsförderung wird am 21. November 1986 als Abschlussdokument der ersten internationalen Konferenz der WHO zu Gesundheitsförderung in Ottawa, Kanada, veröffentlicht. Sie steht in direkter Nachfolge der Alma-Ata Declaration.

1988: Adelaide Recommendations on Healthy Public Policy

Im April 1988 findet in Adelaide, Australien, die zweite internationale Konferenz zu Gesundheitsförderung statt. Sie steht inhaltlich in direkter Nachfolge von Alma-Ata und Ottawa und beschreitet einen neuen Weg in der Gesundheitspolitik: Gesundheit wird zum fundamentalen sozialen Ziel erklärt, die Beteiligung von Menschen, die Zusammenarbeit verschiedener gesellschaftlicher Sektoren und die primäre Gesundheitsversorgung bilden dafür die Grundlage.

4.5 Prävention

Prävention

Während sich Gesundheitsförderung darauf fokussiert, Bedingungen zu schaffen, die ein gesundes Leben ermöglichen, zielt Prävention, vom Lateinischen »praevenire« (»zuvorkommen«), darauf ab, Krankheiten zu vermeiden.

Franzkowiak definiert Prävention als den allgemeinen Oberbegriff …

> »für alle Interventionen, die zur Vermeidung oder Verringerung des Auftretens, der Ausbreitung und der negativen Auswirkungen bzw. Folgekosten von unerwünschten Ereignissen, Zuständen oder Entwicklungen beitragen. Prävention wirkt durch Verhinderung, Verminderung oder Verzögerung von bekannten und vorab definierten Ursachen, Risiken und Rahmenbedingungen im Wege der Früherkennung und Frühintervention. Für eine erfolgversprechende Prävention ist fundiertes Wissen notwendig: sowohl über drohende Ereignisse und Entwicklungen und die sie bedingenden Faktoren als auch über entsprechende Ansatzpunkte für Gegenstrategien. Ihre Maßnahmen können individuell, kollektiv und in Populationen umgesetzt werden. Sie umfassen politische, gesetzgeberische, soziale, medizinische, psychologische und pädagogische Eingriffe meist professionell autorisierter Akteurinnen und Akteure, Lebensweltbeeinflussung und Umweltkontrolle, Lobbyarbeit und massenmediale Kampagnen.« (Franzkowiak 2022)

4.5.1 Prävention nach Zeitpunkt

Primäre, sekundäre und tertiäre Prävention

Je nach zeitlichem Einsetzen der Interventionen kann Prävention als primäre, sekundäre oder tertiäre Prävention klassifiziert werden.

Die primäre Prävention, abgeleitet vom Lateinischen »primus« (»der Erste«), wendet sich an gesunde Menschen, die (noch) nicht erkrankt sind. Im Vordergrund steht, Risikofaktoren zu verhindern und Krankheitsursachen zu bekämpfen. Hierzu zählen beispielsweise Schutzimpfungen oder Beratung und Aufklärung zu risikoreichem Verhalten (z. B. Aufklärung zu Tabakkonsum).

Die Sekundärprävention, vom Lateinischen »sekundus« (»der Zweite«) zielt darauf ab, Krankheiten möglichst frühzeitig zu erkennen, bevor Symptome auftreten. Maßnahmen sind Gesundheitschecks und Vorsorgeuntersuchungen wie etwa die Mammografie zur Brustkrebsdiagnose bei Frauen ab 50 oder die Tastuntersuchung der Prostata bei Männern über 45.

Bei der Tertiärprävention, vom Lateinischen »tertius« (»der Dritte«) sind Krankheiten schon aufgetreten. Ziel ist es nun, das Fortschreiten der Krankheiten zu verhindern, Rückfällen vorzubeugen und die größtmögliche Funktionsfähigkeit und Lebensqualität nach einer Erkrankung wiederherzustellen. Dies kann auch mithilfe von Rehabilitationen geschehen (▶ Kap. 8), wie etwa die Rehabilitation nach einem Herzinfarkt oder die Einnahme von Aspirin, um einem Schlaganfall vorzubeugen.

4.5.2 Prävention nach Zielgruppe

Universelle, selektive und indizierte Prävention

Prävention kann aber auch nach Zielpersonen bzw. -gruppen unterschieden werden. Franzkowiak bezeichnet dieses Modell, das besonders in der US-amerikanischen Public Health, der klinischen Psychologie und der Clinical Social Work verbreitet ist, als triadisches Spezifitätsmodell

(Franzkowiak 2022). Dabei wird zwischen universeller, spezifischer und indizierter Krankheitsprävention unterschieden.

Bei der universellen Prävention wird die Gesamtbevölkerung adressiert. Es werden Maßnahmen eingesetzt, die für alle nützlich sind und keine weiteren Personen zur Unterstützung benötigen. Beispiele sind etwa Impfkampagnen, Schulprogramme zur Drogenaufklärung, Gurtpflicht für alle, die am Straßenverkehr teilnehmen etc.

Bei der selektiven Prävention werden bestimmte Gruppen angesprochen, die als gefährdeter angesehen werden. Beispiele sind Programme für Kinder alkoholkranker Eltern oder Aufklärungskampagnen für sexuell hoch aktive Personen (z. B. bei Mpox).

Werden Einzelpersonen oder ganz bestimmte Gruppen mit manifestem Risikoverhalten angesprochen, wird dies als indizierte Prävention bezeichnet. Beispiele sind etwa Maßnahmen für Jugendliche und junge Erwachsene mit regelmäßigem und exzessiven Alkoholkonsum, regelmäßige Kontrollen für Menschen mit Bluthochdruck o. ä.

4.5.3 Prävention nach Verantwortung

Schließlich kann Prävention noch aus dem Blickwinkel der Verantwortlichkeit unterschieden werden.

Verhaltens- und Verhältnisprävention

Wird von Verhaltensprävention gesprochen, stehen Maßnahmen im Fokus, die darauf abzielen, individuelles Verhalten zu ändern. Zu denken ist hierbei an die Einstellung des Rauchens, die Änderung des Essverhaltens oder die Integration von mehr Bewegung im Alltag. Die Verantwortung liegt hier bei der Einzelperson.

Im Gegensatz dazu legt die Verhältnisprävention den Fokus auf die Veränderung der sozialen, wirtschaftlichen und politischen Rahmenbedingungen, um gesunde Lebensbedingungen zu schaffen. Dazu gehören städtebauliche Maßnahmen oder die Verbesserung von Arbeits- und Umweltbedingungen. Sir Michael Marmot (▶ Kap. 7) wird die Frage zugeschrieben: Warum Menschen nur behandeln und sie dann in die Verhältnisse zurückschicken, die sie krank machen? So ist es beispielsweise wenig zielführend, einer siebenköpfigen Familie, die in einer Zwei-Zimmer-Wohnung lebt, Abstandsregeln zu empfehlen, um die Ansteckung mit Covid-19 zu verhindern.

4.6 Health in all Policies – Gesundheit in allen Politikbereichen

Health in all Policies

Während Gesundheitsförderung und Prävention individuelle und gruppenbezogene Maßnahmen beinhalten, wird mit dem Ansatz der Health in all Policies (HiAP), zu Deutsch: Gesundheit in allen Politikbereichen, die Bedeutung struktureller und politischer Rahmenbedingungen unterstrichen. HiAP fordert, Gesundheitsförderung und Prävention umfassend und ganzheitlich zu denken. In Tradition der Ottawa-Charta wurde daher auf der 8. Internationalen Konferenz zur Gesundheitsförderung der WHO in Helsinki 2013 unter dem Motto »Health in all Policies« eine gesundheitsfördernde Gesamtpolitik proklamiert. Sie wird in der Abschlusserklärung definiert als:

8. Internationalen Konferenz zur Gesundheitsförderung der WHO in Helsinki 2013

> »ein Konzept für die Politik in allen Sektoren, die systematisch die Auswirkungen von Entscheidungen auf Gesundheit und Gesundheitssysteme berücksichtigt, Synergien sucht und schädliche Auswirkungen auf die Gesundheit vermeidet, um die Gesundheit der Bevölkerung und gesundheitliche Chancengleichheit zu verbessern.« (WHO 2013 nach Köckler & Geene 2022)

Damit rückt die Einflussnahme vieler anderer Faktoren wie Bildung, Umwelt, Wirtschaft oder Verkehr auf Gesundheit in den Blick (► Kap. 7). Es muss daher sektorenübergreifend an Strategien gearbeitet werden, gesundheitliche Ungleichheiten auszugleichen.

In Deutschland trägt das Präventionsgesetz (siehe unten) dazu bei, den Gedanken der Gesundheit in allen Politikbereichen insbesondere auf kommunaler Ebene umzusetzen.

Merke

Gesetz zur Stärkung der Gesundheitsförderung und der Prävention.

Seit 2015 gibt es in Deutschland das Gesetz zur Stärkung der Gesundheitsförderung und der Prävention. Das auch kurz als Präventionsgesetz (PrävG) bezeichnete Gesetz ist im SGB V verankert. Sein Ziel ist es, Prävention und Gesundheitsförderung für Menschen in allen Lebensbereichen zu stärken – in Kitas und Schulen, am Arbeitsplatz und in Pflegeheimen. Das Gesetz stärkt die Zusammenarbeit zwischen Sozialversicherungsträgern, Ländern, Kommunen und verschiedenen Akteuren, darunter die gesetzliche Kranken-, Renten- und Unfallversicherung, die private Krankenversicherung, die Soziale Pflegeversicherung sowie Interessenvertretungen von Patientinnen und Patienten. Es beinhaltet einen spezifischen Präventionsauftrag für Pflegeeinrichtungen, die Weiterentwicklung von Früherkennungsuntersuchungen mit Fokus auf individuelle Belastungen und Risikofaktoren sowie Präventionsempfehlungen durch Ärztinnen und Ärzte. Eine nationale Präventionsstrategie legt gemeinsame Ziele und Maßnahmen für eine umfassende Gesundheitsförderung fest.

4.7 Literatur

Antonovsky A, Franke A (1997) Salutogenese: zur Entmystifizierung der Gesundheit: Dgvt-Verlag.
APA (2014) The Road to Resilience.
Block J, Block JH (1977) The developmental continuity of EGO-control and EGO-resiliency: some accomplishements. Paper presented at the Biennial Meeting of the Society for Research in Child Development, New Orleans.
Franzkowiak P (2022) Prävention und Krankheitsprävention. In: BZgA (Hrsg.) Leitbegriffe der Gesundheitsförderung und Prävention. Glossar zu Konzepten, Strategien und Methoden.
Goddemeier C (2019) Aaron Antonovsky: Vater der Salutogenese. Dtsch Arztebl International 18: 366–367. (https://www.aerzteblatt.de/archiv/aaron-antonovsky-vater-der-salutogenese-ef5462ba-d386-44aa-9bd6-1377ebd00f91, Zugriff am 14.07.2025).
Köckler H, Geene R (2022) Gesundheit in allen Politikfeldern/Health in All Policies (HiAP). In: BZgA (Hrsg.) Leitbegriffe der Gesundheitsförderung und Prävention. Glossar zu Konzepten, Strategien und Methoden.
Rönnau-Böse M, Fröhlich-Gildhoff K, Bengel J et al. (2022) Resilienz und Schutzfaktoren. In: BZgA (Hrsg.) Leitbegriffe der Gesundheitsförderung und Prävention. Glossar zu Konzepten, Strategien und Methoden.
Thun-Hohenstein L, Lampert K, Altendorfer-Kling U (2020) Resilienz – Geschichte, Modelle und Anwendung. Resilience – history, models and application. Zeitschrift für Psychodrama und Soziometrie 19. https://www.doi.org/10.1007/s11620-020-00524-6
Waller H (2006) Gesundheitswissenschaft. Stuttgart: Kohlhammer.
Werner EE (1992) The children of Kauai: resiliency and recovery in adolescence and adulthood. J Adolesc Health 13(4): 262–268. https://www.doi.org/10.1016/1054-139x(92)90157-7
Werner EE, Smith RS (1979) An epidemiologic perspective on some antecedents and consequences of childhood mental health problems and learning disabilities: a report from the Kauai Longitudinal Study. Journal of the American Academy of Child Psychiatry 18(2): 292–306. https://doi.org/10.1016/S0002-7138(09)61044-X
WHO Europa (1986) Ottawa-Charta zur Gesundheitsförderung.
Wustmann C (2004) Resilienz: Widerstandsfähigkeit von Kindern in Tageseinrichtungen fördern. Beiträge zur Bildungsqualität. Weinheim, Basel: Beltz

5 Bio, Psyche und eine Prise Marx – Wichtige Krankheitsmodelle

Fallbeispiel

Vor mir sitzt eine Patientin. Ende der 90er Jahre hatte sie ihre Arbeit in einer Zigarettenfabrik verloren. Die Klientin kam mit 13 als so genanntes Koffer-Kind aus Anatolien nach Deutschland. Die Patientin war zuvor bei ihrer Großmutter aufgewachsen, ihre Eltern hatten in Deutschland gearbeitet, um später in die Türkei zurückzukehren. Als dies immer unwahrscheinlicher wurde, wurde das Kind nach Neukölln nachgeholt. Der Wechsel vom anatolischen Landleben in die graue Karl-Marx-Straße war für die Patientin damals ein Schock. Trotzdem konnte sie sich schnell an die neue Sprache anpassen, ein Hauptschulabschluss war durchaus erfolgreich. Danach fing die Klientin direkt an, in der Zigarettenfabrik, in welcher auch ihre Eltern arbeiteten, Geld zu verdienen. Die Klientin ist nun 47 Jahre alt, wirkt aber deutlich vorgealtert, ist leicht übergewichtig, hat eine chronisch obstruktive Lungenerkrankung und raucht seit ihrem 22. Lebensjahr. Sie war nun jahrelang im Jobcenter. Zwischenzeitlich nahm sie vielerlei kleinere Tätigkeiten an, konnte zuletzt jedoch aufgrund von chronischen Schmerzen (Karpaltunnelsyndrom) in den Händen nicht mehr im Imbiss ihres Cousins arbeiten. Ihre drei erwachsenen Kinder sind bereits verheiratet, der Sohn studiert Maschinenbau und es gibt bereits Enkelkinder, die der Patientin viel Freude bereiten. Im Grunde sei das ihre einzige Freude momentan. Der gleichaltrige Ehemann hatte bereits drei Herzinfarkte und konnte nur durch rechtzeitige Stents gerettet werden. Die Patientin raucht, hat einen Bluthochdruck und nimmt neben einem Antidepressivum ein schmerz- und angstlösendes Medikament namens »Pregabalin« ein, welches mit einem gewissen Abhängigkeitsrisiko behaftet ist. Der Hausarzt habe dies verschrieben, sie brauche es. Die Familie wohnt bis heute an einer viel befahrenen Straße in Berlin Neukölln, die Ehe sei so weit gut, der Ehemann arbeite noch im Rahmen von Gelegenheitstätigkeiten, auch hier helfe das »Jobcenter« bisher, die Patientin fühle sich allerdings zu schwach zum Arbeiten und setzt nun große Hoffnung auf einen Reha-Aufenthalt.

5.1 Einleitung

Die Patientin aus dem oben beschriebenen Fallbeispiel ist im Grunde eine klassische Klientin im Rahmen meiner ärztlichen Tätigkeit am »Kottbusser Tor« in Zentral-Berlin. Das medizinische Geschehen ist geprägt durch komplexe sozioökonomische Faktoren. Neben den biografischen Herausforderungen eines frühen Umgebungswechsels im Rahmen der Migration mit Wechsel der Bezugspersonen gab es schulische Herausforderungen, eine frühe, oft monotone Arbeit ohne Weiterqualifikation, ein problematisches Gesundheitsverhalten in Form des frühen Rauchens, eine frühe Doppelbelastung durch Kinder und Arbeit, eine beengte Wohnsituation an einer lauten, viel befahrenen Straße und infolge der stetig steigenden Belastungen die Entwicklung eines chronischen Schmerzsyndroms, depressiven Verstimmungen und zudem ein viel zu früher kardiologischer und lebensbedrohlicher Zwischenfall auf Seiten des Mannes. Es wird wieder einmal klar:

Die Medizin braucht komplexere Erklärungsmuster

Ein paar schnöde ICD-10-Diagnosen können dieses Leben kaum einfangen. Die Medizin braucht komplexere Erklärungsmuster, wie z. B. Modelle für die Entstehensbedingungen von Krankheit (für die so genannte Ätiologie). Hier gibt es verschiedene Krankheitsmodelle, durch welche wir z. B. die Entwicklungsbedingungen des obigen Falls in einem deutlicheren Licht erscheinen lassen können. Vorwegnehmend scheinen vor allem das sozioökonomische Krankheitsmodell (▶ Kap. 5.6) beziehungsweise das Verhaltensmodell von Krankheit (▶ Kap. 5.3) für diese Klientin relevant. Die Aufwachsens- und Arbeitsbedingungen, eine monotone Arbeit sowie das frühe Rauchen, viel Stress und wenig Ressourcen zur Entspannung waren im Hinblick auf die gesundheitliche Situation der Klientin sicher nicht förderlich.

»Wir sind alle terminale Fälle« (Aaron Antonovsky)

»Wir sind alle terminale Fälle. Aber solange wir einen Atemzug Leben in uns haben, sind wir bis zu einem gewissen Grad gesund«, so Aaron Antonovsky (1979, S. 52) etwas provokant und im Hinblick auf eine gewisse Relativität des Krankheitsbegriffes.

Wann beginnt Krankheit?

Wann beginnt Krankheit? Dieses ist tatsächlich die große Frage der Medizin. Die WHO etwa zielt eher auf ein umfassendes Wohlbefinden als Zustand von Gesundheit denn auf die Abwesenheit von Krankheit. Es gibt diagnostische Manuale wie das ICD-10, die 10. Ausgabe der »International Statistical Classification of Diseases and Related Health Problems« beziehungsweise das DSM-5, das für »Diagnostic and Statistical Manual of Mental Disorders« steht. Klienten und Patientinnen werden darin nicht selten in Schablonen gefasst. Die Komplexität von Krankheitsgeschichten werden sicher am ehesten durch ausgedehnte Fallberichte deutlich (in Kürze schon erkennbar in dem vorangegangenen Fallbeispiel).

Merke

Geografisch ist der Blick auf Krankheit ebenfalls durchaus relativ. So ist etwa die Laktoseintoleranz insofern eine fragwürdige Erkrankung, als dass Menschen in Asien oftmals ein Mangel an einem Enzym zum Laktoseaufbau in sich tragen, welche automatisch in den meisten Bevölkerungsgruppen weltweit zu einer Laktoseintoleranz führt. Ein Mangel an Laktase, dem so genannten Enzym zum Milchabbau im Verdauungstrakt, ist also eher die Regel als die pathologische Ausnahme, ist eher Standard denn Pathologie.

Krankheiten als Abweichungen von der Norm

Krankschreibungen oder gar Zwangsmaßnahmen in der Psychiatrie

Handlungsrahmen der Akteure

Eine solche medizinphilosophische Diskussion darf jedoch nicht dazu führen, dass schwere und unzweifelhafte Erkrankungen relativiert oder geleugnet werden. Man sollte sich allerdings vor Augen führen, dass Krankheiten als Abweichungen von der Norm durch jeweilige Experten definiert werden und somit durchaus auch kulturell und möglicherweise auch schichtenspezifisch durch Eliten bestimmt werden. Akteure des Gesundheitswesens und vor allem die mit Entscheidungsvollmacht beauftragten Ärzte und Ärztinnen haben hier, wie auch bei Krankschreibungen oder gar Zwangsmaßnahmen in der Psychiatrie, eine missbrauchsanfällige Gatekeeper- bzw. Kontrollfunktion (vergleiche auch ► Kap. 8 sowie weiter unten das Devianz-Modell von Krankheit). Nimmt man etwa eine Zwangseinweisung, ist der Begriff der »Selbstgefährdung« durchaus dehnbar. Ist die Oma im Altenheim, welche zwei Tage nichts isst, schon »selbstgefährdend«? Ab wann darf bzw. müsste jemand mit einer Essstörung gegen seinen Willen Sonden-ernährt werden? Darf man das überhaupt? Diese ethischen Dilemmata und Fragen sind historisch und soziologisch nicht zu vernachlässigen und können durchaus auch Konflikte in Gesellschaften erzeugen. Es ist letztlich die Aufgabe der Politik, diesen Handlungsrahmen der Akteure im Gesundheits- und Sozialwesen verantwortungsvoll zu setzen, nicht zuletzt um Perversionen wie im Rahmen des Nationalsozialismus (► Kap. 2) zu vermeiden. Zwischen »gesund« und »krank« besteht oftmals ein fließender Übergang, je nach Krankheit allerdings sind die Übergänge mehr oder weniger abrupt. Ab wann ist etwa eine Schüchternheit schon eine soziale Phobie und in welchem Kulturkreis sind die Übergänge zwischen diesen Verhaltensweisen aufgrund von individuellen oder gesellschaftlichen Gepflogenheiten oder geschlechtersoziologischen Aspekten wiederum ganz anders geprägt? Ab wann befinden wir uns in dem schwer kranken Bereich einer generalisierten Angststörung und ab wann ist eine Ängstlichkeit noch normal? Ist das Kontrollieren des Herdes beim Verlassen der Wohnung noch normal oder schon ein Zwang? Und wie lange darf kontrolliert werden? Ab wann sind zwanghaftes Kontrollieren und die Kontrollen von Geleistetem pathologisch? Hilfreich kann eine solche leichte Zwangs-Disposition durchaus beim Buchhalter sein oder bei der Ärztin, die die Medikamente dreifach genau prüft. Aber diese Verhaltensweisen können ins Unerträgliche gesteigert und durchaus zur Last für alle Beteiligten werden. Leidensdruck scheint also eine entscheidende Variable in Bezug auf Krankheitsdefinition, Konfliktsituation in Arbeit und Beruf ebenso (etwa bei den Persönlichkeitsstörungen).

Variable in Bezug auf Krankheitsdefinition: Leidensdruck

Diese Fragen sind zumeist nicht banal und schon gar nicht einfach zu beantworten, sondern eröffnen geradezu erkenntniskritisch-philosophische Diskurse. Gerade in der Psychiatrie bieten sich hier viele Beispiele und die im Folgenden skizzierten Krankheitsmodelle verdeutlichen jeweils unterschiedliche Aspekte derartiger Problemfelder. Die medizinische Soziologie hat verschiedene Modelle zum Entstehen und zum Erhalt von Krankheit erarbeitet, die nun also systematisch, wobei gleichwohl ausschnittsweise, diskutiert werden

5.2 Das Vulnerabilitäts-/Stressmodell

Das Vulnerabilitäts-/Stressmodell nach Richard Lazarus (1966) beschäftigt sich mit der Frage, ab wann Körper oder Psyche vom gesunden in einen pathologischen Zustand kippen. Hier wird davon ausgegangen, dass dem Körper beziehungsweise der Psyche gewisse Widerstandskraft innewohnen, die in der weiteren Forschung auch als Resilienz bezeichnet wurden (► Kap. 4.3). Bei zunehmenden Belastungen »bricht der Damm« und eine Krankheit wird evident. Lazarus definierte im Wesentlichen drei Phasen derartiger Prozesse:

Merke

1. Alarmreaktion (physiologisch)
2. Widerstandsphase
3. Erschöpfung

Alarmreaktionen

Das Lazarussche Modell wird häufig im Rahmen einer Krankheit, Psychoedukation bei Angehörigen oder Patientengruppen, z. B. bei von Schizophrenie betroffenen Klienten, eingesetzt. An dieser Erkrankung lässt sich das Modell gut veranschaulichen und erfolgreich für die Rückfallprophylaxe einsetzen. Im Rahmen eines drohenden erneuten Schubes einer schizophrenen Psychose zum Beispiel gibt es oftmals diverse Alarmreaktionen: Eine Klientin schläft nicht mehr, ist unruhig und umhergetrieben, ihre Gedanken kreisen, Ruhepausen werden nicht mehr eingehalten, Reizüberflutung prägt das Geschehen und die Medikamente, oftmals unzureichend dosiert oder abgesetzt, können das Gehirn nicht mehr ausreichend abschirmen. Dennoch leisten Körper und Psyche Widerstand, oftmals auch mit »Hilfe« von Drogen, Cannabis oder Alkohol im Rahmen einer Selbstmedikation (► Kap. 11). Der Patient versucht, sein Erregungslevel so zu

Widerstand

Erschöpfung

senken, aber schließlich kommt es zur Erschöpfung mit psychotischer Dekompensation, die Halluzinationen nehmen überhand und eine Klinikeinweisung, im schlimmsten Fall mit Zwangsmedikation, ist eine mögliche Folge.

Zuletzt bricht der besagte Damm und die Krankheit wird für alle sichtbar. Das Lazarussche Modell fügt sich also sehr gut in Diskurse um Widerstandsfähigkeit, Salutogenese, Resilienz und Prävention ein und ist somit ein nützliches Modell vor allem auch im Rahmen gesundheitsaufklärerischer bzw. edukativer Maßnahmen.

5.3 Verhaltensmodell von Krankheit

Das Verhaltensmodell von Krankheit geht davon aus, dass der Mensch prinzipiell zu gesundheitsgefährdendem Verhalten neigt: Der Mensch ist »schwach« und gibt allem schnell nach, was Spaß verspricht. Negative Konsequenzen werden um den Preis eines schnellen »Kicks« ausgeblendet. Dies ist durchaus physiologisch und entwicklungsgenetisch im Menschen angelegt. So bietet beispielsweise eine fett- und zuckerreiche Ernährung viele Kalorien, die entwicklungsgeschichtlich in gewissen Phasen der Menschheit, z. B. bei Nahrungsmangel, sinnvoll war. Der Mix aus Zucker und Fett, zum Beispiel im Rahmen eines Burgers oder einer süßen Waffel sind geschmacklich auch kaum zu übertreffen. Alkohol, Rauchen, Über- und Fehlernährung sowie riskantes Sexualverhalten begleiten das Menschsein leider seit Anbeginn. Überleben und Fortpflanzung sind hierbei u. a. biologisch wesentliche Motive. Kurzum: Alles was Spaß macht, wird gerne, oft, und teils eben unbedacht gemacht.

Gesundheitsgefährdendes Risikoverhalten

Konditionierung

Die Gesundheitspsychologie untersucht Motive des Risikoverhaltens (vgl. Schwarzer 2004). In gewissen Bevölkerungsgruppen gilt gesundheitsgefährdendes Risikoverhalten sogar als eine Form der Lebensqualität, Schwarzer führt auch soziologische Motive für Risikoverhalten an, welche auf Konditionierung beruhen und oft reflexartig ablaufen. Derartiges Risikoverhalten ist keineswegs auf untere soziale Schichten begrenzt. So konsumieren etwa 50 % der hochgebildeten Frauen statistisch mindestens einmal in der Woche Alkohol, 21 % davon in riskantem Maße (▶ Kap. 11) (Vergleiche auch: aktuelle Daten des Deutschen Krebsforschungszentrums, 2025[4]). Dies hat sich über die Zeit geändert und ist als Beleg für die soziale Konditionierung zu sehen. Auch die hohe Anzahl von Diabetikern (vgl. RKI, Telefonsurvey 2004) in höheren sozialen Schichten verweist auf ein

4 https://www.dkfz.de/de/tabakkontrolle/download/Publikationen/sonstVeroeffentlichungen/Alkoholatlas-Deutschland-2017_Doppelseiten.pdf, Zugriff am 24.10.24.

riskantes Essverhalten. Beim Rauchen[5] ist dies neuerdings eher umgekehrt, möglicherweise auch durch erfolgreiche Kampagnen, welche Werbung einschränken, und dem Rauchen die gesellschaftliche »Coolness« nehmen.

Merke

Wir haben es hier also mit einem komplexen, medizinisch-soziologisch-psychologischen Phänomen zu tun. Präventions- und Aufklärungskampagnen in diesem Bereich sind selbstverständlich also hoch sinnvoll. Aus suchtpsychiatrisch-psychotherapeutischer Sicht scheint hier allerdings vor allem auch der Ersatz lieb gewonnener »Kicks« quasi analog zu einer Suchtbehandlung, ein entscheidender Gelingensfaktor.

Im Rahmen einer Selbstmedikation mit Suchtmitteln mit dem Ziel einer fragwürdigen Selbstheilung oder Versuchen eines Freud- oder Glücksgewinns (neurophysiologisch im Sinne einer Aktivierung des Dopamin-Belohnungssystems) scheinen derartige verhaltenskognitiv inspirierte Krankheitsmodelle greifbar. Diese werden auch im Rahmen der kognitiven Verhaltenstherapie zur kognitiven Umstrukturierung genutzt (▶ Kap. 11). Im Rahmen von Therapiemodellen bei Sucht ist z. B. ein wesentliches Ziel, angelernte gesundheitsgefährdende Verhalten zu hinterfragen und Alternativen hierzu aufzuzeigen. Hierbei scheint entscheidend, dass zumindest ansatzweise ein Ersatz für die zuvor stark wirksamen Genussmittel, als den »Kick«, gefunden werden kann.

5.4 Das psychoanalytische Krankheitsmodell

Erklärung psychosomatischer Phänomene

Das psychoanalytische Krankheitsmodell, auch Konversionsmodell genannt, eignet sich vor allem zur Erklärung psychosomatischer Phänomene. Folgt man der psychoanalytischen Theorie, begründet durch Sigmund Freud, so liegt jeder Erkrankung bzw. Symptombildung, vor allem aber bei psychischen Erkrankungen, ein Konflikt zu Grunde. Dieser kann nicht rational aufgelöst werden und so entstehen so genannte Symptombildungen im körperlichen Bereich. Schematisch lässt sich dies wie folgt skizzieren:

5 https://www.bzga.de/fileadmin/user_upload/PDF/studien/Drogenaffinitaet_Jugendlicher_2019_Basisbericht.pdf, Zugriff am 24.10.24.

Merke

- Konflikt
- Unfähigkeit, eine Lösung dafür zu finden → Verdrängung
- Angst, Depression, Aggression
- Konversion, Regression → Konversionsstörungen

Erklärungen für scheinbar irrationales Verhalten

Klassische Konflikte, die zu Symptombildungen führen können, sind etwa Paar- oder Ehekonflikte. Beispielhaft ist mir etwa ein Ehepaar in Erinnerung, bei welchem die Ehefrau eine offensichtlich rein psychogene Lähmung hatte und im Rollstuhl saß. Der Mann kümmerte sich aufopferungsvoll um seine Ehefrau, im weiteren Verlauf kam jedoch durch Umwege zur Sprache, dass er sich eigentlich ursprünglich aus der Ehe lösen wollte. Im Rahmen dieser Situation hatte allerdings die Lähmung der Partnerin begonnen. Neurologisch war die Dame komplett abgeklärt und es ist zu vermuten, dass der Ehekonflikt des Paares auf Seiten der Frau über eine so genannte Konversions-Störung »gelöst« wurde. Der Mann konnte die Frau aus moralischen Gründen nicht verlassen und blieb pflegend. Selbstverständlich darf das Konversions-Modell von Krankheit nicht dazu genutzt werden, schwerwiegende somatische Erkrankung im Sinne psychosomatischer Konflikte zu erklären, oftmals bietet die Psychoanalyse allerdings Erklärungen für scheinbar irrationales Verhalten.

5.5 Das Devianz-Modell von Krankheit

Das Devianz-Modell von Krankheit ist eine eher soziologische Perspektive auf das System Gesundheit:

Merke

Von außen betrachtet wirken Ärzte und Ärztinnen nicht zuletzt als Kontrollinstanzen, die abweichendes Verhalten in geordnete Bahnen lenken. So entscheiden sie etwa, ob jemand krank zu Hause bleiben darf (über eine Krankschreibung). Oder sie vergeben Atteste, ob jemand aus medizinischen Gründen Flug- oder prüfungsunfähig ist. Individuen können so von ihren sozialen Rollenverpflichtungen gelöst werden und erhalten ihrerseits eine Krankenrolle zugeschrieben (Parsons 1951).

Abweichendes Verhalten ohne Schuldgefühle

Diese Krankenrolle wirkt ihrerseits allerdings wiederum eine Verpflichtung, gesund zu werden. Ein Patient muss fachkundige Hilfe aufsuchen und hier steht wiederum der Arzt oder die Ärztin beziehungsweise das

Gesundheitssystem mit all seinen Akteuren und Akteurinnen bereit. Ein Aufsuchen dieses Systems kann so ohne Schuldgefühle stattfinden und im Rahmen dieser Modellbildung ist es auch möglich, das Gesundheitssystem als System, also systemisch, zu kritisieren und auch die Themen »Vorurteile«, »Stigmata« und der Umgang mit chronisch Kranken können so unter einem soziologisch geschärften Blick betrachtet und kritisiert werden. Der Ansatz, abweichendes Verhalten ohne Schuldgefühle zu behandeln, könnte auch für eine zukünftige klinisch-psychosoziale Arbeit interessant sein, in dem zum Beispiel, wie in England, Sozialarbeitende in Arztpraxen stärker integriert werden.

Sozialarbeitende in Arztpraxen

5.6 Das sozioökonomische Krankheitsmodell

Marxistischer Ansatz

Eine ökonomisch-soziologische Perspektive bietet das sozioökonomische Krankheitsmodell. Grundlegend ist hier ein durchaus marxistischer Ansatz.

Merke

Produktionsbedingungen, Klassenunterschiede und Machtstrukturen (vergleiche auch das Devianz-Modell, ► Kap. 5.5) spielen eine zentrale Rolle. Eine vom Marxismus so genannte »Entfremdung«, u. a. durch monotone und repetitive Tätigkeit, führen nach diesem Modell zu Krankheit, Lethargie, Frust und ungesundem Verhalten.

Plattform-Ökonomie

Unter dem Eindruck von Fabrikarbeiten seit dem 19. Jahrhundert und unter anderem in der Nachkriegszeit bis in die 1980er Jahre (Vergleiche das obige Fallbeispiel), geprägt von Monotonie und Schichtdiensten, ist diese Lesart von krankmachenden Faktoren durchaus nachvollziehbar. Aber auch im Hinblick auf die aktuell moderne Plattform-Ökonomie mit unterbezahlten Dienstleistungen (z. B. Essens- und Paketlieferdienste) und Zeitdruck sind sozioökonomische Faktoren im Hinblick auf die Krankheitsentwicklung gut nachzuvollziehen (vgl. Mielck 2000). Auch ohne die ideologisch aufgeladene Terminologie einer »Entfremdung« haben derartige Perspektiven auf die Krankheitsgenese nicht an Aktualität verloren.

5.7 Das bio-psycho-soziale Krankheitsmodell

Abb. 5.1: Das bio-psycho-soziale Modell von Krankheit (Modifiziert nach https://www.psychiatrie-sg.ch/behandlung/behandlungsarten/bio-psycho-soziales-modell, Zugriff am 05.09.2025)

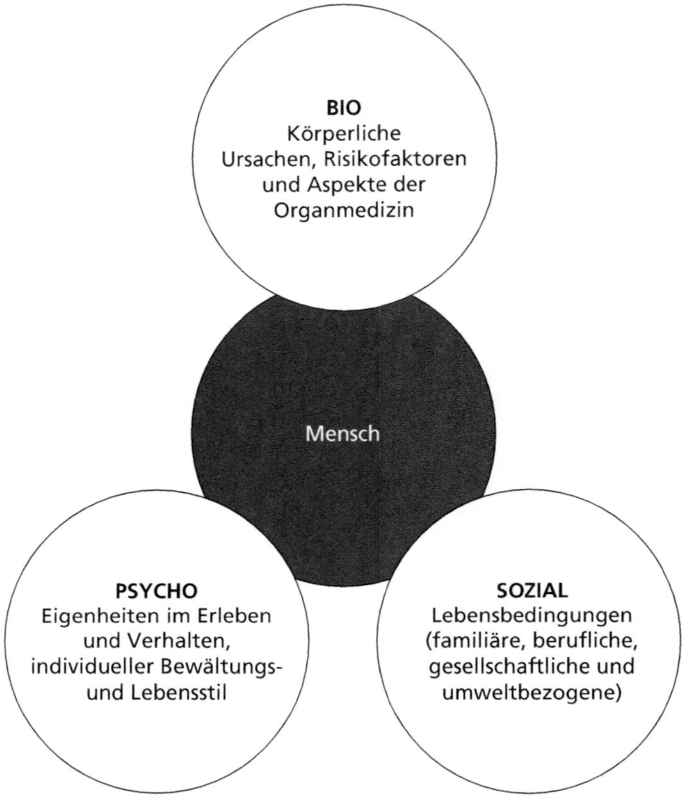

Eine wichtige Entwicklung im Bereich der Krankheitsmodelle zieht im Wesentlichen drei Variablen im Hinblick auf die Entstehung von Krankheit heran (Engel 1977). Das Biologische, das Psychische und das Soziale. Zum einen wird durch biologische Variablen, hier etwa in Form etwa von genetischen Präpositionen, Einfluss auf den Organismus und somit die Gesundheit genommen. Zum anderen ist dort der psychologisch-interpersonelle Einfluss zu nennen, z. B. innere und äußere Konflikte, Emotionen, Verhalten, sowie Paar- und Familiendynamiken oder auch der eigene Selbstwert sowie Fähigkeiten zur Selbstregulation. Alle diese Fähigkeiten beeinflussen die psychische Dynamik eines Lebens. Und zu guter Letzt spielen aber auch, und gerade im Hinblick auf das Fach der Sozialmedizin, soziale Dynamiken wie Armut, Migrationshintergründe, Aufwachsensbedingungen, Umweltfaktoren sowie Umweltverschmutzung, Lärmbelastung etc. entscheidende Rollen. Auch Geschlechterrollen (hier in Überschneidung mit der Biologie, ▶ Kap. 6) oder der allgemein gesellschaftliche Status einer Person in einer armen oder aber reichen Volkswirtschaft haben eine entscheidende Rolle auf die Ausprägung von Gesundheitsverhalten, Ressourcenzugängen und Gesundheit. Alle diese drei Variablen sind flie-

Psychologisch-interpersoneller Einfluss

Soziale Dynamiken

ßend sowie interdependent miteinander vernetzt und können immer in Interaktion miteinander treten und stehen.

5.8 Zusammenfassung

Multiperspektivische Sichtweisen auf Entstehungsvariablen/Perspektiven zur Prävention

Dieses Kapitel kann sicher nur einen Ausschnitt aus einem breiten Diskurs rund um Krankheit und Gesundheitserhalt wiedergeben. Die vorgestellten Modelle bieten jedoch multiperspektivische Sichtweisen auf die Entstehungsvariablen und aufrecht erhaltenen Faktoren von Krankheit beziehungsweise öffnen Perspektiven im Hinblick auf eine mögliche Prävention. Der Blick von der Makroebene hinab auf die Systeme um Gesundheit und Krankheit ermöglicht auch ein Reflektieren über alltägliche Macht- und Kontrollmechanismen und ist wichtig für eine möglichst objektive sozialmedizinische Perspektive.

Merke

Im Rahmen eines eher eklektischen Ansatzes kann man sagen, dass nicht ein Krankheitsmodell eine wie auch immer gelagerte »Wahrheit« verkörpert, sondern dass diese Modelle jeweils eigene Perspektiven auf jeweils individuelle Fälle bieten können.

Für eine Fabrikarbeiterin wie im obigen Fallbeispiel, die durch Wohnbedingungen und Schichtarbeit, sowie ungesunde Ernährungsphasen oder Risikoverhalten belastet ist, werden eher sozioökonomische Faktoren der Krankheitsentstehung von Relevanz sein, während für eine Rentnerin mit Paar-Konflikt möglicherweise eher das psychoanalytische Konversions-Modell infrage kommt und für einen drogensüchtigen Menschen mit chronischer Psychose wird möglicherweise pathogenetisch und soziokulturell das Devianz- oder/und Verhaltensmodell interessant sein, wie vielleicht auch für eine ausgebrannte Lehrerin mit Burnout, welche sich um ein vorzeitiges Ruhestandverfahren bemüht (vergleiche auch ▶ Kap. 8). Als das wohl komplexeste, aber auch möglicherweise etwas unspezifische Krankheitsmodell, bietet sich das bio-psycho-soziale Modell von Krankheit an, welches versucht, die unterschiedlichen Aspekte von Krankheitsentstehung noch einmal auf die wesentlichen drei Variablen Psychologie, Umwelt- und Genfaktoren, sowie soziale Bedingungen von Gesellschaft herunterzubrechen.

5.9 Literatur

Antonowsky A (1979) Health, Stress and Coping. Hoboken, NJ: Jossey-Bass Inc.

Engel G (1977) The need for a new medical model: a challenge for biomedicine. Science. 196(4286): 129–136. https://www.doi.org/10.1126/science.847460

Lazarus R (1966) Psychological stress and the coping process. New York: McGraw Hill.

Mielck A (2000) Soziale Ungleichheit und Gesundheit. Bern: Huber.

Parsons T (1951) The social system. London Free Press.

Schwarzer R (2004) Psychologie des Gesundheitsverhaltens. Eine Einführung in die Gesundheitspsychologie. Göttingen: Hogrefe.

Trabert G, Waller H (2013) Sozialmedizin. Stuttgart: Kohlhammer.

6 »Krank oder gesund – Was hat das Geschlecht damit zu tun?« – Geschlechtsspezifische Gesundheitsperspektiven

Fallbeispiel

Sonntagnachmittag, Notaufnahme im Krankenhaus: »Ach komm, das ist doch albern: Mir ist einfach nur schlecht. Und der Rücken ist jetzt auch besser. Die schicken mich bestimmt einfach nach Hause und regen sich auf, dass ich hier den Wartebereich blockiere«, sagt Laura zu ihrer Freundin, mit der sie nun schon seit drei Stunden auf diesen harten Stühlen sitzt. Und das am Wochenende. »Nein, wir bleiben. Ich habe das neulich wieder gelesen: Herzinfarkt äußert sich bei Frauen häufig ganz anders als bei Männern. Du hast lauter so komische Symptome, wir lassen das jetzt anschauen«, insistiert Franziska. »Das geht einfach schon so lange und vorhin, als dir plötzlich so schlecht geworden ist, sahst du ganz furchtbar aus: so blass, so – ich weiß nicht, du musst das jetzt unbedingt abklären lassen!« Just in dem Moment kommt ein Mann in den Wartebereich; er hält sich die Hände an die Brust und klagt über Herzstechen. Zwei Ärzte gehen zielstrebig auf ihn zu, drücken ihn in einen Rollstuhl und fahren ihn nach hinten. Vermutung: Herzinfarkt. »Das ist genau, wie ich es gelesen habe«, sagt Franziska, »der Herzinfarkt bei Männern sieht halt aus wie bei ›Vier Hochzeiten und ein Todesfall‹. Aber bei Frauen ist das ganz unspezifisch. Ich habe gelesen, dass eine Frau furchtbar Zahnschmerzen hatte, aber die Zähne waren total in Ordnung«. Die beiden Frauen warten noch eine Weile. Dann kommt Laura dran. Kurz darauf wird auch sie in den OP gefahren. Franziska hatte recht: Laura hatte tatsächlich einen Herzinfarkt.

6.1 Einleitung

Wie im fiktiven Eingangsbeispiel dargestellt, werden Frauen tatsächlich bei Herz-Kreislauf-Erkrankungen noch eher übersehen. Ein Herzinfarkt, so gemeinhin oft noch die Annahme, äußert sich mit Symptomen wie starken Schmerzen in der Brust in Form von Brennen, Stechen oder Drücken, Ausstrahlungen in den Oberkörper, Angst und Panik. Dies ist jedoch vor allem richtig für Männer. Bei Frauen – so ist mittlerweile bekannt – sind die

Symptome im Regelfall eher unspezifisch – mit den oben beschriebenen Rückenschmerzen, Übelkeit und Erbrechen, Zahnschmerzen, Atemnot, Schweißausbrüchen, Kältegefühl und blasser Haut. Eine Folge davon ist, dass Frauen, häufiger erst später in der Notaufnahme landen (Ladwig et al. 2017).

Der Herzinfarkt ist damit zum typischen Beispiel für die Notwendigkeit einer gendersensiblen Medizin avanciert. Im Folgenden wird erläutert, was Gendermedizin, Sex und Gender genau ist, welche Unterschiede zwischen Frauen und Männern bestehen, auch bezüglich der Todesursachen, wie unterschiedlich Medikamente wirken können und warum Frauen lange nicht in Studien berücksichtigt wurden.

6.2 Begriffsklärungen

Gendermedizin

Gendermedizin, geschlechts- oder geschlechterspezifische Medizin ist ein Teil der Humanmedizin, der die Einflüsse biologischer (Sex) und sozialer (Gender) Unterschiede zwischen Menschen berücksichtigt. Korrekterweise müsste daher eigentlich von Sex- und Gendermedizin gesprochen werden, jedoch hat sich der Begriff »Gendermedizin« etabliert (Kautzky-Willer 2014).

Sex/Gender

»Sex« berücksichtigt dabei biologische Unterschiede auf chromosomaler, hormoneller und organischer Ebene, während »Gender« soziale und kulturelle Rollen, Lebensstile und Verhaltensweisen mitberücksichtigt. Eine geschlechtssensible Medizin zieht mit in Betracht, dass sich Krankheiten bei Männern und Frauen unterschiedlich manifestieren können, und zwar bei Entstehung, Diagnose, Therapie oder auch Prävention.

Gendermedizin ist noch eine recht junge Disziplin innerhalb der Medizin, die ersten Institute für Gendermedizin wurden 2001 in New York, 2002 am Karolinska-Institut in Stockholm und 2003 an der Charité in Berlin gegründet (Robert-Koch-Institut 2023).

Merke

Anfänglich inspiriert durch die Frauenbewegung zielte Gendermedizin zunächst darauf ab, die Frauengesundheit zu verbessern. Mittlerweile stehen aber präzisere Diagnosen und eine Verbesserung der Qualität der medizinischen Versorgung für *alle* Menschen im Fokus, da eine geschlechtssensible Betrachtungsweise eine bessere Versorgung für Frauen und Männer ermöglicht (Bartz et al. 2020; Greaves & Ritz 2022).

Mitberücksichtigt werden auch die Bedeutungen von Alter, ethnischer Herkunft, Lebensstilen etc. Geschlecht wird jedoch als unabhängige Einflussgröße verstanden.

Auch wird davon ausgegangen, dass es dabei nicht nur ein dichotomes Zweigeschlechter-Modell gibt, sondern darüber hinaus »eine größere Variabilität und Menschen mit Varianzen der Geschlechtsidentifizierung [...] und Geschlechtsinkongruenz bzw. -dysphorie (bisher Transsexualität)« (Kautzky-Willer 2014).

Gender-Health-Gap

Eng mit der Gendermedizin verbunden ist der Begriff des *Gender-Health-Gap*, für den es bisher keine gute deutsche Übersetzung gibt. Er beschreibt die Unterschiede in der Gesundheitsversorgung und Lebenserwartung zwischen Männern und Frauen (Schmitz & Lazarevič 2020). Diese Lücke entsteht durch ungleiche medizinische Forschung und Versorgung, bei der oft der männliche Körper als Norm genommen wurde.

Das bedeutet, dass Männer häufiger Probanden in Studien waren und als Resultat – wie beim Beispiel Herzinfarkt –, dass vorrangig die Symptome in Lehrbüchern beschrieben werden, die bei Männern beobachtet werden. Frauen mit Herzinfarkt werden dadurch später erkannt und behandelt.

Auch soziale und kulturelle Faktoren, wie Rollenbilder oder der Zugang zu Gesundheitsdiensten, tragen zum Gender-Health-Gap bei. Frauen leben zwar im Durchschnitt länger, haben aber oft eine schlechtere Gesundheitsversorgung, während Männer oft später ärztliche Hilfe suchen, was zu höheren Sterberaten führt.

6.3 Unterschiede zwischen Männern und Frauen und ihr Bezug zu Krankheiten

Geschlechtsmerkmale

Frauen und Männer unterscheiden sich aus anatomischer Perspektive zunächst einmal in Bezug auf ihre primären Geschlechtsmerkmale. Dazu gehören die inneren und äußeren Geschlechtsorgane. Bei Männern sind dies: Penis, Scrotum mit Hoden und Nebenhoden, Prostata und Samenleiter, bei Frauen Vulva, Vagina, Eileiter, Gebärmutter und Eierstöcke.

Als sekundäre Geschlechtsmerkmale gelten die in der Pubertät auftretenden Merkmale Stimmbruch, zunehmende Körperbehaarung sowie ein – nicht bei allen – deutlicheres Hervortreten des Kehlkopfs bei Jungen und der Beginn des Brustwachstums und der Schambehaarung sowie das Einsetzen der Menstruation bei Mädchen.[6]

6 Diese Typisierungen sind jedoch eher als Cluster zu verstehen und die Bandbreite der unterschiedlichen Möglichkeiten (z. B. kein/kaum Brustwachstum bei Frauen bis hin zu ausgeprägtem Wachstum oder kein/kaum Bartwuchs bis hin zu sehr starker Körperbehaarung bei Männern) ist groß.

Geschlechtschromosomen

Die anatomischen Unterschiede zwischen Frauen und Männern sind genetisch festgelegt und werden durch die *Geschlechtschromosomen* bestimmt: bei Frauen XX und bei Männern XY.

Hormone

Weitere Unterschiede bestehen auf *hormoneller* Ebene. Frauen durchlaufen im Laufe ihres Lebens aufgrund ihres Zyklus – Einsetzen der Regelblutung, mögliche Schwangerschaft(en), Einsetzen der Menopause – wesentlich mehr körperliche und hormonelle Veränderungen als Männer (Kautzky-Willer 2014).

Diese bis hierher aufgelisteten Unterscheidungen betreffen alle die Kategorie »Sex«. Sie illustrieren die zahlreichen Unterschiede, die sich durch unterschiedliche Organe und genetische Dispositionen z. B. bezüglich der Körpergröße oder hormonell bedingter unterschiedlicher Verteilung von Fett- oder Muskelmasse, ergeben können. Für Männer und Frauen ergeben sich dadurch zahlreiche verschiedene Erkrankungsmöglichkeiten.

Erziehung und Sozialisation (z. B. risikofreudigeres Verhalten)

Hinzu kommen Unterschiede, die sich durch *Erziehung und Sozialisation* sowie Umweltfaktoren, Ernährung und Lebensstile ergeben und damit der Kategorie »Gender« zuzurechnen sind. So ist etwa ein Grund für die geringere Lebenserwartung von Männern ein häufig *risikofreudigeres Verhalten*, z. B. bei Hobbies, gegebenenfalls eine Berufswahl mit stärkerer körperlicher Belastung, ein ungesünderer Lebensstil z. B. in Bezug auf Rauchen oder höheren Alkoholkonsum etc. (Zazueta-Borboa et al. 2023). Eine Folge dieses risikoreicheren Verhaltens sind unter anderem auch mehr Unfälle und eine dreifach höhere Anzahl an Suiziden als bei Frauen (siehe Exkurs Suizide).[7]

Dass dies nicht in der Anatomie begründet liegt, sondern vielmehr stark durch soziale und kulturelle Faktoren beeinflusst ist, wird durch die Veränderungen über die Zeit nachvollziehbar und ist mittlerweile auch gut dokumentiert (Schmitz & Lazarevič 2020, Sundberg et al. 2018).

Exkurs Suizide

Im Jahr 2023 haben sich in Deutschland 10.300 Menschen das Leben genommen. Davon waren 73 % männlich und 27 % weiblich. Diese Verteilung ist – gemäß statistischem Bundesamt – relativ konstant.

Im Vergleich zum Jahr 2022 stieg die Anzahl der Suizide jedoch um 1,8 % an. Für diesen Zuwachs waren vermehrte Suizide von Frauen verantwortlich. Hier kam es zu einem Anstieg von 8 %, während bei den Männern ein leichter Rückgang von 0,3 % zu verzeichnen war.

7 Gerade anhand der Suizide im weltweiten Vergleich wird die soziale und kulturelle Dimension erkennbar, da ihre Anzahl und Geschlechterverteilung in den verschiedenen Ländern stark variiert (WHO 2021a).

Suizide haben insgesamt einen Anteil von etwa 1 % an den Todesursachen in Deutschland (Destatis 2024c)

▶ Tab. 6.1 zeigt einen kleinen Auszug aus medizinischen Disziplinen, in denen Sex- und Gender-Unterschiede bezüglich verschiedener Erkrankungen bereits bekannt sind.

Medizinischer Bereich	Sex- und Gender-Unterschiede
Kardiologie	Bluthochdruck, Myokard-Infarkte, koronare Herzerkrankungen
Rheumatologie/ Immunologie	Lupus erythematodes, rheumatoide Arthritis, Fibromyalgie
Pneumologie	Asthma, Lungenkrebs, COPD
Nephrologie	Nierenversagen
Gastroenterologie/ Hepatologie	Hepatitis B & C, Leberzellkarzinom, chronisch-entzündliche Darmerkrankungen, Darmkrebs
Neurologie	Multiple Sklerose, Schlaganfall, Alzheimer, Parkinson, Epilepsie
Endokrinologie	Diabetes mellitus, Übergewicht, Osteoporose
Onkologie	Hautkrebs, Magenkrebs, Blasenkrebs, Bauchspeicheldrüsenkrebs
Hämatologie	Anämie, Leukämie, Lymphome

Tab. 6.1: Auswahl einiger medizinischer Bereiche, in denen Sex- und Gender-Unterschiede zwischen Männern und Frauen bereits gut dokumentiert sind (eigene Darstellung nach Regitz-Zagrosek 2012)

6.4 Todesursachen

Insgesamt starben in Deutschland im Jahr 2023 1.028.206 Menschen. Altersstandardisiert – d. h. bei mithilfe bestimmter Rechenverfahren herausgerechneten strukturellen Unterschieden vergleichbar gemachten Daten – entspricht dies 537,9 Menschen pro 100.000 Einwohner. Von dieser guten Million Todesfälle waren 513.976 Personen weiblich und 514.230 männlich (altersstandardisiert waren dies auf 100.000 Einwohner bezogen: 433,0 Frauen und 659,9 Männer) (GBE 2024).

Todesursachen

Auch ein Blick auf die *Todesursachen* zeigt, dass Frauen und Männer in Deutschland an unterschiedlichen Erkrankungen versterben. Bei Frauen lag zuletzt Demenz an erster Stelle der Todesursachen mit etwa 35.600 Todesfällen (▶ Abb. 6.1), bei Männern lag diese mit einer wesentlich geringeren Anzahl von 18.200 Verstorbenen auf Platz 4 der zehn häufigsten Todesursachen (▶ Abb. 6.2).

Für Männer war die chronisch ischämische Herzkrankheit hauptsächlich todesursächlich (▶ Abb. 6.2), die bei Frauen Platz 2 belegte. Bei

Krebserkrankungen verstarben Frauen am häufigsten an Brustkrebs, dieser nahm Platz 4 der Todesursachen ein, sehr dicht gefolgt von Lungenkrebs (»bösartige Neubildung der Bronchien und der Lunge«, ▶ Abb. 6.1).

Abb. 6.1: Häufigste Todesursachen von Frauen in Deutschland (© Statistisches Bundesamt (Destatis), 2025; Destatis 2025)

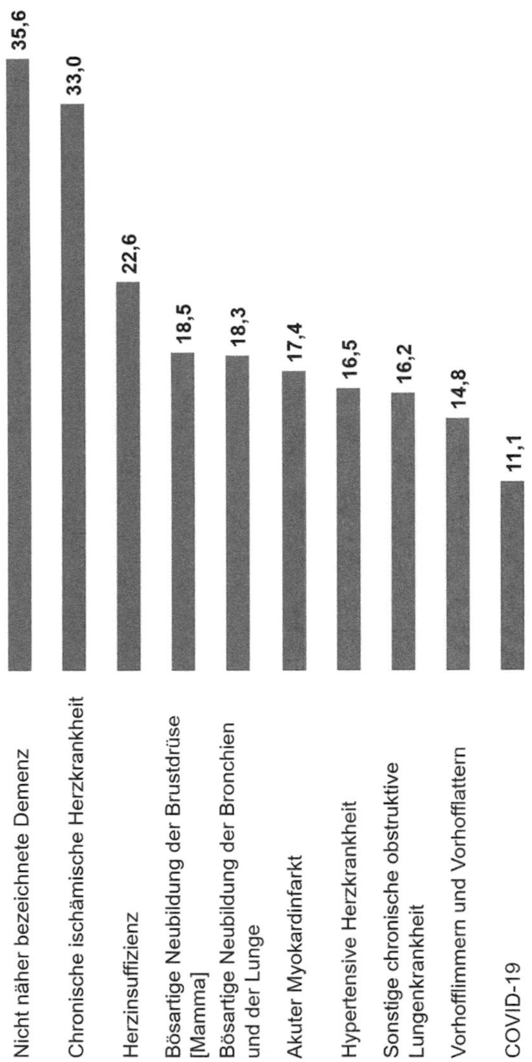

Bei Männern war Lungenkrebs die am häufigsten auftretende kanzeröse Todesursache mit 26.600 Todesfällen im Jahr 2023. Prostatakrebs als zweite Krebstodesursache folgte erst auf Platz 6.

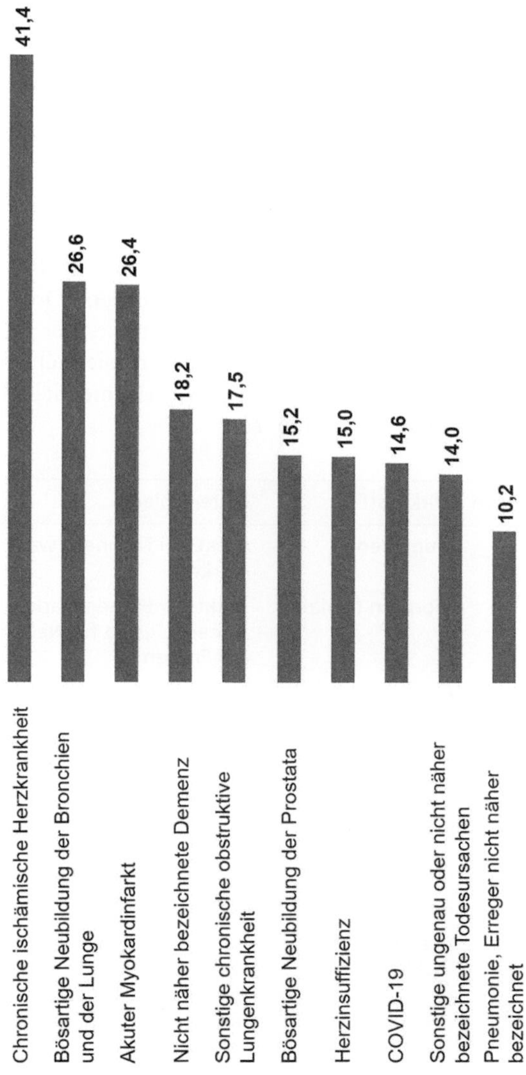

Abb. 6.2: Häufigste Todesursachen von Männern in Deutschland (© Statistisches Bundesamt (Destatis), 2025; Destatis 2025)

6.5 Teilnahme von Frauen und Männern in Medikamentenstudien

In Deutschland und anderen Ländern wurden Frauen lange von klinischen Studien ausgeschlossen. Gründe dafür gab es mehrere: teilweise ging man davon aus, dass Frauen nichts anderes waren als kleinere Männer, Medikamente für sie daher nur anders dosiert werden mussten, andererseits, dass möglicherweise hormonelle Auswirkungen aufgrund des weiblichen Zyklus Studien teurer machen, und schließlich war es auch eine Folge des Contergan-Skandals, bei dem die fruchtschädigende Wirkung des Medikaments Thalidomid gravierende Auswirkungen hatte (siehe »Exkurs Contergan« weiter unten). Die Furcht, dass so etwas auch bei einer Medikamentenstudie passieren könnte, war groß. In den USA wurde daraufhin von der dortigen Arzneimittelbehörde die Teilnahme von Frauen an Studien sogar komplett verboten.

Folge war, dass viele Medikamente, die auch heute noch auf dem Markt sind, für Frauen nicht ausreichend getestet wurden (Dresser 1992). Da weibliche Körper jedoch aufgrund ihrer Hormone, der Verteilung von Körperfett und Muskelmasse durchaus unterschiedlich funktionieren können, sind spezielle Untersuchungen für unterschiedliche Gruppen von Menschen dringend geboten (▶ Tab. 6.2).

Tab. 6.2: Medikamente, bei denen für Frauen und Männer unterschiedliche Dosen verordnet werden (eigene Darstellung nach BMG 2024).

Medikamententyp	Wirkstoff	Unterschiede
Schmerzmittel	Ibuprofen	wirkt bei Männern wahrscheinlich stärker
	Morphin (Opiat)	wirkt bei Frauen stärker höheres Risiko für Nebenwirkungen bei Frauen
Betablocker	Metoprolol (Blutdrucksenker)	wirkt bei Frauen stärker höheres Risiko für Nebenwirkungen bei Frauen
Antidepressiva	Fluvoxamin	wirkt bei Frauen stärker
	Sertralin	wirkt bei Frauen stärker
Blutgerinnungshemmer	Clopidogrel	bei Frauen höheres Blutungsrisiko
	Heparin	bei Frauen höheres Blutungsrisiko
	Acetylsalicylsäure (ASS)	wirkt als Prophylaxe der koronaren Herzkrankheit (KHK) bei Frauen vor der Menopause, die keine hormonellen Verhütungsmittel anwenden, schwächer
Osteoporose-Mittel	Romosozumab	nur für Frauen nach der Menopause zugelassen führt bei Männern häufiger zu schweren Nebenwirkungen
Schlafmittel	Zolpidem	wird von Frauen langsamer abgebaut, daher längere Wirkung

Hinweis: Medizinische Details und Aussagen sind hier und an anderer Stelle immer ohne jede juristische Gewähr und keine Behandlungsempfehlungen!

Digoxin

Ein Beispiel für die unterschiedliche Wirksamkeit und die gravierenden Folgen für Frauen zeigt sich bei *Digoxin*, einem Mittel für Menschen mit Herzinsuffizienz. Die Gruppe der Probanden, an denen das Mittel getestet wurde, war zu 80% männlich. In der Studie konnte zwar keine Lebensverlängerung nachgewiesen werden, jedoch kam es zu wesentlich weniger Krankenhausaufenthalten. Dies wurde dennoch als eine Verbesserung der Lebensqualität angesehen, weshalb das Medikament für die Verschreibung empfohlen wurde. In einer Post-hoc-Studie einige Jahre später wurden schließlich Frauen und Männer getrennt betrachtet. Hier zeigte sich nun, dass sich Männer, die das Mittel einnahmen, tatsächlich besser fühlten als die Probanden der Placebo-Kontrollgruppe. Bei den Frauen, die dieses Mittel einnahmen, kam es jedoch zu wesentlich mehr Todesfällen als bei den Teilnehmerinnen der Placebo-Gruppe. Dieser Effekt wurde in der ursprünglichen Versuchsgruppe aufgrund der geringen Anzahl weiblicher Teilnehmender nicht entdeckt (Cordis 2007, Rathore, Wang, & Krumholz 2002).

6.6 Aktuelle Situation in Deutschland

12. Novelle AMG

In Deutschland wurde bezüglich der Unterrepräsentanz von Frauen in Arzneimittelstudien mittlerweile Abhilfe geschaffen. Seit 2004 wurde mit der *12. Novelle des Arzneimittelgesetzes (AMG)* die Teilnahme von Frauen an Studien im Gesetz festgeschrieben. Frauen müssen nun ausreichend bei Studien vertreten sein. Die Kontrolle darüber liegt beim Bundesinstitut für Arzneimittel und Medizinprodukte (BfArM) und beim Paul-Ehrlich-Institut (PEI), dem Bundesinstitut für Impfstoffe und biomedizinische Arzneimittel. Beide Bundesinstitute unterstehen dem Gesundheitsministerium.

Gemäß der Verordnung über die Anwendung der Guten Klinischen Praxis bei der Durchführung von klinischen Prüfungen mit Arzneimitteln zur Anwendung am Menschen, kurz GCP-V, § 7 Satz 10 sind nun bei Studien immer »Anzahl, Alter und Geschlecht der betroffenen Personen« anzugeben. Ebenfalls ist, wie in Satz 12 festgehalten, eine »Begründung dafür, dass die gewählte Geschlechterverteilung in der Gruppe der betroffenen Personen zur Feststellung möglicher geschlechtsspezifischer Unterschiede bei der Wirksamkeit oder Unbedenklichkeit des geprüften Arzneimittels angemessen ist«, anzugeben (GCP-V 2004).

Medikamente, die nur mit einem Geschlecht getestet wurden, werden mittlerweile auch nur für dieses zugelassen. Dies ist etwa der Fall bei Brustkrebsmedikamenten. An Brustkrebs erkranken jährlich etwa 500 Männer, im Vergleich zu 70.000 Frauen, die Medikamente sind nur für Frauen zugelassen (VFA 2023). Frauen, die an Arzneimittelstudien teilnehmen, müssen nachweisen, dass sie nicht schwanger sind und im Regelfall zusichern, dass sie zwei Verhütungsmethoden anwenden (ebd.).

Exkurs Contergan

Contergan war ein rezeptfreies Medikament des Pharmaunternehmens Grünenthal mit dem Wirkstoff Thalidomid. Es kam 1957 in Deutschland auf den Markt und wurde bis 1961 verkauft. Vorrangig wurde es als Schlaf- und Beruhigungsmittel eingesetzt, sowie gegen Schwangerschaftsübelkeit. Nachdem zunehmend mehr Kinder mit Fehlbildungen – an Armen, Beinen, Augen, Ohren und inneren Organen – geboren wurden, begannen verschiedene Ärzte mit der Ursachenforschung. Schließlich war es der Hamburger Kinderarzt Widukind Lenz, der am 15. November 1961 Grünenthal über seine Vermutung informierte, dass Thalidomid eine stark fruchtschädigende Wirkung habe und für die vermehrt auftretenden Fehlbildungen bei den Neugeborenen verantwortlich sei. Am 27. November wurde Contergan von Grünenthal vom Markt genommen. Es wird davon ausgegangen, dass weltweit etwa 10.000 Kinder mit Fehlbildungen geboren wurden, die auf die Einnahme von Contergan zurückzuführen waren (Grünenthal 2024, Thomann 2007).

6.7 Fazit

Die Beschreibungen von körperlichen und psychosozialen Unterschieden, unterschiedlichen Todesursachen und Vernachlässigungen von Frauen in Medikamentenstudien zeigen die Sinnhaftigkeit und Notwendigkeit einer gendersensiblen Medizin. Eine genauere Betrachtungsweise von Patientinnen und Patienten ermöglicht eine adäquatere und bessere Versorgung für alle Geschlechter, das In-den-Blick nehmen von Unterschieden ermöglicht zielgerichtetere Medikamente, Therapien und Präventionsprogramme.

Eine geschlechtersensible Medizin muss sich dennoch einigen Herausforderungen stellen. Zum einen gilt es, mitzuberücksichtigen, dass insbesondere psychosoziale Faktoren durch Umwelt und Gesellschaft geprägt sind. Sie befinden sich damit kontinuierlich im Wandel und müssen immer wieder überprüft werden. Zum anderen ist trotz des Nutzens geschlechtssensitiver Ansätze Vorsicht gegenüber einer Manifestierung von Geschlechterstereotypen geboten (Thomas & Kautzky-Willer 2015). Und Last but not Least ist nicht zu vergessen, dass auch die Unterschiede innerhalb der Gruppen Beachtung finden müssen.

6.8 Literatur

Bartz D, Chitnis T, Kaiser UB et al. (2020) Clinical Advances in Sex- and Gender-Informed Medicine to Improve the Health of All: A Review. JAMA internal medicine 180(4): 574–583.

BMG (2024) Arzneimittel: Wie das Geschlecht die Wirkung beeinflussen kann. (https://gesund.bund.de/geschlechtsunterschiede-arzneimittel#dosisanpassung, Zugriff am 15.07.2025).

Cordis (2007) Ausschluss von klinischen Versuchen schadet der Gesundheit von Frauen. (https://cordis.europa.eu/article/id/27270-exclusion-from-clinical-trials-harming-womens-health/de, Zugriff am 15.07.2025).

Destatis (2024) Todesursachen – Suizide. (https://www.destatis.de/DE/Themen/Gesellschaft-Umwelt/Gesundheit/Todesursachen/Tabellen/suizide.html#119324, Zugriff am 15.07.2025).

Destatis (2025) Todesursachen. (https://www.destatis.de/DE/Themen/Gesellschaft-Umwelt/Gesundheit/Todesursachen/_inhalt.html#sprg235878, Zugriff am 15.07.2025).

Dresser RS (1992) Wanted. Single, white male for medical research. The Hastings Center report 22(1): 24–29.

GBE (2024) Sterbefälle, Sterbeziffern (je 100.000 Einwohner, altersstandardisiert) (ab 1998). (https://www.gbe-bund.de/gbe/isgbe.information?p_uid=gast&p_aid=56766803&p_sprache=D&p_thema_id=14187&p_thema_id2=3600&p_thema_id3=3800&p_thema_id4=, Zugriff am 15.07.2025).

GCP-Verordnung vom 9. August 2004, (2004).

Greaves L, Ritz SA (2022) Sex, Gender and Health: Mapping the Landscape of Research and Policy. Int J Environ Res Public Health *19*(5). https://www.doi.org/10.3390/ijerph19052563

Grünenthal (2024) Der Contergan-Skandal: Eine Tragödie und ihre Geschichte. (https://www.contergan-skandal.de/der-contergan-skandal, Zugriff am 04.08.2025).

Kautzky-Willer A (2014) Gendermedizin. Geschlechtsspezifische Aspekte in der klinischen Medizin. Bundesgesundheitsblatt 57: 1022–1030. https://www.doi.org/10.1007/s00103-014-2011-7

Ladwig KH, Fang X, Wolf K et al. (2017) Comparison of Delay Times Between Symptom Onset of an Acute ST-elevation Myocardial Infarction and Hospital Arrival in Men and Women < 65 Years Versus ≥ 65 Years of Age.: Findings From the Multicenter Munich Examination of Delay in Patients Experiencing Acute Myocardial Infarction (MEDEA) Study. The American Journal of Cardiology, 120(12): 2128–2134. https://www.doi.org/10.1016/j.amjcard.2017.09.005

Rathore SS, Wang Y, Krumholz HM (2002) Sex-based differences in the effect of digoxin for the treatment of heart failure. *N Engl J Med 347*(18): 1403–1411. https://www.doi.org/10.1056/NEJMoa021266

Regitz-Zagrosek V (2012) Sex and gender differences in health. Science & Society Series on Sex and Science. *EMBO Rep 13*(7): 596–603. https://www.doi.org/10.1038/embor.2012.87

Robert-Koch-Institut (Hrsg.) (2023) Gesundheitliche Lage der Frauen in Deutschland – wichtige Fakten auf einen Blick. Gesundheitsberichterstattung des Bundes. Gemeinsam getragen von RKI und Destatis. Berlin: RKI.

Schmitz A, Lazarevič P (2020) The gender health gap in Europe's ageing societies: universal findings across countries and age groups? Eur J Ageing 17(4): 509–520. https://www.doi.org/10.1007/s10433-020-00559-6

Sundberg L, Agahi N, Fritzell J et al. (2018) Why is the gender gap in life expectancy decreasing? The impact of age- and cause-specific mortality in Sweden 1997–2014. Int J Public Health 63(6): 673–681. https://www.doi.org/10.1007/s00038-018-1097-3

Thomann KD (2007) Die Contergan-Katastrophe: Die trügerische Sicherheit der »harten« Daten. Dtsch Arztebl 104(41).

Thomas A, Kautzky-Willer A (2015) Gender Medizin. Gender Glossar – Open Access Journal zu Gender und Diversity im intersektionalen Diskurs. (https://www.gender-glossar.de/post/gender-medizin).

VFA (2023) Geschlechtsunterschiede in der Pharmaforschung.

WHO (2021) Suicide worldwide in 2019 – Global Health Estimates.

Zazueta-Borboa JD, Aburto JM, Permanyer I et al. (2023) Contributions of age groups and causes of death to the sex gap in lifespan variation in Europe. Population Studies 77: 475–496.

7 Kaputt im Callcenter – Arbeit, Gesundheit und Wohlbefinden

Fallbeispiel

Da sitzt sie, kaltschweißig, und starrt auf den Bildschirm vor sich. Schon wieder ein Anruf – kein Wunder, natürlich, denn das ist ja ihr Job. Immer freundlich sein, lächeln, weil man das angeblich durch die Leitung hört. Egal, was für ein Arschloch am anderen Ende ist. Der Kunde ist König, sagt Lou. Kim, 28 Jahre alt, arbeitet jetzt seit fünf Jahren in diesem Callcenter. Glücklicherweise nur »Inbound«, das heißt, sie muss wenigstens keine Leute anrufen. Trotzdem ist die Arbeit entsetzlich. Ihre Schichtarbeit ist unregelmäßig, oft arbeitet sie auch am Wochenende und spät abends. Und trotzdem reicht das Geld kaum bis zum Ende des Monats. In den letzten Monaten hat sich Kim zunehmend erschöpft und überfordert gefühlt. Sie leidet unter Schlafstörungen, Kopfschmerzen und einem ständigen Gefühl der Nervosität. Fehler häufen sich an, Lou, ihre Vorgesetzte, hat sie schon zum Gespräch gebeten – und das bei einem Job im Callcenter. Ihre Mutter war enttäuscht, als sie ihr davon erzählte. Kim macht sich Vorwürfe. Das ständige Gefühl, nicht genug zu leisten, belastet sie zusätzlich. Ihre Beziehung leidet, sie hat kaum noch Elan, ihre Clique zu treffen. Kim gibt sich selbst die Schuld für ihre Erschöpfung. Sie fühlt sich als Versagerin. Den Gedanken, einen neuen Job zu finden, hat sie zwar, doch ist sie von der Vorstellung, den Druck der Jobsuche erneut zu erleben, wie gelähmt. Es fehlt ihr die Energie, Bewerbungen zu schreiben, und sie fragt sich, ob sie überhaupt für etwas anderes geeignet ist. Ihre innere Erschöpfung wächst weiter, sie fühlt sich oft leer und ausgebrannt. Obwohl sie weiß, dass sie dringend eine Veränderung braucht, scheint der Ausweg immer weiter entfernt. Noch zweimal klingeln lassen, das ist die einzige Entscheidung, die sie hier treffen kann. Durchatmen, lächeln: »Guten Tag, hier spricht Kim, Ihre Servicemitarbeiterin. Was kann ich für Sie tun?«

7.1 Einleitung

Nicht nur biologische Einflussfaktoren bestimmen unsere Gesundheit – auch soziale, kulturelle und ökonomische Bedingungen können den Gesundheitszustand wesentlich beeinflussen. Kim aus unserem Eingangsbeispiel illustriert uns dies anschaulich: Beruf, Einkommen, vermutlich eine geringe Bildung und (fehlende) soziale Netzwerke sind einige der Faktoren, die ihre Gesundheit mitbeeinflussen. Aus sozialmedizinischer Perspektive ist daher mehr als nur die Betrachtung ihrer körperlichen Faktoren indiziert: soziale und gesellschaftliche Bedingungen, in und unter denen Menschen leben, sind nicht zu unterschätzen.

Im Folgenden wird zunächst das Regenbogenmodell von Dahlgren und Whitehead zu sozialen Determinanten von Gesundheit dargestellt, danach der Begriff des sozioökonomischen Status umrissen und erläutert, was dies mit gesundheitlicher Ungleichheit zu tun hat.

7.2 Soziale Determinanten von Gesundheit

Soziale Determinanten von Gesundheit

Die sogenannten sozialen Determinanten von Gesundheit bezeichnen soziale und ökonomische Bedingungen, unter denen Menschen leben und arbeiten, sowie die Art und Weise, wie diese Bedingungen die Gesundheit beeinflussen. Diese Determinanten beinhalten neben materiellen Ressourcen wie Einkommen und Bildung auch immaterielle Aspekte (Hurrelmann & Richter 2022). Ein bis heute weit verbreitetes Modell ist die Darstellung von Göran Dahlberg und Margaret Whitehead, die diese 1991 in einem Strategie-Papier für die WHO entwickelt haben (Dahlgren & Whitehead 1991) (► Abb. 7.1).

Dahlgren und Whitehead visualisieren in ihrer auch als Regenbogenmodell bezeichneten Darstellung die Hauptdeterminanten von Gesundheit. Im Zentrum befinden sich die biologischen und persönlichen Einflussgrößen wie etwa genetische Veranlagung, Alter oder Geschlecht, die kaum veränderbar sind. Im Gegensatz dazu sind die anderen Schichten zum Beispiel durch Präventions- oder Gesundheitsförderungsstrategien beeinflussbar (Dahlgren & Whitehead 1991).

In der zweiten Schicht liegen die individuellen Lebensstilfaktoren, hierzu gehören Ernährungsgewohnheiten, Sport und Bewegung, Tabak-, Alkohol- oder Drogenkonsum, etc.

Zur Ebene der sozialen Netzwerke gehören Freundes- & Bekanntenkreis, Familie, sowie die Teilhabe an Aktivitäten in der Community.

Die Schicht der Lebens- und Arbeitsbedingungen beinhaltet Bildung und Ausbildung, den Arbeitskontext, wie bei Kim aus unserem Beispiel, aber auch Wohnverhältnisse und anderes.

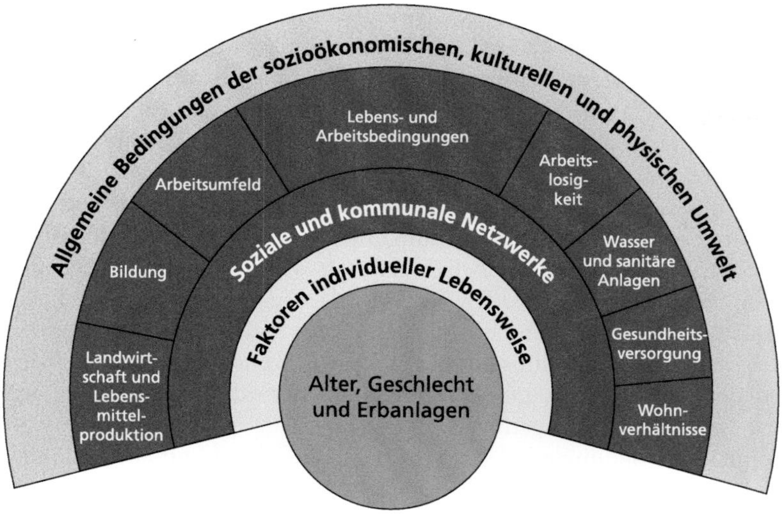

Abb. 7.1: Regenbogenmodell nach Dahlgreen und Whitehead (Modifiziert nach Hurrelmann & Richter 2022)

Schließlich befinden sich auf der Makroebene die gesellschaftlichen und politischen Rahmenbedingungen, die durch Gesetze, politische Entscheidungen und wirtschaftliche Strukturen geprägt sind. Hurrelmann und Richter bezeichnen diese als die komplexesten Determinanten der Gesundheit und in diesem Sinne als »Ursachen der Ursachen« von eingeschränkter Gesundheit und Krankheit (Hurrelmann & Richter 2022).

Das Modell von Dahlgren und Whitehead illustriert die Komplexität des Zusammenspiels vieler verschiedener Einflussgrößen und unterstreicht die Notwendigkeit eines ganzheitlichen Ansatzes in der Gesundheitsförderung und Prävention (▶ Kap. 4). Ihr Verständnis der sozialen Determinanten von Gesundheit geht erstmals weit über die klassische Betrachtung rein individueller Gesundheitsrisiken hinaus. Statt nur den Fokus auf genetische oder verhaltensbedingte Risikofaktoren zu legen, werden auch die Einflüsse unterschiedlicher sozialer, wirtschaftlicher und politischer Faktoren auf die Gesundheit identifiziert.

7.3 Der sozioökonomische Status

Sozioökonomischer Status

Eine weitere wichtige Begrifflichkeit ist der sozioökonomische Status (SoS oder SES, von engl. »Socio-economic Status«). Dieser wird über Faktoren wie Bildungsniveau, berufliche Stellung, Einkommen und ähnliches definiert und steht in engem Zusammenhang mit Gesundheit (T. Lampert, Kroll, von der Lippe, Müters, & Stolzenberg, 2013).

Bildungsniveau

Eine höhere Bildung führt im Regelfall zu besseren Gesundheitsresultaten, denn das Bildungsniveau beeinflusst nicht nur das Wissen über gesunde Lebensgewohnheiten, sondern auch die Fähigkeit, die eigene Gesundheit zu managen und medizinische Informationen zu verstehen (siehe auch ► Kap. 14). Menschen mit besserer Bildung leben daher häufig gesundheitsbewusster. Sie achten beispielsweise mehr auf regelmäßige Bewegung oder gesunde Ernährung und suchen im Bedarfsfall eher ärztliche Hilfe auf.

Beruf und Arbeitsbedingungen

Eine bessere Bildung ermöglicht oft auch eine bessere berufliche Situation und angenehmere Arbeitsbedingungen. So sind Menschen in höheren beruflichen Positionen am Arbeitsplatz oft weniger gesundheitlichen Risiken ausgesetzt und müssen weniger schwer körperlich arbeiten. Im Gegensatz dazu haben Menschen in niedrigeren sozialen Schichten und unsicheren Arbeitsverhältnissen häufig mit chronischem Stress, geringer sozialer Unterstützung und schlechteren Arbeitsbedingungen zu kämpfen, was die Gesundheit negativ beeinflussen kann.

Eine gute Bildung oder Ausbildung ist häufig auch mit einem höheren Einkommen verbunden. Dies ermöglicht wiederum ebenfalls einen besseren Zugang zu Gesundheitsdiensten, mehr Möglichkeiten bei der Wahl des Wohnortes und damit einhergehenden besseren Wohnverhältnissen, mehr Optionen bei Freizeitaktivitäten etc. – alles Faktoren, die sich wiederum förderlich auf die Gesundheit auswirken können. Menschen mit niedrigerem Einkommen haben hingegen oft weniger Ressourcen, um in ihre Gesundheit zu investieren. Ein höheres Einkommen ist außerdem mit weniger Stress – etwa, weil Sorgen um die finanzielle Zukunft wegfallen – und einem höheren Maß an Kontrolle über das Leben verbunden.

Indikatoren sozialer Ungleichheit

Diese drei Indikatoren Bildung, berufliche Situation und Einkommen werden häufig auch als Indikatoren sozialer Ungleichheit herangezogen (S. Geyer 2020).

Exkurs: Die Whitehall-Studien

Die Whitehall-Studien haben erstmals klar und deutlich einen Zusammenhang zwischen sozialem Status, beruflicher Position und gesundheitlichen Ungleichheiten nachgewiesen.

Sir Michael Marmot

Die erste Whitehall-Studie wurde zwischen 1967 und 1969 von Sir Michael Marmot (geb. 1945), einem britischen Epidemiologen und Public-Health-Wissenschaftler, durchgeführt. Marmot et al. untersuchten in Whitehall, einer Straße im Regierungsviertel Westminster in London, an fast 18.000 britischen Beamten den Zusammenhang zwischen sozialem Status und Gesundheit (Marmot et al. 1978).

An der ersten Whitehall-Studie nahmen nur Männer teil. Die Teilnehmer wurden zu Beginn der Studie gründlich gesundheitlich untersucht, ebenso wurden ihre Dienstgrade, Tätigkeitsfelder, Leitungsfunktionen etc. erhoben. Die Ergebnisse von Whitehall I waren erschreckend: Menschen aus niedrigeren beruflichen Positionen hatten ein signifikant höheres Risiko für koronare Herzerkrankungen sowie eine eindeutig reduzierte Lebenserwartung. Besonders Stress am Arbeitsplatz und ein nur geringes Maß an Kontrolle über die Ausgestaltung der eigenen Arbeit wirkten sich gravierend auf die Gesundheit der Teilnehmer aus.

Die zweite Whitehall-Studie, die 1985 begann, schloss auch Frauen mit ein. Befragt wurde eine neue Kohorte britischer Beamter, bestehend aus knapp 7.000 Männern und 3.500 Frauen. Obwohl zwischen der ersten und zweiten Studie nahezu zwanzig Jahre lagen, bestätigten sich die Ergebnisse von Whitehall I: Je niedriger der soziale Status, desto schlechter der selbst wahrgenommene Gesundheitszustand (Marmot et al. 1991).

Whitehall II wurde als prospektive Langzeitstudie angelegt, die 13. Welle wurde 2023 abgeschlossen (siehe https://www.ucl.ac.uk/psychiatry/research/mental-health-older-people/whitehall-ii).

7.4 Gesundheitliche Ungleichheit

Gesundheitliche Ungleichheit

Mit dem Begriff der gesundheitlichen Ungleichheit werden insbesondere soziale Unterschiede bei Gesundheitszustand, -verhalten und -versorgung beschrieben (Lampert et al. 2021). Gemeint sind damit vor allem systematische und vermeidbare Unterschiede, die in Folge oder im Zusammenhang mit den bereits oben skizzierten, sozialen Determinanten Bildung, Einkommen und berufliche Stellung auftreten. Gesundheitliche Ungleichheiten schlagen sich in nahezu allen physischen und psychischen Krankheiten nieder, von Angststörungen über Depressionen, Herzinfarkte, Schlaganfälle, bis hin zu Zahngesundheit etc.

Die einfachste Möglichkeit, gesundheitliche Ungleichheiten zu erheben, gelingt durch das Vergleichen des Gesundheitszustandes von Menschen aus unterschiedlichen sozioökonomischen Gruppen. Ein zentraler Indikator dafür – sowohl in Deutschland als auch weltweit – ist die Frage nach der Einschätzung des eigenen Gesundheitszustands (Hoebel & Müters 2024). Für Deutschland zeigt sich, dass die meisten Männer und Frauen zwar ihre allgemeine Gesundheit als sehr gut oder gut bewerten, bezogen auf den sozioökonomischen Status zeigen sich jedoch gravierende Unterschiede in den verschiedenen Statusgruppen. Je niedriger der sozioökonomische Status, desto schlechter die Bewertung des eigenen Gesundheitszustandes (ebd.).

Armutsgefährdung

Dass es sich bei dieser Einschätzung um weit mehr handelt als eine rein subjektive Annahme, lässt sich in Folge an der mittleren Lebenserwartung, gruppiert nach Einkommen, ablesen: Je geringer das Einkommen, desto geringer die Lebenserwartung. Die <60%-Marke kennzeichnet hier die Schwelle zur Armutsgefährdung.

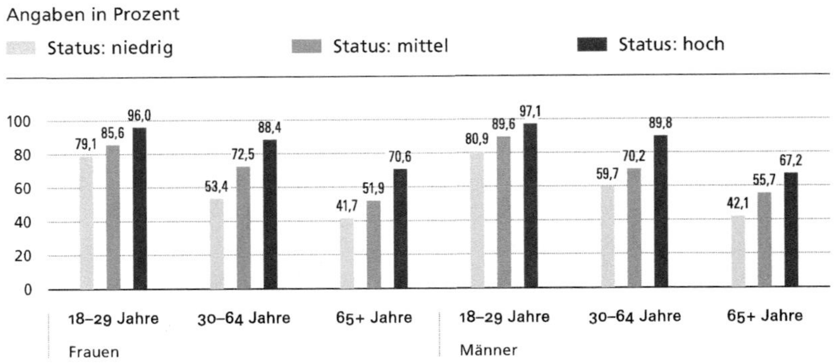

Abb. 7.2: Anteil von Frauen und Männern, die ihren allgemeinen Gesundheitszustand als gut oder sehr gut beurteilen, nach sozioökonomischem Status und Altersgruppe, 2019/2020 (Hoebel & Müters 2024, lizensiert unter CC BY 4.0, https://doi.org/10.5771/0342-300X-2024-3-172)

Tab. 7.1: Mittlere Lebenserwartung bei Geburt nach Einkommen 1992–2016 (Lampert et al. 2021, S. 334)

Einkommen	Männer	Frauen
< 60 % des mittleren Einkommens	71,0	78,4
60 bis < 80 % des mittleren Einkommens	73,3	79,7
80 bis < 100 % des mittleren Einkommens	75,2	80,7
100 bis < 150 % des mittleren Einkommens	76,0	82,1
≥ 150 % des mittleren Einkommens	79,6	82,8
Insgesamt	75,0	80,8

Aufgeschlüsselt nach unterschiedlichen Bildungsniveaus zeigt sich, dass Menschen mit geringerer Bildung deutlich häufiger an Schmerzen leiden als Menschen mit höherer Bildung. Lampert et al. konstatieren bei Männern ein 3,2-fach höheres Risiko, bei Frauen ein 2,5-fach höheres Risiko, starke körperliche Schmerzen zu haben (Lampert et al. 2021).

Die Datenlage zu gesundheitlicher Ungleichheit in Deutschland ist mittlerweile recht stabil und legt vor allem offen, dass sich die Unterschiede über die letzten dreißig Jahre nicht verringert haben, sondern teilweise sogar gestiegen sind (Hoebel & Müters 2024; Lampert et al. 2018). Aus sozialmedizinischer und politischer Perspektive ist in diesem Bereich daher dringend Handlungsbedarf angesagt (▶ Kap. 4).

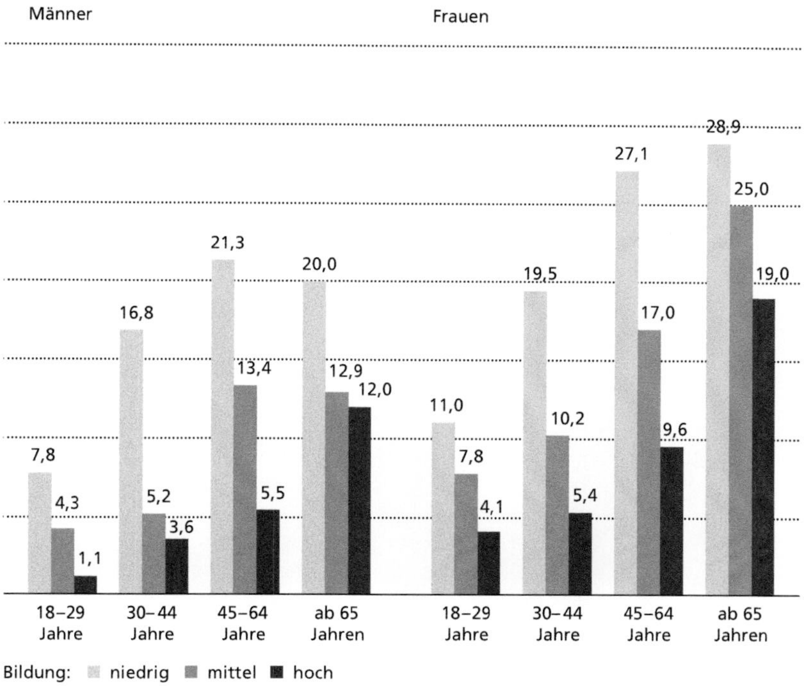

Abb. 7.3: Starke körperliche Schmerzen in den letzten vier Wochen (»immer« oder »oft«) nach Bildung – in % (Lampert et al. 2021. Destatis/WZB/BiB (Hrsg.), Datenreport 2021. © Bundeszentrale für politische Bildung/bpb, Datenreport 2021, Kapitel 9.1, Abb. 4, S. 337, mit freundlicher Genehmigung)

7.5 Literatur

Dahlgren G, Whitehead M (1991) Policies and strategies to promote social equity in health. Background document to WHO – Strategy paper for Europe.

Geyer S (2020) Soziale Ungleichverteilungen von Gesundheit und Krankheit und ihre Erklärungen. In: Jungbauer-Gans M, Kriwy P (Hrsg.) Handbuch Gesundheitssoziologie. Wiesbaden: Springer Fachmedien. S. 169–192.

Hoebel J, Müters S (2024) Sozioökonomischer Status und Gesundheit. WSI-Mitteilungen 77(3): 8. https://www.doi.org/10.5771/0342-300x-2024-3-172

Hurrelmann K, Richter M (2022) Determinanten der Gesundheit. Leitbegriffe der Gesundheitsförderung und Prävention. Glossar zu Konzepten, Strategien und Methoden. https://doi.org/10.17623/BZGA:Q4-i008-2.0

Lampert T, Kroll LE, Kuntz B et al. (2018) Gesundheitliche Ungleichheit in Deutschland und im internationalen Vergleich: Zeitliche Entwicklungen und Trends. In: (Vol. 3): Robert Koch-Institut, Epidemiologie und Gesundheitsberichterstattung.

Lampert T, Kroll LE, von der Lippe E et al. (2013) Sozioökonomischer Status und Gesundheit. Ergebnisse der Studie zur Gesundheit Erwachsener in Deutschland (DEGS1). Bundesgesundheitsblatt 2013(56): 814–821. https://www.doi.org/10.1007/s00103-013-1695-4

Lampert T, Michalski N, Müters S et al. (2021) 9.2 Gesundheitliche Ungleichheit. In: S. B. (Destatis), W. B. f. S. (WZB), B. f. B. (BiB) (Hrsg.) Datenreport 2021. Ein Sozialbericht für die Bundesrepublik Deutschland. S. 334–345.

Marmot MG, Rose G, Shipley M, Hamilton PJ (1978) Employment grade and coronary heart disease in British civil servants. J Epidemiol Community Health (1978) 32(4): 244–249. https://www.doi.org/10.1136/jech.32.4.244
Marmot MG, Smith GD, Stansfeld S et al. (1991) Health inequalities among British civil servants: the Whitehall II study. Lancet 337(8754): 1387–1393. https://www.doi.org/10.1016/0140-6736(91)93068-k

8 »Ich möchte ja arbeiten …« – Arbeit und Rehabilitation als Ressource

Fallbeispiel

Eine Patientin arbeitet als Lehrerin und pflegt nebenbei ihren an Frühparkinson erkrankten Ehemann. Das Paar ist kinderlos und der erkrankte Partner im Wesentlichen bettlägerig und konstant von massiven Schmerzen geplagt. Zudem entwickelt sich in der letzten Zeit leider eine Parkinson-Demenz. Im Rahmen dieser Situation und eines Konfliktes mit der stellvertretenden Schulleiterin kam es zur psychischen Dekompensation der Patientin mit völliger Erschöpfung und einem ausgeprägtem Ohrgeräusch (Tinnitus). Hobbies hatte die Klientin vernachlässigt, Sport nicht mehr betrieben, Freunde gebe es wenige und diese habe sie aufgrund ihrer Erschöpfung auch völlig vernachlässigt. Des Weiteren dominierten Schlafstörungen, innere Unruhe und zum Teil auch Kopfschmerzen. Ihrer Arbeit war die Patientin bisher immer gerne und geradezu aufopferungsvoll nachgegangen, wobei sie in letzter Zeit immer länger für Unterrichtsvorbereitung und Korrekturen benötigte, was für mich medizinisch am ehesten im Sinne von Konzentrationsstörungen bei massiver Depressivität zu deuten wäre (eine so genannte Pseudo-Demenz, also mitnichten eine Demenz, aber vorhandene, belastende Konzentrations- und Merkstörungen, welche bei einer tatsächlichen Demenz wohl eher bagatellisiert würden). Die Patientin könne nicht mehr, fühle sich einfach nicht mehr in der Lage zu arbeiten, habe Angst vor dem Klassenzimmer, so etwas kenne sie seit Jahren nicht mehr, allenfalls im Referendariat vor Jahrzehnten habe sie ansatzweise diese Gefühle gekannt, nun aber erschwert durch den »Brei« im Kopf.

Die Patientin war aus meiner Sicht aktuell nicht mehr leistungs- und arbeitsfähig, es kam zu einer mehrwöchigen Krankschreibung mit begleitenden, wöchentlichen psychotherapeutischen Gesprächen bei einer psychologischen Kollegin und einer anschließenden Reha in einer psychosomatischen Privatklinik. Im Rahmen einer schrittweisen, am so genannten »Hamburger-Modell« (siehe hierzu auch: ▶ Kap. 8.4) orientierten Wiedereingliederung gelang ein Wiedereinstieg in den Schulalltag. Allerdings dekompensierte die Klientin erneut zwei Jahre darauf und konnte im Rahmen eines erneuten, diesmal rascher möglichen Klinikaufenthaltes alte und damals erlernte Ressourcen (Hobbies, Soziales, Meditation, Achtsamkeitstechniken usw.) neu erlernen. Eine Begleitmedikation mit einem schlafanstoßenden Antidepressivum unterstützte dies.

8.1 Einleitung

Rehastudien

Dieser Fall ist geradezu pathognomisch – d.h. für eine Krankheit kennzeichnend – für ein so genanntes »Burnout«. Der durchaus kontrovers diskutierte Begriff beschreibt eine völlige Erschöpfung bei gleichzeitig oft massiv vorangegangenen Engagement und oft nicht ausreichend empfundener Satisfaktion, hier begleitet durch eine erschöpfende und traurig endende Pflegesituation als Doppelbelastung (Verweis auf ▶ Kap. 17). In der medizinischen Praxis kommt es oft zu frustranen und langwierigen Rentenverfahren. Eine große Herausforderung für das Gesundheits- und Sozialsystem sind daher gelingende und effektive Re-Integrationsmaßnahmen und eine effiziente Rehabilitation. In verschiedenen Rehastudien (vgl. Siegrist 2005, Badura 1987) zeigte sich, dass nicht der objektivierbare Schweregrad der Erkrankung, z. B. eines überstandenen Herzinfarktes, die Chancen der Wiederaufnahme einer Beschäftigung bestimmt, sondern sozioökonomische und psychosoziale Faktoren, u. a. Angst und Depression. Entscheidend für eine gelingende Reintegration scheint somit das Coping einer Erkrankung, also die gelingende Bewältigung und erneute Motivation in konstruktiver Art und Weise. Im Rahmen einer leider oftmals dominierenden depressiven Bewältigung wird die Bedrohung durch die Erkrankung als übermächtig empfunden – teils werden Krankheitszeichen unterdrückt, Affekte nicht geäußert, sondern maskiert. Eine aktive Krankheitsbewältigung ist geprägt durch den Einsatz und Ausbau vorhandener Ressourcen, wobei neben der gelingenden somatisch-medizinischen Behandlung Entspannungstechniken und eine gelingende Freizeitgestaltung sowie die körperlich-physiotherapeutischen Methoden eine entscheidende Rolle spielen. Selbstverständlich sind Krankheiten und die damit zusammenhängende Krankheitsverarbeitung individuelle Prozesse und Zielsetzungen in Bezug auf eine mögliche Rehabilitation können somit individuell massiv divergieren.

Lebensqualität

Entscheidend ist, neben der wirtschaftlichen Absicherung, letztlich der Faktor Lebensqualität, wobei eine gelingende Arbeitsintegration im Hinblick auf eine Sinnstiftung mit entscheidend ist (vergleiche hier ▶ Kap. 4 und ▶ Kap. 16).

8.2 Krankschreibungen, der legale Weg des Abweichens

Die ärztliche Krankschreibung wurde bereits kurz im Kapitel zu den Krankheitsmodellen (▶ Kap. 5) thematisiert. Die Krankschreibung kann als eine legale Möglichkeit verstanden werden, innerhalb des gesellschaftlichen Systems Entlastung zu erreichen. Im Rahmen des soziologisch geprägten Devianz-Modells (▶ Kap. 5.5) werden Krankschreibungen als ein legaler Weg des »Abweichens« beschrieben, Personen werden von ihren täglichen Verpflichtungen entlastet und verpflichtet, auf der anderen Seite an ihrer Gesundung mitzuwirken. Ärzte und Ärztinnen wirken in diesem Zusammenhang als »Kontrollinstanzen« und Gatekeeper. Die Dauer der Krankschreibung ist gewissermaßen eine gutachterliche Leistung von Ärzten und Ärztinnen. Es gibt einen Zusammenhang zwischen Krankenstand und Arbeitslosigkeit. Arbeitgeber entlassen zuerst die Beschäftigten mit niedriger Produktivität, wozu jene mit gesundheitlichen Problemen und höheren Fehltagen zählen. Diesen Zusammenhang stellt der Ökonom Gunnar Pietzner (2007) heraus und zeigt damit den engen Zusammenhang von sozialen und medizinischen, sowie ökonomischen Bedingungen von Gesundheit. In Zeiten hoher Arbeitslosigkeit fürchten die Menschen zurecht um ihre Arbeitsplätze und gehen möglicherweise krank zur Arbeit (Präsentismus). Verschleppte Krankheiten mit entsprechenden Chronifizierungen können hier die Folge sein. Vor allem Menschen, die sich an den Rand gedrängt fühlen oder einen insgesamt niedrigen Selbstwert besitzen, arbeiten so oft (zumindest nach der klinischen Erfahrung des Autors) bis zur völligen Erschöpfung. Chronische, psychosomatische oder somatische Erkrankungen können die Folge sein (chronische Schmerzstörungen, Bluthochdruck, Schlafstörungen, Erschöpfung und oder innere Unruhe). Auf der Makroebene gibt es sich teils widersprechende Ziele von Krankenkassen, Arbeitgebern und Politik. Während Arbeitgeber im Sinne ihrer eigenen Produktivität die Krankheitstage reduzieren möchten, möchte die Politik die Lebensqualität ihrer Wähler erhöhen, das Gleichgewicht zwischen diesen sich widersprechenden Zielen von mehr Produktivität und Geschwindigkeit versus Entspannung ist immer wieder neu auszutarieren (▶ Kap. 2). Wie bereits im Kapitel zur Resilienz und Salutogenese thematisiert ist auch auf der Mikroebene eine Balance zwischen Stress und Disstress eine große Herausforderung. Ziel ist hierbei ein Zustand des so genannten Eustress (also »gutem«, ausgleichendem Stress).

Krankenstand und Arbeitslosigkeit

Krank zur Arbeit (Präsentismus)

Mehr Produktivität und Geschwindigkeit versus Entspannung

In Bezug auf die Krankschreibung dominieren in erster Linie Orthopäden, Hausärzte und Psychiater, wobei die Hausärzte eher bei kurzen Erkrankungen wie Infekten Arbeitsunfähigkeit attestieren und vor allem Orthopäden und Psychiaterinnen langwierige, chronifizierte Leiden wie Schmerzstörungen und/oder Depressionen behandeln.

Orthopäden, Hausärzte und Psychiater

Hilfreich in Bezug auf eine Einschätzung der Zahlen ist hier insbesondere der jährlich herausgegebene AOK Report (basierend auf den Daten

Sechs Krankheitsarten (AOK Report)

von 15,1 Millionen AOK-Versicherten), welcher für das Jahr 2023 hauptsächlich sechs Krankheitsarten in Bezug auf die Arbeitsunfähigkeiten hervorhebt:

Merke

- Atemwegserkrankungen (17,5 %)
- Muskel- und Skeletterkrankungen (17,4 %)
- Psychische Erkrankungen (10,3 %)
- Verletzungen (8,1 %)
- Erkrankungen des Kreislaufsystems (4,0 %)
- Erkrankung der Verdauungsorgane (3,3 %)

Insgesamt war der Krankenstand mit 6,7 % deutlich höher als im Vergleichszeitraum 2021 und der höchste Krankenstand seit Beginn der Fehlzeiten-Analyse 1998 (AOK Report 2023).

8.3 Burnout als eine eigenständige Krankheitsentität?

Keine einheitliche Konzeptualisierung

Bezüglich des Begriffes Burnout besteht eine gewisse Verwirrung, da es keine einheitliche Konzeptualisierung des Begriffes gibt. Kritisiert wird hier vor allem eine grundlegende Überschneidung mit dem Krankheitsbild der Depression, wobei das Burnout als eine gesellschaftlich akzeptiertere Variante der »Fleißigen« erscheint. Eine solche Einteilung in gute und schlechte, weil verdiente oder aber unverdiente, Depression muss natürlich gesellschaftlich vermieden werden. Anhänger sozioökonomischer oder marxistischer Krankheitsmodelle (► Kap. 5) würden diese Diagnose genau in diesem Sinne kritisieren. Im ICD-10 wird das Burnout gegenwärtig unter Z 73 als »Probleme mit Bezug auf Schwierigkeiten bei der Lebensbewältigung« bezeichnet. Mit dem Inkrafttreten des ICD-11 wird das Burnout-Syndrom durch folgende Symptom-Trias definiert:

Merke

- Gefühle der Erschöpfung
- Hohe mentale Distanz zur Arbeit, Gefühle von Negativismus oder Zynismus
- Gefühle der Effektivität und des Mangels an Leistung

Prävalenzschätzungen gehen von einer Lebenszeitprävalenz von 4,2 % und einer so genannten Einjahresprävalenz von 1,5 % für das Burnout-Syndrom aus. Frauen waren hierbei etwas häufiger betroffen als Männer (Maske et al. 2016).

Prävalenzschätzungen

Bezüglich der Entstehung solcher arbeitsbedingter Syndrome gibt es sicher vielerlei Ursachen. Neben Sozialisations-, Erziehungs- bzw. nicht zuletzt genderbedingten Variablen (▶ Kap. 6) (Frauen werden nach wie vor häufiger zu mehr Perfektionismus und Selbstkritik mit weniger Raum für Pausen und Entspannung erzogen) erhöhen vor allem eine fehlende Autonomie am Arbeitsplatz, Rollenkonflikte, inadäquate Führung und unzureichende Gratifikation beziehungsweise Anerkennung die Wahrscheinlichkeit eines mögliches Auftretens von Erschöpfungsymptomen. Ein Klassiker der Epidemiologie ist die sogenannte Whitehall-Studie. Hier zeigte sich eine Zunahme von u. a. Herzerkrankungen bei sinkendem Autonomiegrad der Angestellten (vgl. Marmot et al. 1991) (▶ Kap. 7).

Whitehall-Studie

8.4 Rehabilitation und Recovery

Die Rehabilitation von kranken Menschen und deren Integration in den Arbeitsmarkt stellt eine der großen gesellschaftlich-medizinischen Herausforderungen dar. Vor allem psychiatrische und orthopädische Erkrankungen zeigen oftmals eine hohe Chronifizierungs- und Invalidisierungstendenz. Wegweisend in Bezug auf den Arbeitsintegrationsprozess scheint hierzu das Renten- bzw. »IV-System« (IV bedeutet hier: »Invalidenversicherung«) der Schweiz zu sein (Rössler et al. 2000). Hier gibt und gab es, neben den in Deutschland in der Regel nicht möglichen Teilzeitberentungen, erfolgreich implementierte und zum Teil aus dem angelsächsischen System übernommene Programme wie etwa das so genannte »Supported Employment«, flankiert von Arbeitgebergesprächen und ähnlichen im Vergleich zu Deutschland eher noch wenig genutzten Reintegrationsstrategien. Im Ländervergleich besteht in Deutschland oftmals in der klinischen Praxis ein eher größeres Misstrauen zwischen Arbeitgebern und Arbeitnehmern, abwartende und so die Chronifizierung eher fördernde juristische Auseinandersetzungen; lange Krankschreibungen und vermeidende Kommunikationen stehen einer pragmatischen Konfliktlösung nicht selten im Wege. Die traditionell eher offene, problemfokussierte Herangehensweise in der Schweiz – mit Zusammenführung von Arbeitgebern, Klienten und Behandlungspersonal – geschieht sicher zum Teil um den Preis einer höheren sozialen Kontrolle, hat aber durch eine Nicht-Skotomisierung wesentlicher Konflikte und Schwierigkeiten letztlich einen nachhaltigeren Effekt. Aber auch in Deutschland wurden Programme zur Reintegration psychisch Kranker etabliert (LIPSY-Projekt in Kooperation mit dem Jobcenter Leipzig), nicht zuletzt angeregt durch die

Hohe Chronifizierungs- und Invalidisierungstendenz bei psychiatrischen und orthopädischen Erkrankungen

»Supported Employment«

Erkenntnis, dass bis zu 60% der Leistungsbezieher, etwa im Rahmen der Leipziger Erhebung, psychiatrisch erkrankt waren und sich zum Erhebungszeitpunkt weder in psychiatrischer, psychotherapeutischer oder neurologischer Behandlung befanden (Koschig et al. 2024). Auch eigene Daten und klinische Impressionen zur Unterversorgung meiner sozial hochgradig alimentierten Klientel stützen diese Tendenzen zur vor allem auch psychotherapeutischen Unterversorgung (Ketteler 2018; Ketteler et al. 2019).

»Hamburger Modell«

Es hat einen großen Effekt, ob bei einem zu betreuenden Klienten ein Arbeitsplatz weiterhin besteht und nur eine Krankschreibung vorliegt oder ob bereits eine Arbeitslosigkeit oder Sozialhilfeleistung besteht. Je nach Dauer dieser arbeitsfreien Lebensphasen und Schweregrad der Erkrankung ist eine Reintegration unterschiedlich komplex und Erwartungen an eine solche müssen der Realität angepasst und stetig reevaluiert werden (etwa bzgl. einer möglichen Arbeitsstundenzahl und Belastungsfähigkeit). In Deutschland wird häufig das bereits im einführenden Fallbeispiel genannte »Hamburger Modell« für die Integration an einem noch bestehenden Arbeitsplatz nach längeren Krankschreibungen genutzt. Hierbei wird, gemeinsam mit der gesetzlichen Krankenkasse, eine Wiedereingliederung auf dem alten Arbeitsplatz beantragt. Während dieser Zeit übernimmt die Krankenkasse die Kosten, sodass dem Arbeitsarbeitgeber im Wesentlichen keine zusätzlichen Kosten entstehen und ein Wiedereinstieg schrittweise und langsam erfolgen kann. Bei psychiatrischen Erkrankungen ist eine solche Wiedereingliederung auf einen Rahmen von 3–4 Monaten angelegt, angefangen mit einem Arbeitspensum von etwa drei Stunden täglich. Dann würde entsprechend gesteigert, z. B. schrittweise im Rhythmus von 2–3 Wochen jeweils um eine Stunde pro Tag steigernd bis zum Ausgangpensum.

»Recovery«

In der psychiatrischen Versorgung gibt es auch in Deutschland eine Hinwendung zur aus der angelsächsischen Rehabiltation übernommenen »Recovery«, also zur genesungsorientierten Behandlung und Begleitung. Hierbei wird ausdrücklich die Sichtweise der Betroffenen mit einbezogen und diese wird zum Teil auch in den Genesungsprozess integriert (so z. B. Ex-In-Ausbildungen bei von Schizophrenie-Betroffenen als Ratgeber für Neuerkrankte[8]). Im Rahmen der Ex-In-Ausbildung (als so genannter Genesungsbegleiter oder -begleiterin) hilft man z. B. neu Erkrankten durch seine eigenen Erfahrungen als »Erfahrungsexperte« weiter und macht z. B. den Sinn einer nötigen, aber nebenwirkungsreichen Medikation mit z. B. Neuroleptika einem neu an einer Psychose erkranktem Patienten erst plausibel Man spricht hier auch vom »Trialog« aus Behandlern und Behandlerinnen, Patienten sowie Angehörigen. Ziele der »Recovery«-Orientierung sind im Wesentlichen:

»Trialog« aus Behandlern und Behandlerinnen, Patienten sowie Angehörigen

8 https://www.pinel.de/angebote/ausbildung-ex-in/, abgerufen am 23.10.24.

Merke

- Das Wiederentdecken von Ressourcen
- Eine Steigerung der Resilienz (▶ Kap. 4)
- Das Empowerment der Klienten, also eine Rückgewinnung alter und neuer Stärken und Motivationen

Longevity-Forschung

Grundsätzliche Prämisse hierbei ist die Idee, dass eine vor allem sinnstiftende Tätigkeit und Tagesstruktur einer psychiatrischen und somatischen Gesundung nicht im Wege stehen, sondern diese entsprechend fördern. Auch die Longevity-Forschung liefert hierzu in Bezug auf die Gesamtgesundheit wichtige Impulse (▶ Kap. 16).

Betriebliches Eingliederungsmanagement (BEM)

Das betriebliche Eingliederungsmanagement (BEM) spielt eine wesentliche Rolle bei der Rehabilitation von Betroffenen mit psychischen und anderen Erkrankungen. Hierdurch erhalten die Betroffenen als Mitarbeiter einer Firma oder eines Unternehmens die Möglichkeit, über ihre Schwierigkeiten und Herausforderungen zu sprechen und gemeinsame Lösungen zu finden, welche möglicherweise langfristig zu einem positiveren Arbeitsumfeld beitragen. Individuelle Bedürfnisse werden berücksichtigt, um eine nachhaltige Rückkehr ins Berufsleben, z. B. nach längerer Krankheitsphase, zu ermöglichen.

Ein wichtiger Punkt in Bezug auf die Rehabilitation älterer Arbeitnehmer und Arbeitnehmerinnen scheint zudem ein bisher teils wenig ausgeprägtes Anpassungsverhalten von Arbeitgebern in Bezug auf altersbedingte Leistungseinschränkungen. In der psychiatrischen Praxis sehen wir zunehmend überforderte ältere Arbeitnehmer und Arbeitnehmerinnen, welche unter anderem durch die Digitalisierung und Arbeitsverdichtung in Stress gerieten. Hier sind, auch im Rahmen von Wiedereingliederungsmaßnahmen, individuelle Anpassungen wichtiger denn je, nicht zuletzt um eine, neuerdings in den Fokus des Diskurses gerückte, Altersdiskriminierung zu vermeiden.

8.5 Behinderungen

ICF (International Classification of Functioning, Disability and Health)

Die ICF (International Classification of Functioning, Disability and Health) ist eine Klassifikation der Weltgesundheitsorganisation und dient fachübergreifend der Klassifizierung von Einschränkungen im körperlichen und psychischen Bereich sowie bei Alltagsaktivitäten.

Der Behinderungsbegriff ist aktuell im Diskurs, weniger diskriminierend ist eventuell der Begriff der »Beeinträchtigung«, aber auch Spezialisten sind sich hierin z. T. uneins, da ein potenzieller Euphemismus der zu beschreibenden Einschränkungen möglicherweise die Herausforderung eines Lebens hiermit verschleiert.

Pflegestufen

Das ICF wurde auch in die Einschätzungen der Pflegestufen übernommen. Es ist, im Gegensatz zur ICD-10, ein sehr umfassendes Konstrukt, welches auch psychische Dimensionen und Teilnahmemöglichkeiten in den Fokus nimmt.

Biopsychosoziales Krankheitsverständnis

Soziale Beeinträchtigungen wurden lange ausgeblendet und spielen in rein medizinischen Klassifikationssystemen, wie beispielsweise dem ICD-10, eine eher untergeordnete Rolle. Diesem Umstand wollte die WHO Rechnung tragen und fokussierte auf die Einschränkung der Teilhabemöglichkeiten von Klienten im Rahmen eines biopsychosozialen Krankheitsverständnisses.

Nationalsozialismus

Nicht zuletzt aufgrund der Verbrechen im Rahmen des Nationalsozialismus (► Kap. 2) wird in Deutschland ein besonderer Fokus auf die Benachteiligung behinderter Menschen geachtet. Dies bildet sich in einer im Ländervergleich durchaus hohen Anzahl anerkannter Schwerbehinderungen ab. Schwerbehinderte sind per Definition von Funktionseinschränkung von einem Grad der Behinderung (GdB) von mindestens 50 gegenüber dem Normalzustand betroffen.

Das betrifft in Deutschland ca. 8 % der Bevölkerung oder auch mehr als 6,6 Mio. Menschen. Drei Viertel davon sind auf somatische Krankheiten und Unfälle zurückzuführen. Ziel ist die Gleichstellung, vgl. »Berliner Ratgeber für Menschen mit Behinderung«.

Anrecht auf Unterstützung (§ 10 SGB I)

Nach Paragraph 10 des Sozialgesetzbuches I (SGB I) haben behinderte oder von Behinderung bedrohte Menschen ein Anrecht auf Unterstützung.

Merke

Behinderte oder von Behinderung bedrohte Menschen haben ein Anrecht auf Unterstützung, die gegebenenfalls notwendig ist, um Behinderungen abzuwenden, sie zu beseitigen oder abzumildern, Pflegebedürftigkeit zu vermeiden, einen ihren Neigungen und Fähigkeiten entsprechenden Arbeitsplatz zu erhalten oder zu sichern und die Teilhabe am gemeinschaftlichen Leben und Erleben zu fördern und zu erhalten sowie Benachteiligungen entgegenzuwirken.

Möglichst frühzeitige Intervention, um Folgestörungen entsprechend abzumildern

Ziel des Gesetzgebers ist eine möglichst frühzeitige Intervention, um Folgestörungen entsprechend abzumildern oder zu verhindern. Bei bereits eingetretenen Störungen sollen im Rahmen einer medizinischen Rehabilitation Erkrankungen durch Körperprothesen, orthopädische und andere Hilfsmittel abgemildert werden. Des Weiteren können Erkrankte durch Belastungserprobungen im Rahmen von Arbeitstherapien unterstützt werden. Ebenso spielen Berufsvorbereitung, berufliche Anpassung und Förderung spezifischer Ausbildungen eine Rolle zur Indikation behinderter Menschen. Finanzielle Unterstützungen, Unterhalt sichernde und ergänzende Leistungen wie das Krankengeld, Versorgung, Verletztengeld,

Ausbildungsgeld oder Unterhaltshilfen spielen weitere Rollen im Konzert der medizinischen Rehabilitationsangebote. Schulisch-pädagogische Angebote spielen im Rahmen der Rehabilitation und im Rahmen der Frühförderung im Kleinkind- und Vorschulalter eine entscheidende Rolle.

»Merkzeichen«

Des Weiteren gibt es so genannte »Merkzeichen« auf den Ausweisen, z. B. bei massiver Gehbehinderung, ein »Merkzeichen« ggfs. auch zur Mitnahme von Begleitpersonen, 1.–Klasse-Fahrten im Zug, Rundfunkgebührenbefreiung bei Behinderungen der Sinnesorgane etc.

»Grad der Behinderung«, GdB

In Berlin ist das »Lageso« (Landesamt für Gesundheit und Soziales) zuständig für die Vergabe der Ausweise bzw. Einschätzung des Grades der Behinderung, einzelne Werte addieren sich hierbei nicht additiv, sondern qualitativ je nach Grad des Zusammenwirkens der Einschränkungen (es heißt für die Fachperson auch »Grad der Behinderung« (GdB), und nicht % an Behinderung, was oft missverstanden wird). Das Zusammenwirken der Einschränkungen ist also entscheidend, die Entscheidung eine komplexe Gutachtertätigkeit mit der der Autor selbst einmal kurzzeitig als Honorarkraft befasst war.

8.6 Literatur

AOK Report (2023). (https://www.aok.de/fk/betriebliche-gesundheit/grundlagen/fehlzeiten/ueberblick-fehlzeiten-report/, Zugriff am 27.5.24).

Freyberger H, Cooper J, Weltgesundheitsorganisation (2016) Taschenführer zur ICD-10-Klassifikation psychischer Störungen. 8., überarbeit. Aufl.

Ketteler D (2018) Back to Kotti. Ein Plädoyer für eine sozialere Medizin. Gesundheit braucht Politik. Zeitschrift für eine soziale Medizin, Schwerpunkt: Ambulante Versorgung 1: S. 18–21.

Ketteler D, Nieberg H, Brockhausen A (2019) Analyse möglicher Ursachen hoher psychiatrischer Chronifizierungstendenzen in einem migrantisch geprägten Patientenkollektiv in Berlin. Posterpräsentation, DGPPN, Berlin.

Koschig M, Hußenöder F, Conrad I et al. (2024) Psychisch erkrankte Menschen mit Arbeitslosengeld-II-Bezug im Jobcenter. Diagnosespektrum und Versorgung – erste Ergebnisse aus dem LIPSY-Projekt. Der Nervenarzt 9: S. 845–852.

Marmot M, Stansfeld S, Patel C et a. (1991) Health inequalities among British civil servants: the Whitehall II study. Lancet 337: 1387–1393.

Maske UE, Riedel-Heller SG, Seiffert I et al. (2016) Häufigkeit und psychiatrische Komorbiditäten von selbstberichtetem diagnostiziertem Burnout-Syndrom [Prevalence and Comorbidity of Self-Reported Diagnosis of Burnout Syndrome in the General Population – Results of the German Health Interview and Examination Survey for Adults (DEGS1)]. Psychiatr Prax 43(1): e1. https://www.doi.org/10.1055/s-0035-1552702

Pietzner G (2007) Krankenstands- und Arbeitslosenquote in Deutschland: Eine ökonomische Perspektive. Baden Baden: Edition Rainer Hampp.

Rössler W, Kawohl W, Nordt C et al. (2020) »Placement budgets« for supported employment: impact on employment rates in a multicentre randomised controlled trial. Br J Psychiatry 216(6): 308–313. https://www.doi.org/10.1192/bjp.2019.154

9 »Ich möchte auf keinen Fall nur Opfer sein …« – Migration, Flucht und Akkulturation

Fallbeispiel

Eine Patientin kommt zu mir, sichtlich verzweifelt: Sie sei Sozialarbeiterin in einem muslimisch-christlich geprägten Land gewesen und habe dort Schreckliches erlebt. Nun sei sie seit wenigen Monaten in Deutschland – das Gespräch findet auf Französisch statt – und sei im Rahmen einer jetzigen Entspannung in der »Sicherheit« erst so richtig depressiv geworden. Was war passiert?

Die Frau mittleren Alters hatte sich in ihrem Heimatland von ihrem Mann getrennt und sei von der dortigen Hauptstadt mit ihrem neuen Gatten aufs Land gezogen. Die Kinder waren bereits erwachsen, gut ausgebildet, sie selbst habe sich beruflich als gut qualifizierte Sozialarbeiterin um die LGBTQ-Community innerhalb der maximal prekären Außenbezirke der Hauptstadt gekümmert. Sie habe nun diesen neuen Mann geheiratet, dieser sei sehr wohlhabend und ein hoher Staatsbeamter, die Ehe verlief zunächst ruhig – alles schien bestens. Eines Tages fand sie dann einen ansonsten stets geschlossenen Wandschrank geöffnet vor und schaute hinein. Dabei sah sie eine Menge HIV-Medikamente, offensichtlich die ihres Mannes, und realisierte, dass ihr Mann sie womöglich diesbezüglich hintergangen und mit HIV infiziert habe. Damit konfrontiert, änderte der Mann sein Verhalten abrupt, geriet in Wut und ein beispielloses Martyrium begann. Die Ehefrau sei im Laufe der folgenden, vielen Monate immer weiter entwertet und gedemütigt worden, zunächst vergnügte sich ihr Ehemann lautstark mit Sexarbeiterinnen im Nachbarzimmer, meine Patientin durfte nicht mehr arbeiten gehen und musste ständig, sklavenartig herumgescheucht, die eheliche Wohnung putzen, dies auf Knien, infolgedessen sie sich lebensbedrohliche Verletzungen und Wunden zuzog. Es folgten Schläge, Gewalt und ständige Bedrohungen. Perfiderweise versorgte nur ein Privatarzt die zuletzt schwer verletzte Ehefrau. Der Patientin gelang es schließlich, mit dem Flugzeug außer Landes zu fliehen. Niemand kenne nun ihren Aufenthaltsort und es bestehe lediglich ein kurzer Kontakt zu den Kindern, die aber ihren Aufenthalt aus Sicherheitsgründen nicht genau kennen. Eine insgesamt also massive Traumatisierung und ein asylrechtlich komplexes Fluchtgeschehen aus einem vermeintlich »sicheren« Herkunftsland.

Im Laufe der nun erfolgten Beratung und Behandlung wurde zunächst versucht, die Anspannung der Klientin und deren Schlafstörung zu behandeln, dies erfolgte medikamentös und wegen der tatsächlich vorhandenen HIV-Erkrankung in enger Absprache mit dem Infektiologen. Die Klientin war initial hochdepressiv, wollte jedoch schnell wieder die Initiative über ihr Leben zurückgewinnen und keinesfalls in einer Regression versinken. Dabei unterstützte ich die Klientin umgehend, ohne die vergangenen Ereignisse zu negieren. Pragmatisch wurde die Klientin mit ethnografischen und asylrechtlichen Informationen versorgt, für die ihre Anwältin keine Zeit fand. Des Weiteren wurden die bei der Patientin reichlich vorhanden Ressourcen reaktiviert (▶ Kap. 4.3), sodass sie innerhalb kürzester Zeit eine Selbsthilfegruppe leitete und sich zunehmend aus ihrem Gefühl der Machtlosigkeit lösen konnte. »Ich möchte nicht nur das Opfer sein, sondern schnell wieder auf die andere Seite«, so drückte es die Sozialarbeiterin mir gegenüber einmal aus. Eine Rückkehr in ihr Heimatland schien aufgrund der Machtverflechtungen des Ehemannes nicht möglich, sodass die Klientin auch im Rahmen ihres letztlich erfolgreichen Asylverfahrens weiter unterstützt wurde. Ziel war es, bei aller Ambivalenz und Rückkehrwünschen in Bezug auf die alte Heimat, ein neues Leben im Rahmen ihrer Sozialarbeiter-Qualifikation aufzubauen und eine weitere Distanzierung von den traumatischen Erfahrungen zu erreichen.

9.1 Einleitung

Medizinische und sozialwissenschaftliche Themenkomplexe, verwoben mit politisch-rechtlichen Fragestellungen

Bereits diese kurze Fallvignette zeigt die Komplexität der Themen Migration und Flucht. Medizinische und sozialwissenschaftliche Themenkomplexe sind hierbei aufs Engste verwoben mit politisch-rechtlichen Fragestellungen. Und neben den somatischen (hier u. a. HIV und kardiovaskuläre Erkrankungen), sowie den psychologisch-psychiatrischen Themen (PTBS, also posttraumatische Belastungsstörung – ▶ Kap. 9.2) und deren Behandlung, spielen Themen um Asyl, sowie vom Asylstatus zum Teil abhängige Berufs- und Qualifikationsbeurteilungen eine wesentliche Rolle. Wann kann ich arbeiten? Wann einen Sprachkurs absolvieren? Das fragen die Ankommenden und oft genug müssen sie (meist nachteilig für eine PTBS) warten. Und warten. Im Hintergrund dominieren mehr oder weniger bewusste Fragen um Akkulturation (▶ Kap. 9.3), der Resilienz (▶ Kap. 4.3), oder sonstige ethnografische, familiäre und frauenrechtliche Themen (▶ Kap. 6). Da sich die Rechtsanwältin der oben beschriebenen Klientin nicht mit den geografischen und politischen Verhältnissen im Heimatland der Klientin auskannte, mussten wir an dieser Stelle selbst klinisch-sozialarbeiterische Informationen recherchieren und eine entsprechende Fakten-Bündelung durchführen. Wichtig und quasi fallleitend schien uns aber die grundlegende Aussage und der Wunsch der Klientin, nicht als Opfer gesehen werden zu wollen, sondern sich als Individuum und Fachperson quasi wieder selbst zu ermächtigen. Diesem Wunsch sollte aus unserer Sicht unbedingt nachgegangen werden, sodass sich der Zustand der Klientin im Rahmen der Aktivierung ihrer eigenen, zum Glück reichlich vorhandenen Ressourcen rasch stabilisierte. In weiterer Folge suchten mich noch zahlreiche Klientinnen der von meiner Ex-Patientin geleiteten Frauengruppe auf, welche sich eine ähnliche Haltung zu ihren Problemen versprachen und entsprechende Beratung und Behandlung erhielten.

Aber gehen wir noch einmal einen weiten historischen Schritt zurück und schauen auf unser eigenes Land: Im Grunde ist die deutsche Geschichte eine von Migration und Flucht geprägte schlechthin. Im Zentrum Europas, zeitweilig eher »Flickenstaat« denn geeint und dann leider Urheberin zweier Weltkriege. Neben den (oft verdrängten) exzessiven Binnenvertreibungen mussten vor allem während der Naziherrschaft Regimegegner und jüdische Intellektuelle das Land verlassen, sofern sie es noch rechtzeitig konnten. Unter ihnen ist Hannah Arendt hervorzuheben, die schon mit ihrem knappen Essay »Wir Flüchtlinge« aus dem Jahr 1943 eine äußerst präzise Psychokartografie des Geflüchteten lieferte:

»Wir Flüchtlinge« (Hannah Arendt 1943)

> »Wir haben unsere Sprache verloren und mit ihr die Natürlichkeit unserer Reaktionen, die Einfachheit unserer Gebärden und den ungezwungenen Ausdruck unsrer Gefühle. Wir haben unsere Verwandten in den polnischen Ghettos zurückgelassen, unsere besten Freunde sind in den Konzentrationslagern umgebracht worden, und das bedeutet den Zusammenbruch unserer privaten Welt.« (Hannah Arendt, »Wir Flüchtlinge«, S. 10f.)

Bereits an diesem Zitat erkennt man sehr deutlich die emotionale und letztlich auch haptische Zerrissenheit der durch Flucht migrierenden Menschen. Letztlich scheinen vor allem vor der klinischen Erfahrung Unterscheidungen zwischen Arbeits- und Fluchtmigration zum Teil fragwürdig. Es gibt sicher die verschiedensten Gründe für Migration, darunter auch eine Migration wohlhabender, gut ausgebildeter Arbeitssuchender (z.B. innerhalb Europas). Zumeist sind es jedoch Kombinationen und Hybride. Im Rahmen eines Fluchtgeschehens verlassen, soviel wird dem Praktiker und der Praktikerin schnell klar – die wenigsten Menschen ihre Länder freiwillig. Selbst bei einer vermeintlichen »Arbeitsmigration« ist die Situation im neuen Land zumeist von einer deutlichen Ambivalenz zwischen Heimweh und Neuorientierung geprägt.

Hannah Arendt schreibt in ihrem Essay von 1943 weiter, die aus dem Nazireich geflüchteten Deutschen hätten damals versucht,

> »(…) all die guten Ratschläge, die unsere Retter für uns bereithielten, so genau wie möglich zu befolgen. Man sagte uns, wir sollten vergessen; und das taten wir schneller, als es sich irgendjemand überhaupt vorstellen konnte. Auf ganz freundliche Weise wurde uns klargemacht, dass das neue Land unsere neue Heimat werden würde; und nach vier Wochen in Frankreich oder sechs Wochen in Amerika gaben wir vor, Franzosen bzw. Amerikaner zu sein.« (Ebd., S. 11)

Akkulturation

Sehr differenziert beschreibt Hannah Arendt hier ein Phänomen, was weiter unter noch Thema sein wird, nämlich den Honeymoon des Ankommens, den psychischen Spagat zwischen einer Anpassung an das Neue und dem Erhalten der eigenen Identität, letztlich aber auch die Verwirrung durch einen vielstimmigen, fremden Rat, dem man ausgesetzt ist und den hiermit nicht selten widersprechenden, inneren Gefühlen. Die Migrationsforschung bezeichnet diesen Prozess *als Akkulturation* (▶ Kap. 9.3).

Hoher Flüchtlingskommissar der Vereinten Nationen, UNHCR

Der Hohe Flüchtlingskommissar der Vereinten Nationen, UNHCR (hier sei ausdrücklich auf die sehr informative und jeweils aktualisierte Website der Organisation[9] verwiesen) schätzt eine ansteigende Zahl der Geflüchteten von aktuell um die 110 Millionen aufgrund von Gewalt. Der Trend ist seit Jahren steigend, so wurden etwa noch 2018 insgesamt 75 Millionen Geflüchtete gezählt. Im Rahmen der multiplen Krisenherde erkennt man vor allem eine Flucht in die benachbarten Länder. Hier sind als maximal pro Bevölkerungsanteil aufnehmende Länder vor allem der Libanon, die Türkei, sowie Bangladesch zu nennen. Laut UNHCR (2024) befinden sich neun von zehn Geflüchteten in Ländern mit niedrigem oder niedrigstem Einkommen. In Europa sind vor allem Deutschland und Schweden als aufnehmende Staaten hervorzuheben. Prozentual durch Geflüchtete herausgefordert sind, gemessen an dem Anteil der restlichen Bevölkerung, allerdings vor allem ohnehin schon fragile Staaten wie der Libanon. Dies kann Regionen geopolitisch immer weiter destabilisieren.

9.2 Die posttraumatische Belastungsstörung (PTBS)

Große Bandbreite von Depressionen und Traumata zwischen 3–50 % – Geflüchtete = heterogene Gruppe

Bezüglich der (post-)*traumatischen Belastung von Geflüchteten gibt es unterschiedliche Daten. Begonnen mit den Erhebungen un*ter bosnischen Flüchtlingen (Mollica et al. 2001) finden sich in diesem Kollektiv 45 % der Untersuchten mit einer Depression, sowie 26,3 % mit einer posttraumatischen Belastungsstörung (PTBS). Daten von Morina et al. (2018) zeigen *eine hohe Bandbreite von Depressionen und Traumata zwischen 3–50 % in ihrem Geflüchtetenkollektiv. Hier erkennt* man vor allem Unterschiede durch äußerst heterogene Gruppen von Geflüchteten, je nachdem wie akut die Kriege oder Konflikte im Heimatland jeweils sind oder waren.

In der Praxis oftmals Übergänge zwischen Depression, Angst und Sucht

Natürlich ist nicht jeder Vorgang von Migration und Flucht mit einem Trauma assoziiert. Bereits an den oberen skizzierten Daten sieht man jedoch eine enge Verzahnung von Flucht mit dem Phänomen der Traumatisierung und letztlich konsekutiv auch mit den dieses Trauma oftmals begleitenden Depressionen, Sucht- und auch Angststörungen. Übergänge der Diagnosen PTBS, Depression, Angst und Sucht (▶ Kap. 11) hin zur Traumatologie sind in der klinischen Praxis häufig und dennoch ist der

9 https://www.unhcr.org/what-we-do/reports-and-publications/unhcr-data, Zugriff am 04.03.2024.

Versuch einer Abgrenzung vor allem des Traumabegriffs juristisch wie medizinisch geboten, zum einen in Bezug auf gutachterliche Äußerungen, aber auch in Richtung eines jeweils adäquaten und Prioritäten setzenden Therapieansatzes. Die Begriffe der Traumatisierung werden zum Teil etwas inflationär und oftmals klinisch zu niederschwellig genutzt, hier würde die Geflüchtetenversorgung auch im Sinne der betroffenen Klienten wie im Sinne einer professionelleren Versorgung von einer stärkeren Präzision profitieren.

Merke: Trauma-Kriterien für die PTBS

Das ICD-10 schlägt als zentrales Trauma-Kriterium für die PTBS (ICD-10-Code F43.1) vor, dass:

»(…) der oder die Betroffene einem belastenden Ereignis von außergewöhnlicher Bedrohung oder mit katastrophalem Ausmaß ausgesetzt war, das bei fast jedem eine tiefe Verzweiflung hervorrufen würde.« (Freyberger et al. 2016)

Hier besteht auch eine Abgrenzung hin zur so genannten »Anpassungsstörung« (ICD-10 Code F43.2) für andere, schwierige Lebenssituationen, etwa gewaltfreie Trennungen von schwierigen Beziehungspartnern o. ä.

Merke: Weitere PTBS-Kriterien

Weitere PTBS-Kriterien im Rahmen einer Trauma-Symptomatik, auch dies wieder in Abgrenzung zu anderen psychiatrischen Störungen, sind:

- so genannte Nachhallerinnerungen (Flashbacks),
- eine etwaige, ständige Dauererregung bzw. massive Schreckhaftigkeit (das so genannte Hyperarousal),
- sowie ein konsequentes Vermeidungsverhalten in Anbetracht möglicher, Flashbacks auslösender Situationen (ebd.).

Therapeutisch wird zumeist an einer Reduktion der inneren Dauerregung (vgl. Sack und Gromes 2020) gearbeitet, dies auch mithilfe von Ablenkungs- sowie Entspannungsstrategien, aber auch mittels so genannter Skills (vergleiche hier auch ► Kap. 11). Zudem wird versucht, den unkontrolliert auftretenden Flashbacks ihren überwältigenden Schrecken zu nehmen, indem versucht wird, der Emotionsüberflutung im Rahmen von Flashbacks eine möglichst rationale, lineare Traumaerzählung, also eine chronologische Struktur im Rahmen einer sequenziellen Erinnerung, statt der überwältigenden und ungerichteten Flashbacks, zurückzugeben.

9.3 Das Akkulturationsmodell nach Berry

Jede, z.B. auch primär berufsbedingte Migration – bereits an dieser Formulierung erkennt man den letztlich artifiziellen Versuch einer Abgrenzung der Phänomene Flucht, Migration und Vertreibung – birgt die unterschiedlichsten, psychodynamischen und gesellschaftlichen Herausforderungen.

Akkulturations-Modelle

Die Migrationssoziologie hat nun versucht, so genannte Akkulturations-Modelle zu entwickeln, etwa um zu zeigen, auf welche Art ein Migrant oder eine Migrantin auf eine neue Gesellschaft reagieren, beziehungsweise auf welche Art die aufnehmende Gesellschaft auf eine Zuwanderung reagieren kann. Hier lohnt sich zunächst ein Blick auf das Modell von Berry (1997):

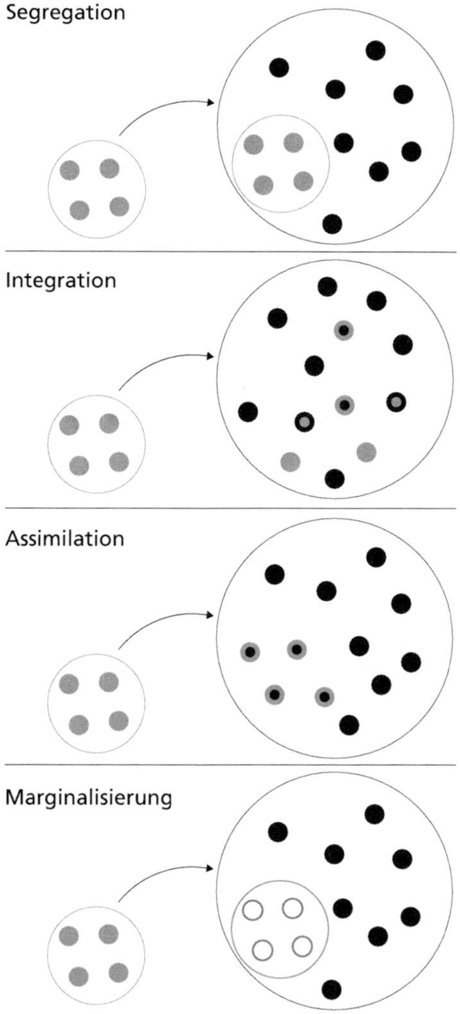

Abb. 9.1: Akkulturationsmodell nach Berry

Die obere Grafik verdeutlicht die unterschiedlichen Bedingungen von Ankommen in einem unbekannten Land. Berry, der dieses Modell geprägt hat, erkannte aber auch, dass Migration ein beidseitiger Prozess ist. Letztlich hängt der Erfolg von Migration auch von der Motivation der so genannten dominanten, aufnehmenden Kultur ab (vgl. Maehler & Schmidt-Denter 2013).

9.3.1 Integration

Integration – Erfolgsmodell

Der Begriff der »Integration« bezeichnet immer noch das Erfolgsmodell für gelungenes Ankommen und Aufnehmen in einer Gesellschaft. Integration bezeichnet die gegenseitige Beeinflussung und Fruchtbarmachung von Sichtweisen, Perspektiven und Lebensformen, ohne die eigenen Traditionen und Werte vollends aufzugeben. Diese Prozesse sind mittlerweile gut untersucht, zum Beispiel im Rahmen einer großen Kohortenstudie von Tilman Brand und Kollegen (2017), die 1.226 Migrantinnen und Migranten untersuchten. Sie korrelierten die verschiedenen Akkulturationstile mit der entsprechenden psychischen Zufriedenheit und einer allgemeinen Lebensqualität und fanden dabei die höchsten Zufriedenheitswerte im Rahmen des Akkulturationsstiles »Integration«.

9.3.2 Assimilation

Assimilation bezeichnet die Aufgabe der eigenen Kultur unter Verschmelzung mit der dominanten Kultur. Historisch gibt es hier allerdings auch große Unterschiede zwischen verschiedenen Staaten. So orientierte sich etwa vor allem das koloniale Frankreich an der Idee einer Assimilation ihrer Gesamtbevölkerung, wohingegen das koloniale England eher im Sinne einer Integration und Beibehaltung von Gegensätzen Kontrolle sichern wollte (vgl. hier auch die aufschlussreichen, historisch-soziologischen Studien von Kotanyi 2018). Eine zu starke Assimilation birgt gegebenenfalls den Nachteil, eigene, nicht zuletzt auch Resilienz und Selbstwert stärkende Eigenschaften der ursprünglich erlernten Kultur um den Preis einer Anpassung allzu vorschnell aufzugeben. Eine gegenseitige Stärkung der Kulturen wird zugunsten eines möglicherweise geringeren Konfliktpotentials aufgegeben. Allerdings wissen nicht allein die systemisch denkenden Soziologen und Sozialpsychologen: Konflikte sind immer auch eine Chance zur Weitung des Horizontes, und dies gilt für beide Seiten.

9.3.3 Separation und Marginalisierung

Problematische Kategorien von Akkulturation

Kommen wir nun zu den problematischen Kategorien von Akkulturation, nicht nur bei Berry. Da ist zum einen die Segregation bzw. Separation zu nennen, die die Beibehaltung der eigenen Kultur ohne Kontakt zur Mehrheitskultur bezeichnet. Hier kommt es zu einer weitgehenden kulturellen Isolation mit Ablehnung der dominanten Kultur. Das Erlernen von Sprache und eine Identifikation mit der Mehrheitsgesellschaft ist so meistens erschwert und es kommt zu den unterschiedlichsten soziopsychologischen Problemen. Diskriminierung (▶ Kap. 9.6) kann derartige Prozesse sicher verstärken, insgesamt ist ein sich wechselseitig (auch im Sinne einer Self-Fulfilling-Prophecy[10]) verstärkender Prozess nicht förderlich für ein angenehmes Ankommen und Aufgenommen-Werden. Bereits an diesen Formulierungen erkennt man die enge und sinnvolle Verzahnung von sozial- und bindungspsychologischen Theorien (Stichwort: sichere Bindung) mit den soziologischen Theorien der Migrationsforschung. Speziell Machleidt (▶ Kap. 9.6) führt in seinen Arbeiten aus, dass, psychoanalytisch betrachtet, eine eigene sichere Bindung möglicherweise vor der Entwicklung von Stereotypen und Vorurteilen schützt, Neugierde überwiegt so die Angst, ein Zugehen auf die Fremde oder den Fremden wird so erst vorurteilsfrei möglich. Auch dieser Prozess ist selbstredend wechselseitig zu betrachten. Diese Prozesse sind unzureichend untersucht und zum Teil auch tabuisiert, können aber in der klinischen Praxis immer wieder beobachtet werden und verdienen weitere, wissenschaftliche Aufmerksamkeit (neuere Daten u. a. von Samson 2018).

Marginalisierung (Exklusion) bezeichnet schließlich die Aufgabe der eigenen Kultur ohne Kontakt zur Mehrheitskultur. Im Gegensatz zur Segregation ist dieser Prozess eher im Sinne eines resignativen Rückzuges zu verstehen, mit ebenfalls problematischen Gefühlen von Ratlosigkeit und Isolation mit allen somatischen wie psychischen gesundheitlichen Konsequenzen.

Merke: Kritik an Berry

Problematisch am Modell von Berry ist bei allen Verdiensten eine sicher eher *schabloneske und kategoriale Einteilung* in vermeintlich starre Akkulturationsstile, welche eine Flexibilität und Wechselwirkung zwischen aufnehmenden und ankommenden Gesellschaftsteilen sicher nur unzureichend abbildet. Auch die *Freiwilligkeit* einer selbst gewählten Art der Akkulturation, lässt sich sicher diskutieren. Realistischerweise ist das Ankommen Geflüchteter geprägt von Zwängen (Meldepflichten), Anforderungen (Nachweise, Atteste) und wenig freien Entfaltungsmöglichkeiten (fehlende Arbeitsoption, Aufenthaltsbeschränkungen) – dies auch ganz im Gegensatz zu einer Einreise zum Beispiel gleichberechtigter EU-Bürger.

10 Das heißt, man erwartet etwas, zum Beispiel Feindseligkeit, man verhält sich ggfs. reserviert-aggressiv und erfährt dann Ablehnung, was dann die Weltsicht zementiert usw. – ein möglicher Teufelskreis.

9.3.4 Das Modell von Sluzki

Ein weiteres wichtiges Modell mit anderen Vorzügen und Nachteilen ist das von Carlos Sluzki:

Sluzki – Migrationsprozess

Sluzki (2001) betont vor allem den prozesshaften Charakter von Migration und unterteilt den Migrationsprozess in folgende Phasen:

Merke: Sluzki – Migrationsprozess in Phasen

- Vorbereitungsphase
- Migrationsakt
- Überkompensierung
- Dekompensation
- Anpassung, generationsübergreifende Einflüsse und Prozesse

Integration = beidseitige Anpassungsleistung und realistische Einschätzung bezüglich der Möglichkeiten im neuen Land

In der klinisch-sozialmedizinisch geprägten Arbeit mit Migrantinnen und Migranten spielt bei den soeben in Deutschland angekommenen Klientinnen und Klienten tatsächlich vor allem das Überkompensieren mit anschließender, fast unvermeidlicher Frustration eine wiederkehrende Rolle. Sluzki hat dies gut erkannt und beschrieben. Entscheidend scheinen für den Verlauf erfolgreicher Migration vor allem eine angestrebte Integrierung, also eine beidseitige Anpassungsleistung und realistische Einschätzung bezüglich der Möglichkeiten im neuen Land. Gefühlen von Einsamkeit, Fremdheit, teilweise auch Trauer um den Verlust des Heimatlandes mit zum Teil fehlender Rückkehroption und Heimweh sollte Raum gegeben werden. Derartige psychodynamische Phänomene werden im Modell von Berry kaum berücksichtigt, scheinen aber vor allem für die praktische klinisch-sozialarbeiterische Arbeit im Feld wichtig.

Diskurse um Migration und Flucht

Diskurse um Migration und Flucht beziehungsweise Asyl sollten zudem offen, sowie wissenschaftlich und gesellschaftlich verantwortlich geführt werden. Pries bringt dies in seiner Arbeit abschließend und präzise auf den Punkt, laut ihm sei:

> »(…) internationale *Migration als ergebnisoffener Prozess, der über mehrere Generationen hinweg fragil und revidierbar bleibt* und der durch wechselseitige Selbst- und Fremdwahrnehmungen bzw. -zuordnungen zwischen Migrierenden und Nichtmigrierenden zu multiplen (ökonomischen, politischen, sozialen und kulturellen) Formen der uni- und plurilokalen Einbindung und Teilhabe führt.« (Pries 2017, S. 23)

Hier verbinden sich prozedurale und akkultatorische Prozesse zu einem dynamischen Modell von Migration, das mit der aufnehmenden Gesellschaft jeweils neu verhandelt werden muss, denn »Migration gelingt dann nachhaltig, wenn sie bei Anerkennung der gegebenen gesellschaftlichen *Rahmenbedingungen als ein Verhandeln zwischen allen verschiedenen sozialen Gruppen konzipiert wird* (…)« (Ebd.)

Realität

Die Realität ist also zumeist wesentlich differenzierter als die oben skizzierten Modelle. Wie auch die in der Medizin angewandten schubladisierenden Diagnosemodelle ist für gewisse komplexe soziologische Phänomene vielleicht ein qualitativ ethnografischer Ansatz am ehesten zielführend. Sophie Luise Reimers (2018) beschreibt in ihrem Buch »Migration, Bildung und Familie. Ethnografische Annäherung an den Alltag dreier Generationen zwischen türkischem Dorf und Neuköllner Kiez« genau solche systemischen Prozesse anschaulich. Reimers zitiert in ihren Interviews Angehörige einer Familie, deren Eltern damals aus der Türkei nach Berlin-Neukölln migriert waren und inzwischen in drei Generationen dort leben. Die älteste Schwester Feza (2. Generation, sog. »Kofferkind«, d. h. von den Eltern nachgeholt und zuvor aufgewachsen bei den Großeltern in Anatolien), erinnert sich an die Zeit in der Großfamilie im ländlich-ärmlichen Anatolien, während die Eltern in Deutschland arbeiteten:

> »(...) Das ist nur ein hässliches Dorf, im Winter hat der Wind das Dach abgerissen. Und im Sommer waren die Farben gelb und grün, so schön. Und wir haben gespielt wie die Verrückten (...) Auch die Nachbarn kümmerten sich um sie (...) Sie arbeiteten viel, aber spielten auch sehr viel und waren sehr glücklich.« (Reimers, S. 87)

Emotionale Komplexität

Bereits an diesem Zitat erkennt man die emotionale Komplexität von Migrationsgeschichten mit dem durchaus frustrierenden Ankommen im damals noch deutlich graueren Berlin-Neukölln. Hier wurden nicht nur Perspektiven eröffnet, sondern auch zerstört, möglicherweise wurden Erfahrungen auch im Rahmen von Familienerzählungen verklärt und dennoch sollte man den Migrierenden all diese Erfahrungen und individuell sicher höchst unterschiedlichen emotionalen Ambivalenzen unmöglich absprechen.

9.4 Kulturelle Kompetenz in Medizin und sozialen Berufen

> »Culture influences the experience, expression, course and outcome of mental health problems. It has an impact on symptom presentation and interpretation of the disorder.« (Kastrup & Dymi 2017, S. 508)

Das obige Zitat verdeutlicht, dass ohne entsprechende Kultursensibilität, Symptome von Krankheiten falsch eingeordnet werden können und möglicherweise bagatellisiert oder übersehen werden. Es bestehen teilweise unterschiedliche Zugänge zu Heilberufen und auch die Erwartungen an therapeutisches Personal sind je nach kulturellem Hintergrund unterschiedlich.

In traditionellen Gesellschaften häufig eher direktive ärztliche Kommunikationen

Im westlichen Verständnis besteht ein Behandlungsvertrag, die Strukturen sind zwischen Arzt und Patient weitgehend egalisiert, in traditionellen Gesellschaften dominieren nicht selten, wie früher auch bei uns, eher direktive ärztliche Kommunikationen, dies wird vielleicht sogar erwartet? Eröffnet man dann in der Praxis Handlungsoptionen, reagiert das Gegenüber nicht selten irritiert: »Sie müssen das entscheiden, Sie sind doch der Arzt!?!«

Auch was Wertevorstellungen von Familie und Arbeit betrifft, bestehen trotz vieler Gemeinsamkeiten oft unterschiedliche Akzentuierungen. Im westlichen (nördlichen?) Denken zählt heute eher sozialer Status und materieller Wohlstand, Arbeit ist wichtig. In traditionellen Gesellschaften hat dagegen teils noch die Familie oberste Priorität, das Teilen, oder die Pflege der Angehörigen. Auch das war historisch in Deutschland früher anders, auch in Deutschland gab und gibt es, wie bei allen Anpassungen in Gesellschaften, komplexe, reziproke historische Dynamiken.

9.5 Gesundheit und Migration

Probleme: fehlende Zugänge zum Gesundheitssystem, Sprachbarrieren, Verständnisprobleme

Ein so komplexes Phänomen wie die Migration und Gesundheit auf isolierte unterschiedliche Public-Health-Aspekte zu fokussieren, ist der Komplexität der Thematik grundsätzlich wenig angemessen, zumal unterschiedliche Verzerrungen wie z. B. Confounder und Biases die Statistiken verzerren und neben der Migration vor allem der sozioökonomische Status gewaltige Einflüsse auf das Gesundheitsverhalten zeigt. Neben der Diskriminierung ist die soziale Benachteiligung von Migranten und Migrantinnen aber sicher oft noch gravierender als die der Deutschen aus der sozialen Unterschicht, die Forschung spricht von »Unterschichtung«. Die Ursachen sind ebenfalls komplex, etwa durch Probleme in den oben beschriebenen Akkulturationsprozessen, etwa durch fehlende Zugänge zum Gesundheitssystem, Sprachbarrieren, Verständnisprobleme und Wissen, Separation und Marginalisierung.

Unterschiedliche Aspekte von Benachteiligung summieren sich so zum Teil und machen es schwer, Faktoren wie Migration von sozialer Schichtung (diese ist ja höchst unterschiedlich, je nach Herkunftsland, Dauer des Aufenthaltes im neuen Land sowie Vorqualifikationen) zu differenzieren. Grundsätzlich kann man feststellen, dass in Kohorten mit Migrationshintergrund zahlreiche Gesundheitsphänomene auffallen – unter anderem:

Merke

- Geburtskomplikationen
- Die Säuglingssterblichkeit ist erhöht
- Behinderungen bei Kindern sind erhöht
- Unfallraten sind erhöht
- Tuberkuloseraten sind erhöht
- Mehr Krankenhauseinweisungen

- Seltener ambulante Behandlungen, vermehrt in Notaufnahmen
- Funktionelle, psychosomatische Erkrankungen sind erhöht
- Höherer Krankenstand (ab 1975)
- Mit der Gesundheit weniger zufrieden

(Zusammenstellung nach: Trabert & Waller 2013, S. 76)

Auch das Risiko für psychiatrische Erkrankungen wie Schizophrenie, Depression und Sucht war in Studienkohorten mit Migrationshintergrund eindeutig erhöht und verdient – das oben skizzierte Fallbeispiel machte es bereits deutlich – gesteigerte Aufmerksamkeit (vgl. hierzu auch: Machleidt et al. 2018).

Präventive Gesundheits- und Früherkennungsuntersuchungen

Zur Ursächlichkeit oben genannter Phänomene kann man sicherlich verschiedene Forschungshypothesen aufstellen, eine genaue Analyse wird zukünftige Generationen an Forscherinnen und Forschern beschäftigen. Natürlich unterscheiden sich auch Bedingungen von Migration grundsätzlich, etwa wenn man als gut qualifizierter Arzt von England nach Deutschland migriert oder durch den syrischen Bürgerkrieg aus Aleppo vertrieben wurde. Möglicherweise spielen aber über den Durchschnitt der Migrierenden mangelnde Vorsorgeuntersuchungen (auch schon in den Ursprungsländern), hiesige und dortige Zugänge zum Gesundheitssystem und Sprachbarrieren eine entscheidende Rolle, aber auch Bildung und Vorwissen (▶ Kap. 15). Zudem werden präventive Gesundheits- und Früherkennungsuntersuchungen von Menschen mit Migrationshintergrund weniger häufig in Anspruch genommen. Hierbei zeigte sich zudem ein geringer Frauenanteil (Walter et al. 2007). Mögliche Lösungsansätze aus diesem Dilemma sind möglicherweise ein Ausbau der Zugeh-Strukturen (zum Beispiel durch mobile sozialmedizinisch geschulte Teams) im Gegensatz zu reinen Komm-Strukturen (etwa Praxen wie bisher) (▶ Kap. 19). Ein möglicherweise sinnvolles Ziel wäre also das Schaffen niederschwelligerer Zugänge mit Abbau von Sprach-, Kultur-, und Schambarrieren auf beiden Seiten der Akteure.

9.6 Diskriminierung

Wer sich selbst sicher ist, der geht irgendwann auf den Fremden zu

»Wer eine sichere Bindung zu seinen Eltern entwickelt hat, wer Sicherheit und Urvertrauen erfahren hat, der geht schon im Kleinkindalter mit einer aktiven erforschenden Neugier auf Fremde zu …« (Machleidt 2017, S. 166). Auch die Psychoanalytikerin Leuzinger-Bohleber (2016) stellte fest, dass die reziproke Beziehung »zwischen Urvertrauen und Fremdenhass« maßgeblich sei (ebd.). Aufgrund eigener narzisstischer Strukturen werde die eigene Aggression im Fremden verortet. Pragmatischer: Das Ungewohnte fordert heraus. Wer sich selbst sicher ist, der geht irgendwann auf den Fremden zu, die Neugierde ist stärker und damit die Chance des Kennenlernens, (unvermeidliche?) Irritationen können erst so überwunden werden, denn schließlich sind, auch das eine ärztliche Erfahrung, alle Menschen in ihren grundlegenden Bedürfnissen, aber auch in ihren Konflikten, kulturübergreifend ähnlich strukturiert. Diskriminierung kann grundsätzlich krank machen (vgl. Sutin et al. 2015). Selbstverständlich gibt es Unterschiede zwischen einer justiziablen, klar fremdenfeindlichen Diskriminierung und mehr oder minder unbewussten oder auch (manchmal nicht minder gravierenden) systematisch tradierten Strukturen der Diskriminierung. Beides erfordert eine gesteigerte Aufmerksamkeit und ggfs. auch, je nach Schweregrad, einen Bestrafungs-, Sanktionierungs- beziehungsweise in erster Linie einen Bewusstseins-, Diskurs- und Veränderungswillen von Seiten der Akteure innerhalb sozialer Systeme.

9.7 Weiterführende Literatur

Graef-Callies I, Schouler Ocak M (Hrsg.) (2017) Migration und Transkulturalität. Neue Aufgaben in Psychiatrie und Psychotherapie. Unter Mitarbeit von Katharina Behrens. Stuttgart: Schattauer.

Mönter N, Heinz A, Utsch M (Hrsg.) (2020) Religionssensible Psychotherapie und Psychiatrie. Stuttgart: Kohlhammer.

Mönter N (2024) Versorgung psychisch erkrankter Flüchtlinge – ein innovatives Versorgungsmodell, Monitor Versorgungsforschung 2: S. 30–34.

Samson F (2018) An association between multiculturalism and psychological distress. PLoS One 13(12). https://www.doi.org/10.1371/journal.pone.0208490

9.8 Literatur

Arendt H (2017) Wir Flüchtlinge. Mit einem Essay von Thomas Meyer. Ditzingen: Reclam.

Berry J (1997) Immigration, Acculturation and Adaption. In: Applied Psychology: An International Review 46(1): 5–34.

Brand T, Samkange-Zeeb F, Ellert U et al. (2017) Acculturation and health-related quality of life: results from the German National Cohort migrant feasibility study. International Journal of Public Health 62(5): 521–529. https://www.doi.org/10.1007/s00038-017-0957-6

Freyberger H, Cooper J, Weltgesundheitsorganisation (2016) Taschenführer zur ICD-10-Klassifikation psychischer Störungen. 8., überarb. Aufl.

Kastrup M, Dymi K (2017) Ausbildung in kultureller Kompetenz. Eine Notwendigkeit in der Psychiatrie. Nervenheilkunde 36(07): 508–511. https://www.doi.org/10.1055/s-0038-1627493

Kotanyi S (2018) Einführung in die französische Ethnopsychiatrie: die therapeutische Behandlung von Migrantenfamilien am Centre Georges Devereux und im Krankenhaus Avicenne, mit einem Nachwort von Stephan Becker. Gießen: Psychosozial-Verlag.

Machleidt W (2016) Entwicklungen in der interkulturellen Psychotherapie. In: Graef-Callies I, Schouler Ocak M (Hrsg.) (2017) Migration und Transkulturalität. Neue Aufgaben in Psychiatrie und Psychotherapie. Unter Mitarbeit von Katharina Behrens. Stuttgart: Schattauer. S. 163–170.

Machleidt W, Kluge U, Sieberer M, Heinz A (Hrsg.) (2018) Praxis der interkulturellen Psychiatrie und Psychotherapie: Migration und psychische Gesundheit. München und Jena: Urban und Fischer.

Maehler D, Schmidt-Denter U (2013) Migrationsforschung in Deutschland. Leitfaden und Messinstrumente zur Erfassung psychologischer Konstrukte. Wiesbaden: Springer.

Mollica R, Sarajlic N, Chernoff M, Lavelle J, Vukovic I, Massagli M (2001) Longitudinal study of psychiatric symptoms, disability, mortality, and emigration among Bosnian refugees. JAMA 286(5): 546–554. https://www.doi.org/10.1001/jama.286.5.546

Morina N, Akhtar A, Barth J, Schnyder U (2018) Psychiatric Disorders in Refugees and Internally Displaced Persons After Forced Displacement: A Systematic Review. Frontiers in Psychiatry 9: 433. https://www.doi.org/10.3389/fpsyt.2018.00433

Pries L (2017) Erklärungsmodelle für Migration und Integration. In: Graef-Callies I, Schouler Ocak M (Hrsg.) Migration und Transkulturalität. Neue Aufgaben in Psychiatrie und Psychotherapie. Unter Mitarbeit von Katharina Behrens. Stuttgart: Schattauer. S. 21–29.

Reimers S (2019) Migration, Bildung und Familie. Ethnografische Annäherung an den Alltag dreier Generationen zwischen türkischem Dorf und Neuköllner Kiez. Generationsgeschichte einer Neuköllner Familie. Bielefeld: Transcript.

Sack M, Gromes B (2020) Schonende Traumatherapie. Ressourcenorientierte Behandlung von Traumafolgestörungen. Stuttgart: Schattauer.

Sluzki C (2001) Psychologische Phasen der Migration und ihre Auswirkungen. In: Hegemann T, Salman R (Hrsg.) Transkulturelle Psychiatrie. Bonn: Psychiatrie Verlag. S. 101–115.

Sutin A, Stephan Y, Carretta H, Terracciano A (2015) Perceived discrimination and physical, cognitive, and emotional health in older adulthood. American Journal of Geriatry and Psychiatry 23(2): 171–179. https://www.doi.org/10.1016/j.jagp.2014.03.007

Trabert G, Waller H (2013) Sozialmedizin. Stuttgart: Kohlhammer.

Walter U, Salman R, Krauth C, Machleidt W (2007) Migranten gezielt erreichen: Zugangswege zur Optimierung der Inanspruchnahme präventiver Maßnahmen. Psychiatrische Praxis 34(07): S. 349–353. https://www.doi.org/10.1055/s-2007-986194

10 »Lebst du noch oder wohnst du schon?« – Obdach- und Wohnungslosigkeit als komplexes, sozialmedizinisches Problem

Fallbeispiel

Ein Notarzt ruft mich an. Man habe bei einer soeben hospitalisierten Patientin ein Rezept mit meinen Daten gefunden. Die Patientin sei desorientiert und habe offensichtlich eine größere Menge der von mir verschriebenen Neuroleptika (eingesetzt zur Beruhigung bei massiver Anspannung) zu sich genommen. Zusätzlich habe sie offenbar eine größere Menge harten Alkohols getrunken (Wodka), die Promillemessung ergab einen Wert um 2,0 Promille Blutalkohol. Das ist enorm. Ich kläre den Kollegen über die Vorgeschichte der Patientin auf, offensichtlich sei es im Rahmen eines emotional instabilen Krisenzustandes zu einer möglicherweise sogar nicht absichtlichen Selbstintoxikation mit Tabletten und Alkohol gekommen. Die Patientin ist bildende Künstlerin und lebt schon einige Zeit unter prekären Umständen in Berlin. Es besteht eine komplexe biografische Vorgeschichte mit multiplen Missbrauchserlebnissen in Kindheit und Jugend und die Vordiagnose einer emotional instabilen Persönlichkeitsstörung vom Borderline-Typ. Normalerweise kann die Klientin ihren Zustand mittels spannungsabbauenden Skills-Techniken (zum Beispiel Ablenkung durch Lesen, Musik, Bewegung oder starke Reize wie das Zwicken mit einem Gummiband, einem scharfen Bonbon usw.) und Ablenkungsmanövern gut regulieren. Aktuell besteht jedoch eine, gelinde gesagt, ungünstige Wohnsituation. Die Patientin wohnt bei flüchtigen, deutlich älteren Freunden in einem Durchgangszimmer und hat keinen Rückzugsort. Aus ihrer vorherigen Wohnung musste die Klientin ausziehen und habe im aktuellen Berliner Wohnungsmarkt keine Chance auf eine eigene Wohnung. In ihre Heimat wolle sie aufgrund der dort erlebten traumatischen Erlebnisse verständlicherweise nicht zurückziehen. So wohnt die Klientin nun bei ihren deutlich älteren männlichen Bekannten und erbringt für diese Möglichkeit kleinere Gegenleistungen in Form von Reinigungsarbeiten und Einkäufen. Insgesamt war der Patientin bei dieser unabgegrenzten Situation schon anfänglich unwohl und so sei womöglich, so meine erste Hypothese, auch der vom Notarzt beschriebene Eskalationszustand zu erklären.

Es zeigt sich auch anhand dieser Skizze das Zusammenfließen verschiedener sozialpsychiatrischer und sozialmedizinischer sowie soziologischer

Problemfelder. Die eigene Wohnung als Refugium, so scheint es zumindest aus dem Blick des Klinikers, ist womöglich gerade für psychisch belastete Klientinnen und Klienten einer der wichtigsten Faktoren zur Genesung. Die bereits von Maslow beschriebenen Grundbedürfnisse fußen auf Sicherheit, genügend Ernährung und Geldern zur Sicherstellung dieser Grundbedürfnisse. Erst später, an der Spitze der Pyramide, kommen Dinge wie Selbstverwirklichung und Ähnliches hinzu. Der Klientin aus dem obigen Fallbeispiel fehlen also ganz grundsätzliche Sicherheitsaspekte für eine Genesung ihres Zustandes. Hier kommt allerdings auch die Medizin an ihre Grenzen. Noch kann man schließlich keine Wohnungen auf Rezept verschreiben. Aber: Das bereits prominent zitierte Diktum Virchows (paraphrasiert: Politik ist wie Medizin, nur im Großen) wird hier wieder einmal von der Realität illustriert. Politik und (Sozial-)Medizin lassen sich einfach nicht voneinander trennen. Die Klientin stabilisierte sich übrigens in weiterer Folge und zog in eine kleinere Stadt, in der auch die Wohnungsnot nicht so groß wie in Berlin war.

Sozialpsychiatrische und sozialmedizinische sowie soziologische Problemfelder

10.1 Einleitung

In Deutschland unterscheidet man zwischen Wohnungs- und Obdachlosigkeit. Diese Unterscheidung birgt wie alle definitorischen Versuche bei Phänomenen mit zum Teil fließenden Übergängen gewisse Probleme. Wie bereits am obigen Beispiel ersichtlich, ist eine Abgrenzung hybrider bzw. prekärer Wohnformen nicht einfach.

Wohnungs- und Obdachlosigkeit

Merke

Grundsätzlich sind *wohnungslose* Menschen in einer zwar behausten, aber nicht eigenen Wohnungssituation sesshaft (in Flüchtlingsunterkünften, Wohnheimen oder prekären Verhältnissen wie im obigen Beispiel). *Obdachlose* Menschen im Gegensatz dazu leben quasi offen auf der Straße mit wechselnden Schlafplätzen.

Die Forschung zu diesem Bereich ist, speziell in Deutschland, aber auch im internationalen Vergleich eher sporadisch und defizitär, die Datenlage ungenügend und von Hochrechnungen geprägt. Die Gründe hierfür scheinen uneindeutig, ggfs. lassen sich für Deutschland die damalige Systemkonkurrenz zwischen Ost und West mit Tabuisierung der wirtschaftlichen Nebenwirkungen des Kapitalismus oder auch eine Tabuisierung als Nachwirkung der durch die während der Nazizeit stattgehabte Verfolgung und Euthanasie (▶ Kap. 2) Obdachloser als »asoziale Elemente« verantwortlich machen. Die damaligen Euthanasieprogramme und die damit

»Fluide« Zustände

einhergehende historische Last verhinderten und verhindern womöglich in Deutschland einen sachlichen Blick auf das vorhandene Problem. Zudem gibt es keine »Kartei« für Obdachlose und manche Menschen sind nur kurz obdach- oder wohnungslos, hier gibt es sicher auch viele, schwer statistisch erfassbare, »fluide« Zustände. Vor allem die wie in dem obigen Beispiel geschilderte abhängige Wohnsituation von prekär lebenden Frauen lassen sich im In- und Ausland zum Teil nur schwer definitorisch kategorisieren oder auch lokalisieren.

Merke

- *Obdachlose* sind Menschen, die auf der Straße, in der Öffentlichkeit oder in Notunterkünften leben
- *Wohnungslose* leben in Einrichtungen mit begrenzter Aufenthaltsdauer (z. B. Übergangswohnheimen)

10.2 Statistik

Zählung aus dem Jahr 2020

Blicken wir zunächst auf die Berliner Situation: Trotz einer durchgeführten Zählung aus dem Jahr 2020 (bei der in Berlin von ehrenamtlich tätigen Freiwilligen 1.976 Menschen gezählt wurden[11]) gibt es eher ungenügende Informationen über eine genaue Zahl der wohn- oder obdachlosen Einwohner der Stadt, geschweige denn des ganzen Landes. Doppelzählungen oder Nicht-Zählungen sind bei solchen Zählungen ebenfalls schwer auszuschließen. Eine These zum möglichen Anstieg von Obdachlosigkeit ist, dass aktuell ein steigender Druck auf dem Wohnungsmarkt zu vermehrter Obdachlosigkeit in U-Bahnhöfen, Brachen, Parks etc. führt.

Zudem verschärft ein verstärkter Zuzug aus Osteuropa, wo ebenfalls das soziale Klima rauer und politisch restriktiver wird, das Problem.

BAG Wohnungslosigkeit

Die BAG Wohnungslosigkeit (Bundesarbeitsgemeinschaft Wohnungslosenhilfe e.V.) schätzte im Jahr 2023 die Anzahl Wohnungsloser in Deutschland auf 607.000 Menschen. Insbesondere bei den nicht-deutschen Wohnungslosen, zeigte sich ein Anstieg von 118 %, welches insbesondere auf die hohe Zahl wohnungsloser Geflüchteter zurückzuführen war. Noch 2015 wurde festgestellt, dass 75 % der Wohnungslosen männlich waren und dass alle Altersgruppen vertreten sind; 73 % hatten die deutsche Staatsbürgerschaft, 13 % waren EU-Bürger und in Großstädten lebten bis zu 50 % der Obdachlosen. 69 % hatten eine niedrige Bildungsqualifikation, 75 % waren krankenversichert, weitere mit teils unklarem Versicherungsstatus (8 %),

11 https://www.berlin.de/sen/asgiva/presse/pressemitteilungen/2020/pressemitteilung.892510.php, Zugriff am 6.5.24.

Frauen besuchten häufiger Ärzte (64 % versus 44 % der Männer). Des Weiteren wurde ein Frauenanteil von insgesamt 27 % festgestellt.

Zudem befinden sich auch wohnungslose Patientinnen und Patienten aus der »Mittelschicht« unter den Klienten (So auch die klinische Erfahrung, vergleiche das obige Fallbeispiel). In der Erhebung von 2023 wurden auch Gründe der Wohnungslosigkeit ermittelt: 57 % der Wohnungslosen verloren ihre Wohnung aufgrund einer Kündigung, weitere Auslöser waren bei 21 % Miet- und Energieschulden, bei 20 % gab es Konflikte im Wohnumfeld und 16 % verloren ihre Bleibe durch Trennung oder Scheidung.[12]

Merke

Die Ursachen von Obdachlosigkeit sind in der klinischen Realität also zumeist eine Gemengelage aus finanziellen, gesundheitlichen und sozialen Gründen (Todesfälle, Trennungen, Gewalt, Kriminalität).

10.3 Morbidität bei Obdachlosigkeit

Doppelte bis fünffache Mortalitätsrisiken

Obdachlose haben ein deutlich höheres Risiko, frühzeitig zu versterben (vgl. Feodor Nilsson et al. 2018). Schätzungen gehen von mindestens doppelten bis fünffachen Mortalitätsrisiken aus, Lebenserwartungen sind (geschätzt) um ca. 10–15 Jahre reduziert, wobei die Einzelfälle je nach individuell zu betrachtender Vorgeschichte natürlich deutlich variieren. Grundsätzlich ist die (Ko-)Morbidität bei Obdachlosigkeit komplex und geprägt von unterschiedlichen ätiopathologischen, also krankheitsursächlichen Ursprüngen. Neben sich gegenseitig verstärkenden psychiatrischen Grunderkrankungen (oder auch Folgeerkrankungen durch das Leben in Obdachlosigkeit) kommt es zu multiplen somatischen Krankheiten nicht zuletzt durch das Leben auf der Straße mit den entsprechenden Umwelt-, Gewalt- und Ernährungsrisiken. Hierbei dominieren, im Gegensatz zu landläufigen Vorurteilen, weniger die Virus- oder Infektionskrankheiten, als vielmehr auch in der Allgemeinbevölkerung vorhandene, hier aber verstärkt auftretende Herzkreislauf-Erkrankungen und Atemwegsprobleme, sowie die Infektion von Bagatellverletzungen und orthopädische Probleme, aber auch schwere Verletzungen durch erhöhte Sturzrisiken und das Erleben von Gewalt.

Herzkreislauf-Erkrankungen und Atemwegsprobleme

Hier eine *Zusammenfassung der Morbiditäten* aus der bisherigen Überblicksliteratur:

12 https://www.bagw.de/de/themen/zahl-der-wohnungslosen/uebersicht, Zugriff am 06.05.2024.

Merke: Zusammenfassung der Morbiditäten

- 75 % Behandlungsbedürftige psych. Störung
- 6–14 % Erkrankung des Atmungssystems
- 7–20 % Erkrankung des Herz-Kreislaufsystems
- 5–15 % Verletzungen, Vergiftungen
- 10–16 % Infektionen (z. B. Staphylokokken), parasitäre Erkrankungen (z. B. Krätze)

(Trabert 2013 sowie Schindel et al. 2021)

Substanzinduzierte Störungen (Abhängigkeit) sowie Persönlichkeitsstörungen

Gemeinhin werden vor allem die Häufigkeiten von Erkrankungen des Herzkreislauf- und Atmungssystems bei Obdachlosigkeit unterschätzt. Schwere Infektionen hingegen, vor allem im Sinne von ansteckenden Krankheiten wie z. B. HIV, werden überschätzt, entsprechen jedoch eher den Raten innerhalb der Restbevölkerung. Unter den psychiatrischen Erkrankungen imponieren vor allem substanzinduzierte Störungen (Abhängigkeit) sowie Persönlichkeitsstörungen (was wiederum auf eine traumatisch-psychiatrische Ätiologie bzw. Entstehungsvorgeschichte hinweisen könnte). Die Versorgung obdachloser Menschen erstreckt sich so also vor allem auf Bereiche, wie sie auch in der nicht obdachlosen Bevölkerung vorkommen, allerdings in deutlich gesteigerten, komorbidem und zum Teil auch etwas anders akzentuierten Maße.

Risiko, Gewaltopfer zu werden

Neben den oben aufgeführten somatischen Erkrankungen sind Obdachlose gesteigerten Risiken ausgesetzt. Neben den widrigen Wetterbedingungen (Hitze, Kälte, Nässe) besteht oft eine einseitige beziehungsweise nicht ausreichende Ernährung (zum Teil für das Gehirn usw. gefährliche Vitaminmängel, so genannte Avitaminosen, können zudem durch chronischen Alkoholkonsum verstärkt werden – u. a. die Korsakow-Enzephalopathie, einer demenziellen Entwicklung). Solche Vitaminmängel, vor allem der B-Vitamine, sollten immer substituiert und überwacht werden, was wiederum aufgrund einer mangelnden Adhärenz (und auch Behandlungskonstanz) teils schwierig ist. Oftmals besteht neben chronischem Alkohol- bzw. Drogenmissbrauch eine eingeschränkte Körperhygiene, was Bagatell- und Zahn-/Mundinfektionen begünstigt. Obdachlose Menschen unterliegen auch einem hohen Risiko, Gewaltopfer zu werden (auch von sexuellen Übergriffen). Insgesamt ist die Mortalität gegenüber der Allgemeinbevölkerung deutlich erhöht, eine deutlich reduzierte Lebenserwartung ist die Folge, welche am ehesten durch die oben skizzierte hohe (Ko-) Morbidität, Risiken, Suizidalität, Stürze und sicher auch soziale Stressoren zu erklären ist (u. a. Feodor Nilsson et al. 2018).

10.4 Zugänge von Obdachlosen im Rahmen der Regelversorgung

Mangelhafte Krankheitswahrnehmung

Die Hürden bei der Versorgung Obdachloser sind vielfältig und komplex. Zum einen besteht oft ein unklarer Versicherungsstatus, Karten wurden verloren oder länger nicht erneuert. Zum anderen kann eine fehlende oder mangelhafte Krankheitswahrnehmung einer rechtzeitigen und regelmäßigen Behandlung im Wege stehen. In schweren Fällen besteht auch eine eingeschränkte Kooperationsfähigkeit zur Hilfeaufnahme. Ein wichtiger und unterschätzter Faktor in Bezug auf einen erschwerten Zugang zum Gesundheitssystem ist zudem das Gefühl, nicht »willkommen« zu sein. Auch im desolaten körperlichen und hygienischen Zustand sind bei Obdachlosen selbstverständlich noch Schamgefühle vorhanden.

Mainzer Modell

Im Rahmen der ärztlichen ambulanten Regelversorgung bestehen nicht selten, auch von Seiten der Ärzte und Ärztinnen, Bedenken, obdachlose Menschen im Wartezimmer könnten, sofern im desolaten Pflegezustand, andere Patienten verschrecken oder verängstigen. Hier besteht auch der unschöne Terminus einer nicht vorhandenen »Wartezimmerfähigkeit«. Diese Bedenken sollten adressiert und ernst genommen werden und haben sicher auch eine gewisse Berechtigung. Insofern müssen ggfs. andere Wege zur besseren Versorgung dieser marginalisierten Klientel gefunden werden. Gerhard Trabert leistete und leistet hier mit seinem Mainzer Modell (und Obdachlosen-Mobil) Pionierarbeit im Sinne der Schaffung einer Zugeh-Struktur mittels stetiger Motivation und Ansprache bedürftiger Menschen[13]. Eine zunehmende Herausforderung vor allem in Ballungszentren wie Berlin sind auch zunehmende Sprachbarrieren bei aus dem Ausland zugewanderten Obdachlosen. Auch hier gibt es Ansätze, etwa von Seiten der Caritas, der Bahnhofsmission und ähnlichen Institutionen.

Housing First

Neuere Ansätze zur Versorgung Obdachloser sind vor allem Programme wie »Housing First« mit nachgewiesener Verbesserung der gesundheitlichen Situation und Reduktion medizinischer Notfälle (Baxter et al. 2019).

10.5 Zufriedenheitsparadoxe und Freiwilligkeiten

»Zufriedenheitsparadox«

Mit dem Begriff »Zufriedenheitsparadox« bezeichnet man ein vermeintliches Arrangement der Obdachlosen mit ihrer Situation. Sie geben an, ihnen gehe es relativ gut mit ihrer Situation (und alles solle oder könne so blei-

13 https://www.armut-gesundheit.de/was-wir-tun/mainzer-modell/, Zugriff am 12.05.2024.

ben). Diese Wahrnehmung wird auch bei Alkoholikern immer wieder beobachtet. Eine These dazu ist, dass derartige Beschönigungen und teils auch Wahrnehmungsverzerrungen auf Selbsterhaltungsstrategien beruhen.

Aber: Man kann und sollte den Menschen durchaus auch in diesen Situationen und Aussagen ernst nehmen und ihnen auch abnehmen, dass sie ihr Leben zeitweilig natürlich auch auf der Straße genießen und manchmal, solange sie genügend zu Essen, Trinken, Hygiene, Wärme usw. haben, sich trotz ihrer z. B. Sucht oder Ähnlichem durchaus wohl fühlen können.

Jede freie Entscheidung des Menschen muss auch die Medizin akzeptieren, um nicht (wie noch in der Nachkriegszeit oder in fataler Weise während der Euthanasie-Programme der Nazis), »Störenfriede« zu pathologisieren oder auszugrenzen.

»Punk« und Rebellion

Konzepte wie eine jugendliche Rebellion durch »Platte machen« oder Punk-Sein können und dürfen faszinieren und sollten sozialpädagogisch differenziert adressiert werden. Alkohol kann zeitweilig, wie z. B. auch bei den Literaten des Prenzlauer Berg in der DDR, durchaus auch als Instrument der Revolte verstanden werden (vgl. der Roman »Schluckspecht« von Peter Wawerzinek 2014). »Punk«, Rebellion und die Abkehr von der Idee einer bürgerlichen Zukunft und/oder Behausung können und sollten also durchaus auch als »Symptome« gesellschaftlicher Konflikte gesehen werden, welche im Idealfall breit und vorurteilsarm erörtert werden.

10.6 Literatur

Baxter A, Tweed E, Katikireddi S, Thomson H (2019) Effects of Housing First approaches on health and well-being of adults who are homeless or at risk of homelessness: systematic review and meta-analysis of randomised controlled trials. J Epidemiol Community Health 73(5): 379–387. https://www.doi.org/10.1136/jech-2018-210981

Feodor Nilsson S, Laursen T, Hjorthøj C, Nordentoft M (2018) Homelessness as a predictor of mortality: an 11-year register-based cohort study. Soc Psychiatry Psychiatr Epidemiol 53(1): 63–75. https://www.doi.org/10.1007/s00127-017-1456-z

Schindel D, Lech S, Radlbeck D, Schlimper G, Schenk L (2021) Sozialpolitik: Wohnungslos und krank. Deutsches Ärzteblatt 118(3): 96–99.

Trabert G, Waller H (2013) Sozialmedizin. Stuttgart: Kohlhammer.

Wawerzinek P (2014) Schluckspecht. Köln: Kiepenheuer & Witsch.

11 »Rumms!« Drogen – Opium fürs Volk und sonstige Selbstmedikationen

Fallbeispiel

»Rumms!« Die Tür bricht auf. Eine Klientin war gerade mit ihrem neuen Freund intim, als die Polizei ihr die Wohnungstür zu einem Einzimmerappartement am Kottbusser Tor einrammte. Drogendurchsuchung um Heiligabend. Sicher, sie trank täglich eine halbe Kiste Bier, aber Drogen? Das war doch lange vorbei. Ihr Ex musste das angeleiert haben – aus Rache. Zitternd saß sie nun in ihrer Bude, die Tür aus den Angeln und die Polizisten hatten ihr nur einen Zettel dagelassen, dort könne sie ihre Rechnung hinschicken. Man fand nichts.

Zitternd saß die Dame nun vor mir, weinte, sonst eigentlich humorvoll und stark. Ganz ehrlich, auch ich würde mich betäuben wollen, würde kaum die Kraft für eine Notunterkunftssuche finden. Sie zeigt alte Narben am Unterarm. Da wäre sie einmal fast gestorben, sie hatte sich gestrecktes Heroin gespritzt, verseucht mit »Rattengift«. Jetzt war sie also wohnungslos *und* süchtig. So schnell ging das. Ansonsten ging es ihr eigentlich mittlerweile ganz gut – früher schwerst heroinabhängig, mitsamt Beikonsum alles gerade verfügbaren (Kokain, Speed und Alkohol, sowie jeweils Benzodiazepine zum Herunterkommen), war sie nun »nur noch« am Alkohol hängengeblieben, allerdings mit konstantem Pegel (»halbe Kiste«) kontinuierlicher Biere ohne größere Exzesse. Suchtpsychiater sind hier durchaus bescheiden in den gemeinsamen Zielen, wie man sieht: Vollabstinenz ist nicht immer das Ziel, so auch hier nicht, aber eben Stabilität – welche hier nun wieder akut gefährdet war. Ich machte ihr Mut: Wer so vieles gemeistert hatte, der würde auch dies jetzt meistern. Natürlich fluchten wir dann erstmal gemeinsam, ließen Dampf ab. Am Ende konnte sogar die Klientin über die Absurdität der oben geschilderten Situation lachen: Nein, kein Heroin mehr, trotz kalter Bude. »... Dat wärmste Jäckchen is dat Cognac-chen ...«

Die Suchtberatung werde zudem bei der Tür helfen, wir telefonierten herum, und auch ich sei ja im MVZ erreichbar.

11.1 Einleitung

Bereits dieses kurze Fallbeispiel zeigt die Interdependenz zwischen sozialen, medizinischen und psychologischen Variablen bei der Entstehung von Suchterkrankungen und den sie begleitenden, psychosozialen Problematiken.

Michael Marmot

Es nützt »nichts, das Geschwür am Bein des Obdachlosen zu behandeln und ihn danach wieder auf die Straße zu schicken«, sagt Michael Marmot, Sozialmediziner und ehemaliger Präsident des Weltärztebundes (Kozilius 2016). Und genauso verhält es sich auch im oben skizzierten Beispiel: Neben der Sucht kam es hier offenbar zu Partnerschaftskonflikten und einem milieuspezifischen Polizeieinsatz ohne jede Möglichkeit einer schnellen Reparatur des entstandenen Schadens. Die von der Klientin geschilderte Aufforderung der Polizei, eine Rechnung bezüglich der Tür einzureichen, wirkt angesichts der Feiertagssituation im obigen Fall geradezu absurd und mündet letztlich in zumindest eine partielle Obdachlosigkeit. Bei zusätzlich vorhandenem Migrationshintergrund der Klientin ist hier auch eine, möglicherweise den Akteuren nicht einmal bewusste, mehr oder minder subtile, Multidiskriminierung zu diskutieren. Wie so oft in der Sozialmedizin lassen sich die komplexen bio-psycho-sozialen Themen also nicht klar voneinander abgrenzen, soziale Arbeit und Sozial-Psychiatrie hat regelhaft mit derartigen Multiproblem-Situationen zu tun, verschiedenste Problematiken greifen in komplexer Art und Weise ineinander und müssen somit immer interdisziplinär bedacht und gelöst werden.

»Harm Reduction«

Die Klientin war bisher nur beim Alkohol geblieben und hatte dem Heroin abgeschworen. Das ist durchaus ein Erfolg. Es geht bei der Begleitung von schwer kranken Drogenabhängigen oft eher um pragmatische Schadensbegrenzung und nicht unbedingt um das bestmögliche, womöglich auch eher die Klientin/den Klienten und alle Beteiligten überfordernde, weil ehrgeizigste (?), Ergebnis. Man nennt diesen Ansatz auch »Harm Reduction« (engl.: Leid und Verletzungen verhindern). Das beinhaltet letztlich auch die Verhinderung körperlicher Begleiterkrankungen (HIV, chronische Hepatitis) durch z. B. saubere Spritzen – z. B. durch den Berliner »Fixpunkt« mit seinen Spritzenautomaten am Kottbusser Tor oder »saubere« Drogen (Stichwort: »Rattengift«) durch ein neuerdings zumindest in der Clubszene eingeführtes und breit genutztes *»Drug Checking«* (d. h. die pharmakologisch-professionelle Analyse der Substanzen auf Dosis, Verunreinigung usw.).

Begleiterkrankungen

Süchte sind, man erkennt dies bereits an dem kurzen Fallbeispiel, möglicherweise mit die komplexesten psycho-somatischen Erkrankungen, geprägt, neben besagten sozialen Multiproblemsituationen, von Komorbiditäten wie den körperlichen Begleiterkrankungen, Psychosen und traumatologischen und vielen anderen Differenzialdiagnosen wie Angststörungen oder auch Persönlichkeitsakzentuierungen und den daraus resultierenden Konflikten.

11.2 Was ist Sucht?

Merke

Sucht bezeichnet zunächst einmal die Einnahme von Substanzen, die initial freiwillig eingenommen werden, um Veränderungen des psychischen Befindens zu erreichen. In weiterer Folge wird jedoch durch das Belohnungssystem des menschlichen Gehirns dessen »Freiwilligkeit« derart modifiziert, dass ein zwanghafter, also abhängiger Konsum der zunächst willentlich zugeführten Substanzen die Folge sein kann.

Häufigste Drogenabhängigkeit: Tabakkonsum

Die häufigste Drogenabhängigkeit in Deutschland ist der Tabakkonsum. Tabak erzeugt eine starke Abhängigkeit und gravierende körperliche Schäden, die Rückfallrisiken der Tabakabhängigkeit sind massiv (etwa in der Größenordnung von Heroin) und richten massive gesundheitliche Schäden an (kardiovaskulär, pulmologisch, Krebserkrankungen usw., vgl. Prochaska & Benowitz 2019).

11.3 Drogen und ihre Wirkung

Grundsätzlich lassen sich suchtauslösende Substanzen gut unterteilen:

Stimulierende Stoffe

Hierzu gehören zum einen stimulierende Stoffe wie Kokain, Amphetamine oder auch Koffein und das sicher in letzter Zeit häufig genannte, hochgefährliche Crystal Meth.

Inhomogen gemischte Gruppe

Dann gibt es eine weitere, umfassende, ebenfalls sehr inhomogen gemischte Gruppe mit Substanzen, die sowohl stimulieren als auch beruhigen, zumeist je nach Dosis. Hierzu gehören: Cannabis, Opiate und Opioide (u.a. Heroin, aber auch Fentanyl, Oxycodon oder Codein) und auch Alkohol. Jeder und jede, der und die einmal Alkohol konsumiert hat, weiß um den initial stimulierenden und euphorisierenden Effekt der Droge Alkohol. Konsumiert man weiter, kommt es zu einer Situation, die vor allem bei hohen Dosierungen zu einer Intoxikation führen kann. Der sedierende bis komatöse Effekt dominiert dann entsprechend den stimulierenden.

Sedierende Substanzen

Die Gruppe der rein beruhigenden oder sedierenden Substanzen ist übersichtlich: Hierzu zählen primär die Benzodiazepine. Die Wirkung der Benzodiazepine hat Ähnlichkeiten mit der des Alkoholkonsums, bedingt durch einen dämpfenden, u.a. auch beim Alkohol durch den GABA-Rezeptor hervorgerufenen, Effekt. Aufgrund dieser GABA-Affinität werden Benzodiazepine auch beim Alkoholentzug eingesetzt, z.B. um Blutdruckkrisen im Entzug zu lindern oder ein Delir zu verhüten. Hierbei ist auf eine ärztliche Begleitung mit engmaschigen, somatischen Kontrollen zu achten, da sowohl Alkohol als auch Benzodiazepine additiv atemdepressiv (d. h. Erstickungsgefahr durch Lähmung des Atemzentrums) wirken können und nicht zusammen verabreicht werden sollen.

»Pharmakon«: Gift und Heilmittel zugleich

»Selbst-Medikation«

Vegetatives Nervensystem

Das griechische Wort »Pharmakon« bedeutet ursprünglich Gift und Heilmittel zugleich. Und so ist es auch mit den Drogen aus den »Drogerien«, in Deutschland also den Apotheken. Natürlich ist auch deren Nutzung zumeist eine sogenannte »Selbst-Medikation«. Man nimmt nichts einfach nur so. Diese Motivationen sind allerdings zumeist vor- oder unbewusst: Das Verlangen des Hirnstoffwechsels (falls Suchtanteile vorhanden) und das Level psycho-somatischer Anspannung bestimmen den Ausgang, z. B. eines Abends. Der oder die Konsumierende will durch eine Einnahme sein oder ihr vegetatives Nervensystem beruhigen (z. B. durch Alkohol oder Benzodiazepine wie Valium) oder aber stimulieren (hierzu z. B.: Speed, Amphetamine oder Kokain). Zudem wirken Drogen natürlich auch direkt im zentralen Nervensystem über z. B. Dopamin oder Serotonin euphorisierend und antidepressiv. Die Drogeneinnahme macht insofern leider tatsächlich auf eine absurde Art und Weise »Sinn« – bei aller damit einhergehenden Gefahr. Und so machen sich auch viele Ärzte am Freitag, oder schon am Donnerstag, eine Flasche Rotwein auf (übrigens trinken die höheren sozialen Schichten mehr Alkohol als die unteren, doch dazu später).

Selbstmedikationshypothese

Der auf dysfunktionale Art und Weise fast »sinnvolle« und inhärent durchaus logische Charakter eines Drogenkonsums wird somit folgerichtig als Selbstmedikationshypothese bezeichnet. Das Pharmakon ist hierbei im wörtlichen Sinne Gift und Heilmittel zugleich, zeigt allerdings durch seine abhängigkeitsmachende Wirkung bei chronischem Konsum letztlich fast immer einen negativen Effekt.

Merke

- Stimulierende Stoffe
  - Unter anderem Kokain, Amphetamine, Koffein
- Anregend oder dämpfend, je nach Dosis
  - U. a. Alkohol, Opiate und Opioide, Cannabis, Tabak
- Dämpfende, beruhigende und angstmindernde Stoffe
  - U. a. Benzodiazepine (Alprazolam, Lorazepam, Zolpidem usw.)

Anflutungsgeschwindigkeit, Kick/Flash)

Grundsätzlich lässt sich sagen, dass bezüglich der Intensität eines Rausches (Kick, Flash usw.) und dem damit einhergehenden Risiko einer Abhängigkeitsentwicklung die Anflutungsgeschwindigkeit der Stoffe im Gehirn und der Applikationsmechanismus der Droge entscheidend sind. Opium wurde etwa in Vietnam etwa hauptsächlich geraucht. Durch Änderungen von Applikationsart und chemischer Modifikation jedoch, vor allem durch das Spritzen von Heroin in die Blutbahn, wurde eine massive Steigerung des Rausches und der Anflutung der Droge im Gehirn (»Kick«) ermöglicht, mit den entsprechenden epidemischen Auswüchsen der Drogenabhängigkeiten in den USA und Europa in den 1970er und 80er Jahren (womöglich u. a. mitinitiiert durch sich selbst medizierende, traumatisierte amerikanische Soldaten).

11.4 Umgang mit Suchtkranken

Fließende Übergänge eines Konsums hin zur Abhängigkeit

Wichtig für einen realistischen, klinisch-sozialarbeiterischen Blick auf das Thema Sucht sind zudem das Bewusstsein fließender Übergänge eines Konsums hin zur Abhängigkeit. Zudem scheint eine diesbezügliche Anfälligkeit oder auch Vulnerabilität geradezu konstitutiv für das menschliche Dasein. Die Anfälligkeit für Süchte ist womöglich eine durchaus anthropologische Konstante des Menschseins per se. Eine derartige Sicht scheint auch für eine sinnvolle Haltung im Umgang mit Suchterkrankten notwendig, nicht zuletzt um Klischees oder Schuldzuweisungen vorzubeugen und Suchtkranke nicht (vgl. das einleitende Fallbeispiel) bewusst oder unbewusst zu diskriminieren. Übergänge zur Sucht sind fließend und können bei entsprechender Vulnerabilität oder in Krisensituationen quasi jeden Menschen treffen oder zumindest herausfordern (▶ Abb. 11.1). Dies betrifft zudem alle sozialen Schichten. So trinken etwa, nach neueren, statistischen Erhebungen des deutschen Krebsforschungszentrums[14] vor allem Menschen aus oberen sozialen Schichten, überraschenderweise vor allem akademisch gebildete Frauen ab 45 (sind hier vielleicht der Leistungsdruck, genderspezifisch-soziologische Prägungen oder die Häufigkeit sozialer Berufe mögliche Gründe?).

Alle sozialen Schichten

Zuletzt seien noch die so genannten Verhaltenssüchte erwähnt:

Verhaltenssüchte

Und hier ist vor allem, neben den Internetsüchten, die Spielsucht hervorzuheben, welche ich auch bei meinen muslimischen Patienten gehäuft beobachten konnte, vermutlich auch aufgrund einer Suchtverlagerung zur Verhaltenssucht bei religiös weitgehend tabuisiertem Alkohol- und Drogenkonsum. Ohnehin sind aber die Verhaltenssüchte ein ansteigendes Problem, nicht zuletzt auch durch die Verfügbarkeit von Glücksspielen online und in einfach zugänglichen Spiel- und Wettlokalen.

14 Alkohol erhöht gewisse Krebsrisiken, z. B. im Verdauungstrakt, deutlich, daher auch hier die komplexen Bezüge zur somatischen Medizin (Deutsches Krebsforschungszentrum, 2022).

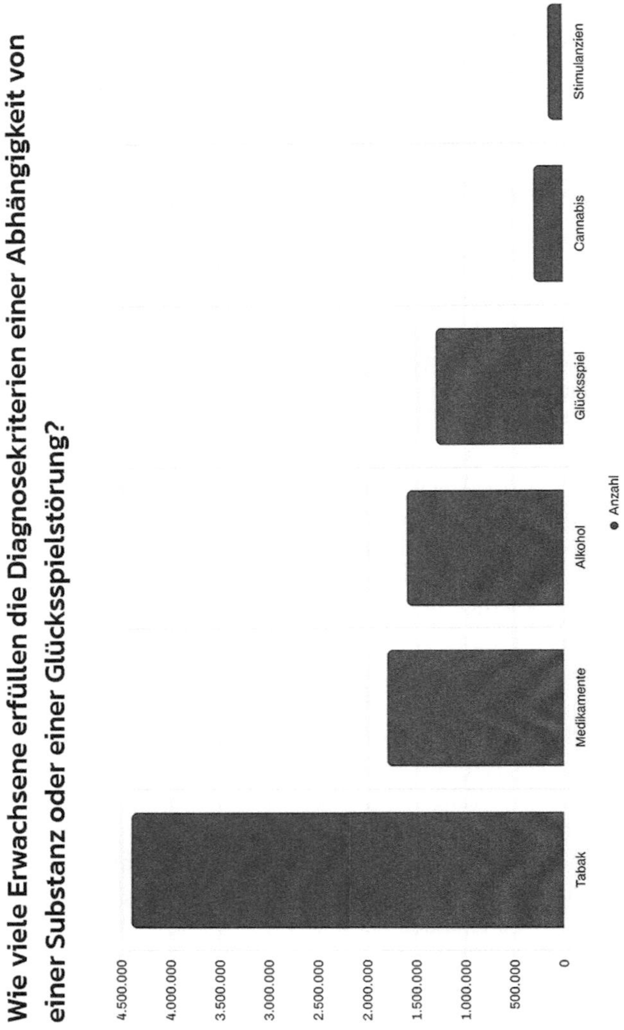

Abb. 11.1: Drogensüchte (https://datenportal.bundesdrogenbeauftragter.de/, Zugriff am 04.08.2025)

11.5 Modelle zur Suchtentwicklung

In der Theorie gibt es verschiedene Modelle zur Suchtentwicklung:

Suchtverhalten in allen Kulturen

Grundsätzlich gibt es Suchtverhalten in allen Kulturen (Köhler 2008), limitiert oft allein durch mehr oder minder restriktive gesellschaftliche Systeme und Vorstellungen. Es wird also auch keine Welt ohne Drogen und Süchte geben, sie sind dem Menschsein so inhärent wie die hiermit korrespondierenden Neurotransmitter. Nicht zuletzt am verständnisvollen Umgang mit den Drogensüchtigen und Schwächsten zeigt sich zudem die Güte eines sozialen Systems oder gar einer Gesellschaft.

Dopaminhypothese

Die Dopaminhypothese nimmt an, dass das menschliche Suchtverhalten eng mit belohnungsabhängigen Transmittern im Gehirn korrespondiert (wie z. B., sehr vereinfacht, dem Dopamin). Diese Rezeptoraffinitäten sind dadurch sicher zum Teil biologisch-genetisch präfiguriert, aber auch je nach biografischen Erlebnissen veränderbar (Epigenetik). Kognitiv verhaltenspsychologisch gedacht, wird hier davon ausgegangen, dass Drogen einen schnellen, angenehmen Reiz erzeugen, der – durch die Freisetzung von Botenstoffen gesteuert – Rausch, Ekstase und Wohlbefinden erzeugen kann. Zusammenhänge von Belohnungssystem und Selbstmedikationshypothese sind mittlerweile gut belegt (Heinz et al. 2012). Je nach Anflutungsgeschwindigkeit im Gehirn kann dieser Reiz extrem sein und so das subjektive Wohlbefinden massiv steigern (sogenannter »Kick«). Durch Änderung der Applikationsart, z. B. im und nach dem Vietnamkrieg vom Rauchen des Opiums zum Spritzen, gewinnt eine Droge sowohl an Potenz als auch an Gefährlichkeit.

Biografie

Biografisch findet sich in der klinischen Praxis vor allem bei Schwerst-Abhängigen oftmals eine geringe Frustrationstoleranz, die sicherlich, neben den neurologischen, auch biografische Ursachen haben kann. In einem ersten Praktikum als Medizinstudent begegnete mir ein gestandener Suchtberater und prägte in seinem Kurs das Bild von der sinnbildlichen biografischen »Ruine« (inkl. Traumata, Bindungsstörungen usw.), der ihn aufsuchenden Schwerst-Drogenabhängigen (speziell bei Heroin). Bei Alkohol habe er oft noch immerhin das Gefühl, dass das Aufwachsen seiner Klienten einem Steinhaus gleiche, bei den Heroinabhängigen aber sei es eher eine verfallene Baracke. Dieses sicher nicht ganz wissenschaftliche Sinnbild birgt allerdings einen realistischen Blick auf die Herausforderungen psychotherapeutischer Arbeit mit Drogenabhängigen – neben dem neurologischen und genetischen Teil gibt es fast immer auch einen soziologisch-biografischen in Bezug auf die Suchtentstehung.

Entspannungs-/Selbstmedikationshypothese

Die so genannte Entspannungshypothese oder Selbstmedikationshypothese ist letztlich auch neurobiologisch zu erklären, denn das vegetative Nervensystem oder auch autonome Nervensystem ist je nach genetischer und biografischer Prägung oder auch erfahrener Traumatisierung entsprechend dysreguliert (Walter und Gouzoulis-Mayfrank 2014). Im Rahmen von Traumatisierungen zum Beispiel kann ein überstimuliertes Nervensystem ein so genanntes »Hyper-Arousal« (von engl. aroused, erregt), also eine psychosomatische Dauererregung, verursachen, die der Klient selbst zu regulieren versucht.

Fallbeispiel

Einprägsam war mir diesbezüglich ein zunächst einmal völlig unauffälliger Student, welcher vor mir saß und bei dem ich mich wunderte, warum er denn mit Methadon substituiert sei. Er berichtete dann von massiven Foltererfahrungen in einem Regime-Gefängnis im Ausland. Er habe dort, um sein Leid zu ertragen, vor allem Opium konsumiert, da es dort überall verbreitet war, und sei so in eine massive Abhängigkeit geraten. Der junge Patient, damals fast noch ein Kind, wurde nach einer regimekritischen Demonstration mehrmals für längere Zeit kopfüber aufgehangen und hatte deshalb auch körperlich zerstörte Venenklappen an den Beinen. Auch an diesem Beispiel erkennt man, das Schuldzuschreibungen im Rahmen von Suchtentwicklungen psychotherapeutisch und auch gesellschaftlich wenig bis gar keinen Sinn machen.

Stimulationshypothese

Eine weitere Hypothese zur Suchtentstehung ist die Stimulationshypothese. Auch hier lässt sich ein Bezug zu anderen psychiatrischen Dispositionen und Erkrankungen feststellen. So führt etwa die *Stimulationssuche* bei Patienten mit ADHS (Aufmerksamkeitsdefizit-Hyperaktivitäts-Syndrom) oder auch narzisstischer Persönlichkeitsakzentuierung zum Konsum von eher stimulierenden Substanzen wie zum Beispiel medikamentös Methylphenidat, besser bekannt als Ritalin oder auch von illegalen Drogen wie Speed, Kokain bis hin zum Cristal Meth. Die Stimulationsprothese zeigt besonders gut das enge Zusammenwirken von genetischen, biologischen und biografischen Faktoren. So zeigt sich etwa beim ADHS eine ausgeprägte Neigung zum so genannten »Sensation-Seeking« (eine »Neugigkeitssuche«, auch als Temperamentsdisposition in Suchttheorien diskutiert, vgl. Soyka et al. 2019), kombiniert mit einer nervösen und hypermotorischen Unruhe, welche zu einem Bedürfnis nach Stimulation und Ablenkung zugleich führt (Aktivierung oder auch paradoxe Beruhigung, z. B. durch Speed und Kokain, oft in Kombination mit dem ebenfalls in beide Richtungen wirksamen Alkohol). Auch bei einer narzisstischen Charakterakzentuierung ist oft eine Aktivierung des eigenen, geringen Selbstwertgefühls durch stimulierende und euphorisierende Substanzen wie zum Beispiel beim Kokain erkennbar (hier oft auch in Kombination mit Alkohol).

Bio-psycho-soziales Modell

Am Beispiel der Suchtentwicklung sui generis lässt sich zudem besonders gut das so genannte bio-psycho-soziale Modell (vgl. hierzu auch ► Kap. 5) heranziehen, bei dem man biologische Variablen wie die Genetik, Neurotransmitter oder auch somatische Prädispositionen (Bio) miteinander in Bezug zum biografischen Aufwachsen setzt, also z. B. möglichen Traumatisierungen oder auch Bindungsstörungen (Psycho) und sozialen Faktoren wie Stressoren durch Beruf, Geld, Mangel oder Repression oder Diskriminierung (Sozial) von Seiten eines Staates, der Familie oder einer Gesellschaft.

11.6 Suchtkriterien

Keine klaren »Cut-Offs«

Man hat auch versucht, so genannte Suchtkriterien festzulegen. Das Problem ist hier ein ähnliches: es gibt, wie bereits weiter oben skizziert, keine klaren »Cut-Offs«, also lediglich fließende Übergänge von Sucht und Nicht-Sucht. Dies gilt letztlich für viele Phänomene innerhalb der Medizin. Es gibt dennoch Warnzeichen, die einen behandelnden Arzt, Sozialarbeiterin, Psychotherapeuten oder Angehörigen beunruhigen sollten: Zum Beispiel, wenn jemand seinen Konsum nicht jederzeit begrenzen kann. Aber: Ist das realistisch? Schon an dem Punkt sieht man, dass es im Rahmen fast jeder Suchtentwicklung eine nicht klar zu definierende Grenze zwischen willkürlichem und unwillkürlichem Substanzkonsum gibt: Hat man einfach Lust gehabt auf das nächste Bier oder ist schon ein Kontrollverlust eingetreten? Hier die Grenze zu finden scheint komplex und schwierig. Und dennoch, wenn ein Konsum in die Extreme geht, man am nächsten Tag ein schlechtes Gewissen hat und sich Gedanken über seinen eigenen Konsum macht, sind in der Regel erste Warnzeichen (Red Flags) aktiviert (vgl. auch: Soyka 2019).

Warnzeichen

Ein weiteres Suchtkriterium wäre es, sich oder andere zu gefährden. Stichwort: Verletzungen. Verletzungen nach dem Feiern wurden oft von vielen Klienten mit Suchtproblemen beobachtet. Kleinere Kratzwunden, blaue Flecken, ausgeschlagene Zähne, gröbere Verletzungen, die erst am nächsten Morgen schmerzen. Dies sind, neben dem »schlechten Gewissen« und Schuldgefühlen, weitere Warnzeichen eines drohenden Kontrollverlustes. Es sind zudem Konflikte mit dem Gesetz, der Verlust des Führerscheins und Ähnliches, gesundheitliche Folgeschäden, Leberschäden, andere körperliche Schädigungen bis hin zu einer lebensbedrohlichen Pankreatitis (akute, oft lebensbedrohliche Entzündung der Bauchspeicheldrüse).

Merke: Mögliche Suchtkriterien

Möglicherweise abhängig von einer Substanz o. ä. ist jemand, der oder die …

- seinen Konsum nicht jederzeit begrenzen kann (Kontrollverlust) und/oder bei dem/der sich eine Toleranzentwicklung (z. B. durch Dosissteigerungen) abzeichnet.
- Entzugssymptome oder »Craving« (deutlich gesteigertes Verlangen) aufzeigt (u. a. Schwitzen, Bluthochdruck, Unruhe).
- sich oder andere gefährdet.
- Folgeschäden oder massive soziale, juristische oder berufliche Konflikte hierdurch hat oder Verpflichtungen vernachlässigt.
- Probleme mit anderen Drogen hat.
- psychische Probleme hierdurch hat.

11.7 Behandlungsstrategien

Reduktion von Anspannung: »Skillstechniken«, alternative »Kicks«

Die Behandlungsstrategien bei Drogenabhängigkeit sind vielfältig. Grob gesagt steht jedoch, ähnlich wie bei den traumatologischen Behandlungen, eine Reduktion von Anspannung durch Entspannungstechniken wie Meditationen oder »Skillstechniken« – also ablenkende und spannungsreduzierende, sequenziell zuvor festgelegte Notfall-Techniken (z. B. Lesen, Musik, haptische Reize mit Gummibändern, scharfen Chilis, Bonbons, Gymnastik, Aktivitäten usw.) – im Vordergrund. Des Weiteren sollten, alternativ zum Drogenkonsum, alternative »Kicks« in Form von zu reaktivierenden Hobbies und genussfähigen Tätigkeiten gesucht und gefunden werden, mit welchen der Patient seinen Gewinn durch die vormals konsumierten Drogen oder Medikamente irgendwie kompensieren kann. Das ist der wohl oft heikelste und schwierigste Punkt, da der »Kick« einer Droge nicht einfach zu kompensieren ist und der Sinn für die vielen kleinen Genüsse erst wieder geschärft werden muss.

Selbstwahrnehmung im Rahmen eines Spannungsauf- und abbaus

Neben diesen Maßnahmen stehen Verhaltensanalysen und kognitive Umstrukturierungen im Vordergrund, hier auch im Hinblick auf eine zu stärkende Frustrationstoleranz und das Erlernen von Selbstwahrnehmung im Rahmen eines Spannungsauf- und abbaus. Auch Tagebücher und Stimmungsprotokolle kommen in der psychotherapeutischen Praxis zum Einsatz, dies auch bei möglicherweise zusätzlicher emotionaler Instabilität im Sinne eines »Skills-Trainings«, wie man es zum Beispiel im Rahmen einer modifizierten Skills- bzw. DBT-Therapie bei Borderline-Patientinnen und Patienten kennt (Bohus und Wolf-Arehuld 2018).

Anonyme Alkoholiker (AA)/Narcotics Anonymous (NA)

In der klinischen Praxis zeigen sich zudem auch Selbsthilfegruppen wie die Anonymen Alkoholiker (AA) oder die Narcotics Anonymous (NA) als ausgesprochen wirksam. Gemeinsame Ziele zur Abstinenz mit hochfrequenten Treffen (zum Beispiel wöchentlich), sowie die Betroffenheit als gemeinsames Problem stellen hierbei wirksame Mechanismen zum Erreichen und zur Aufrechterhaltung der Abstinenz dar.

11.8 Abstinenz versus kontrollierter Konsum?

Kontrollierter Konsum oder Voll-Abstinenz bei »riskantem« Konsum

Es gibt eine breite und bis dato ungelöste, vermutlich sogar nicht komplett aufzulösende, Diskussion um eine Empfehlung zur Voll-Abstinenz bei vorhandener Abhängigkeit oder um den so genannten kontrollierten Konsum. Realistischerweise ist in der klinischen Praxis bei »Grenzwertig»-(die Medizin spricht von »Riskant»-) Drogen-Konsumierenden ein kontrollierter Konsum der Substanz ein erster Versuch der Therapie im Sinne einer oben genannten »Harm Reduction«. Es geht hierbei um die Frage, ob ein kontrollierter, d. h. ggfs. weiter »riskanter« Konsum der Droge überhaupt noch möglich ist oder ob ein steter Kontrollverlust das Resultat ist. Sollte eine gewisse Form der Kontrolle nicht mehr gelingen (wobei die Konsummuster und Drogen in ihren sozialen Auswirkungen sehr unterschiedlich sein können, d.h. vom dezenten Pegeltrinker bis hin zum Dauerkonsum über das Wochenende bis in die Woche hinein ein Konsum mit Kokain), empfiehlt sich allerdings zumeist eine Voll-Abstinenz. Dies bedeutet immer auch eine »Trauer« um einen Verlust von bisherigen Lebensgewohnheiten, sogar soziale Peer-Groups können oder müssen (?) so teils aufgegeben werden, was einen weiteren Rückfallmechanismus in die Sucht darstellen kann. Alkohol zum Beispiel ist überall in unserer Gesellschaft zu konsumieren und Nicht-Konsumierende geraten schnell in Außenseiterrollen. Teil der Therapie ist es also, Gewohnheiten zu ersetzen durch alternative, positive bzw. belohnende Anreize und »gesunde« soziale Netze (wieder) aufzubauen. Dies ist aber genau die Schwierigkeit: Der »Kick« einer (zumindest starken) Droge ist nun einmal schlecht zu »toppen«.

Aufgegebene Peer-Groups und »gesunde« soziale Netze

11.9 Drogen und Politik

Drogenkonsum und Abhängigkeit sind immer auch ein politisch-gesellschaftliches Phänomen. Auch die Drogenhilfe steht in enger Wechselwirkung von Gesellschaft und Politik. Rudolf Virchows Diktum, dass sich Politik und Medizin nicht trennen lassen (vgl. ▶ Kap. 2), gilt speziell für die Drogenpolitik. Zwei riskante Drogen mit hohem Suchtpotenzial sind mit nur geringen Einschränkungen frei verfügbar: Alkohol und Tabak. Weitere Drogen werden breit verschrieben und sind relativ mühelos verfügbar über die Ärzte zu beziehen: Benzodiazepine und so genannte Z-Drogen, die fälschlicherweise unter Hausärzten initial als wenig abhängigkeitsauslösend propagiert wurden (z.B. das Zolpidem, aber auch das neuere Pregabalin). Cannabis wurde in Deutschland zumindest teil-legalisiert. Alkohol und Cannabis sind sicher vom Gefährlichkeitspotenzial vergleichbar, allerdings gibt es verschiedene Aspekte, die auch das Cannabis riskant machen, so zum Beispiel das mittlerweile eindeutig belegte Risiko für eine erhöhte Psychosegefahr durch Cannabiskonsum. Wahrscheinlich spielt hier auch vor allem das hochdosierte THC in den neuen Cannabiszüchtungen eine Rolle (vgl. Hines et al. 2020).

Politisch-gesellschaftliches Phänomen

Deutschland, so lässt sich sagen, ist insgesamt ein Hochkonsumland für Alkohol (für eine genaue Epidemiologie vgl.: Deutsches Krebsforschungszentrum 2022). In der Diskussion waren lange Gefährdungsgrenzen für Alkohol zu finden, welche die WHO mit 60 g Alkohol pro Tag für Männer (ca. 2 große Biere) und 40 g für Frauen festzulegen versuchte. Dies hat keine diskriminierenden Gründe, sondern geht auf die unterschiedliche Leberfunktion von Männern und Frauen zurück. Mittlerweile tendiert aber auch

Deutschland, Hochkonsumland für Alkohol

die WHO dazu, keine Grenzwerte (und somit auch die Geschlechtertrennung diesbezüglich) mehr festzulegen – so ist belegt, dass schon geringe Mengen Alkohol potenzielle Langzeit-Schäden auslösen können (Anderson et al. 2023). Es gibt wie bei vielen anderen Giften eine eher lineare Beziehung denn einen als schädigend geltenden »Cut-Off«-Wert. Schwangere bzw. deren ungeborene Kinder sind insofern hoch gefährdet, da bereits ab dem ersten Tropfen Alkohol ein Kind gesundheitlich gefährdet ist. Erst allmählich gelangt auch das so genannte FAS (Fetales Alkohol Syndrom) in den Fokus der Debatten. Dies sind bleibende, psychoneurologische Schädigungen durch einen zum Teil nur minimalen Alkoholkonsum während der Schwangerschaft (im weiten Spektrum von minimalen Konzentrationsstörungen bis hin zur völligen Invalidisierung und einem völligen Impulskontrollverlust). Das Deutsche Krebsforschungszentrum beschäftigt sich extensiv mit der Wirkung von Alkohol auf Körperzellen und beschreibt eine Dosis-unabhängige Steigerung der Krebsraten durch Alkohol, vor allem bei Krebsformen, bei denen Zellen mit Alkohol direkt in Kontakt kommen. Das Zellgift löst so unter anderem im Mund-Rachen-Bereich (gerade auch durch Potenzierung in Kombination mit Rauchen) so genannte Präkanzerosen (Vorstufen) und Tumore aus (Mons et al. 2018). Dies gilt auch für den weiteren Verlauf des Verdauungstraktes im Hinblick auf Tumoren der Bauchspeicheldrüse, Leber, Darmblase und so weiter. Ebenso konnte auch eine Korrelation zwischen Alkoholkonsum und dem häufigeren Auftreten von Brustkrebs gezeigt werden (Cohen et al. 2023).

FAS (Fetales Alkohol Syndrom)

Deutsches Krebsforschungszentrum

Schweiz in den 1980er-Jahren

Medizinhistorisch sowie drogenpolitisch lohnt sich zuletzt ein Blick auf die Situation in der Schweiz in den 1980er-Jahren, wo eine Drogenepidemie mit Heroin um den Bahnhofsbereich, dem so genannten *Platzspitz oder* »Zürich Needle Park«[15], eskalierte und in einer völlig offenen, massenhaft konsumierenden Drogenszene mündete, welche sogar sensations- und schaulustige Touristen anzog und zu einer völligen Verwahrlosung dieses Innenstadtareals führte. Das schweizerisch-pragmatische Konzept zur Sanierung dieses Stadtabschnitts bestand zum einen in einer Repression, in dem man das Gelände sozusagen sperrte und die Drogenszene polizeilich-repressiv auflöste, und auf der anderen Seite in den angrenzenden Quartieren Substitutionsstrategien (unter anderem durch Abgabe von Methadon und heute auch Methylamphetaminen wie z. B. Ritalin) anbot. Man schuf also, neben der Repression, auf der anderen Seite in den angrenzenden Quartieren der Langstraße Substitutions-, Beratungs- und Behandlungsplätze. Dadurch konnten viele Drogenabhängige einer entsprechenden Behandlung oder Substitution zugeführt werden, welche in der Schweiz durch die oben skizzierten Bedingungen früh und pragmatisch eingeführt wurde. Heutzutage wird sogar Rein-Heroin abgegeben, welches es manchen Klienten ermöglicht, durch einen regelmäßigen, sauberen Heroinkonsum einem geregelten Arbeitsleben nachzugehen. Diese Modelle werden aktuell auch in Deutschland übernommen. Drogenpolitisch

15 Dokumentationen u. a. unter https://www.youtube.com/watch?v=he8sive0MRU, abgerufen am 18. 01. 2024.

scheint insgesamt eine Entkriminalisierung und bessere Versorgung von Suchtkranken das wohl dringendste Ziel einer zukünftigen, innovativen und humanen Suchtmedizin.

11.10 Weiterführende Literatur

Sack M, Gromes B (2020) Schonende Traumatherapie. Ressourcenorientierte Behandlung von Traumafolgestörungen. Stuttgart: Schattauer.
Soyka M, Batra A, Heinz A et al. (Hrsg.) (2019) Suchtmedizin. München: Elsevier.

11.11 Literatur

Anderson B, Berdzuli N, Ilbawi A et al. (2023) Health and cancer risks associated with low levels of alcohol consumption. Lancet Public Health, 8(1).
Bohus M, Wolf-Arehuld M (2018) Interaktives Skillstraining für Borderline-Patienten: Das Therapeutenmanual. Stuttgart: Schattauer.
Cohen S, Stoll C, Anandarajah A et al. (2023) Modifiable risk factors in women at high risk of breast cancer: a systematic review. Breast Cancer Research, 24;25(1): 45.
Deutsches Krebsforschungszentrum (2022) Alkoholatlas Deutschland. (www.dkfz.de, Zugriff am 14.01.2024).
Heinz A, Lilje T, Kassel J, de Witt H (2012) Quantifying reinforcement value and demand for psychoactive substances in humans. Current Drug Abuse Reviews, 5: 257–272.
Hines LA, Freeman TP, Gage SH et al. (2020) Association of High-Potency Cannabis Use With Mental Health and Substance Use in Adolescence. JAMA Psychiatry, 77(10): 1044–1051.
Köhler T (2008) Rauschdrogen: Geschichte, Substanzen, Wirkung. München: Beck.
Korzilius H (2016) Michael Marmot, Präsident des Weltärztebundes: »Ärzte sind die Anwälte der Armen«, Deutsches Ärzteblatt, 113: 33–34.
Mons U, Gredner T, Behrens G et al. (2018) Krebs durch Rauchen und hohen Alkoholkonsum. Schätzung der attributablen Krebslast in Deutschland. Cancers due to smoking and high alcohol consumption. Estimation of the attributable cancer burden in Germany. Deutsches Ärzteblatt, 115: 35–36.
Prochaska J, Benowitz N (2019) Current advances in research in treatment and recovery: Nicotine addiction. Science Advances, 16; 5.
Soyka M, Batra A, Heinz A et al. (Hrsg.) (2019) Suchtmedizin. München: Elsevier.
Walter M, Gouzoulis-Mayfrank E (Hrsg.) (2019) Psychische Störungen und Suchterkrankungen. Diagnostik und Behandlung von Doppeldiagnosen. Stuttgart: Kohlhammer.

12 »Hier, Geschenk für Dich ...« – Delinquenz, Haft, Gewalt und Gesundheit

Fallbeispiel

Im Wartezimmer sitzt ein drahtiger Mann mittleren Alters mit voll verspiegelter Sonnenbrille und einer Gummirose im Revers. Merkwürdige Gestalten war ich bei meiner Arbeit am Kottbusser Tor, einem so genannten »Ultra-High-Diverse-Place« im Zentrum Berlins ja gewohnt, aber dieser Mann flößte mir schon durch seinen Auftritt einen gewissen Respekt ein. Ich bat den Mürrischen dann freundlich ins Behandlungszimmer und er stellte sich nicht etwa vor, sondern legte mir eine Kette mit etlichen durch Plastikkleber zusammengehaltenen Münzen und Schlüsseln an deren Ende auf den Tisch: »Hier, Geschenk für dich!«. Offenbar eine Art »Morgenstern«, eine Schlagwaffe. »Komme direkt aus dem Gefängnis in Hamburg ... 15 Jahre Haft – jetzt Kottbusser Tor, brauche Medikamente ...«

Etwas eingeschüchtert fragte ich nach: »Nunja, was brauchen Sie denn?«

Der Mann kritzelte etwas umständlich einen Medikamentennamen auf ein Stück Papier und reichte es mir herüber. Ich entzifferte etwas wie »Alprazolam«. Ein Benzodiazepin. Sucht auslösend und daher von uns, gerade am Kottbusser Tor (vor der Tür wird vor allem intensiv mit Medikamenten gehandelt) eigentlich kaum verschrieben und wenn dann nur bei uns gut bekannten Patienten.

Nun wühlte der Mann einen alten Ausweis hervor, auf diesem ein Foto eines jungen Mannes in Militäruniform, der Mann ergänzte: »Ich! ... KGB!«

Spätestens jetzt bekam ich Angst, Griff meinen Rezeptblock und notierte das gewünschte Medikament. Der Klient verschwand, und ich rief aufgeregt meinen Chef an, so könne ich nicht arbeiten – zu gefährlich. Sollte der Klient nochmals erscheinen, müssen wir schon vorher eine Lösung finden.

Tatsächlich saß der Patient, wie von mir prophezeit, bereits am nächsten Tag mit genannter Sonnenbrille und Rose wieder im Wartezimmer und gemeinsam mit meinem Chef und mehreren Kolleginnen als Sicherheit im Hintergrund, boten wir ihm ein ebenfalls sedierendes, aber keine Abhängigkeit auslösendes Neuroleptikum an. Geduldig machten wir dem sichtbar missmutigen Klienten klar, dass wir uns nicht in der Lage sähen, weitere Benzodiazepine zu verschreiben und dass ein

Neuroleptikum in der richtigen Dosis durchaus seine Nerven beruhigen würde. Der Mann verließ die Praxis leicht angesäuert und ward nicht mehr gesehen, allein: Ein schales Gefühl blieb und mein Psychiater-Instinkt sagte mir, dass es womöglich nur eine Frage der Zeit sei, bis dieser Mann wieder – und dann heftiger eskalieren würde.

12.1 Einleitung

Multidimensionale Problematik

Wie so oft zeigt schon dieser Fall bereits am Anfang des Kapitels die multidimensionale Problematik eines weiteren sozialmedizinischen Themas, hier geprägt etwa von Gewalt, Sucht (▶ Kap. 11) und Haft, durchaus auch verbunden mit aufenthaltsrechtlichen Bestimmungen, da der Klient zudem ausreisepflichtig in ein anderes europäisches Land war.

Zahlen

Zunächst ein paar Zahlen: In Berlin gab es im Jahr 2023 nach Angaben der Berliner Justizbehörde 9.550 Gefangene, deutschlandweit waren laut statistischen Bundesamt 44.000 Gefangene in 172 Justizvollzugsanstalten inhaftiert.[16] Die Straftaten reichen hierbei von wegen Geldstrafen inhaftierten Gefangenen, wegen Diebstahl und Drogenbesitz oder -handel Verurteilten bis hin zu wegen Mord oder Totschlag Verurteilten.

Und natürlich spielen Impulsivität, Drogenabhängigkeit sowie eine ganz persönliche, oft tragische Sozialisation nicht nur vor der Gefängniszeit, sondern auch in Haft eine Rolle. Drogen und Handys sind wohl international eine der Hauptwährungen unter Gefangenen. Schätzungsweise sind in Deutschland ein Drittel der Gefangenen Konsumenten unterschiedlicher Drogen. Eine medizinische Betreuung der Gefangenen muss sich also realistischerweise an diesen Faktoren ausrichten.

12.2 Medizinische Problematiken in Haft

Gefangene in deutschen Gefängnissen

Gefangene in deutschen Gefängnissen, so fanden es etwa Opitz-Welke et al. (2018) konsumierten zu etwa 20 % Heroin, 20–50 % zeigten eine Alkoholabhängigkeit und -missbrauch auf und 70–85 % der Insassen rauchten Tabak. Neben dem Drogenkonsum treten typischerweise Konsum-assoziierte Begleiterkrankungen auf, wobei eine Spritzenvergabe im Justizvollzug eindeutig eine infektionspräventive Wirkung bei Hepatitis C, Hepatitis B und HIV hat. Bei 3,6 % der männlichen und bei 3,9 % der weiblichen Ge-

16 https://www.destatis.de/DE/Themen/Staat/Justiz-Rechtspflege/FAQ/gefangene.html, abgerufen am 05.12.24.

fangenen wurde eine psychotische Störung festgestellt. Bei 25 % der Inhaftierten bestand eine Aufmerksamkeitsdefizit-Hyperaktivitätsstörung (ADHS). Kürzlich entlassene Strafgefangene haben eine überdurchschnittlich hohe Sterblichkeit, meist infolge von Drogenintoxikation.

Maßregelvollzug

Der Maßregelvollzug ist noch einmal eine spezielle Einrichtung innerhalb des Haftkomplexes. Im Jahre 2019 etwa waren ca.12.000 Menschen nach § 63 oder § 64 StGB in Kliniken des Maßregelvollzugs untergebracht.[17] Dies entspricht einem Bruchteil von unter 0,1 % aller psychiatrisch erkrankten Menschen. In den letzten Jahren ist ein deutlicher Anstieg solcher Unterbringungen zu beobachten. Hier werden psychisch kranke Straftäter behandelt und verwahrt. Und dies sind in der Mehrzahl weniger die medial in den Fokus gerichteten Sexualstraftäter, sondern etwa auch chronisch Schizophrene oder Menschen mit schweren Persönlichkeitsstörungen nach Gewaltdelikten ohne Einsichtsfähigkeit oder auch Suchtkranke mit Komorbiditäten nach ebensolchen Straftaten usw. Hier spielt insbesondere auch die prognostische Rückfalleinschätzung eine entscheidende Rolle für den Haftverlauf und natürlich das gesellschaftlich-politisch durchaus schwankende Sicherheitsbedürfnis.

Situation weltweit: Global-Mental-Health-Perspektive

Betrachtet man die Situation weltweit, zeigt sich, dass Haftanstalten oftmals ein nicht adäquater Ort zur Unterbringung devianter und vor allem auch psychisch kranker Individuen sind. Neuere Daten etwa aus Südostasien zeigen eine Morbidität von nahezu 100 % in Haftanstalten eines Landes wie etwa Bangladesch (Arafat 2024). Aus einer Global-Mental-Health-Perspektive zeigt sich vor allem hier eine massive Unterversorgung psychisch Kranker. Nachdem »Ärzte ohne Grenzen« um das Jahr 2015 herum verstärkt Psychiater suchten und der Autor einen Assessment-Kurs durchlief, kam es zu einer persönlichen Kommunikation mit der Berliner Geschäftsstelle, in welcher dem Autor mitgeteilt wurde, dass Ärzte ohne Grenzen leider nur drei Psychiater-Stellen zur Verfügung stünden und diese seien zumeist an staatliche Gefängnisse angegliedert.

Vor allem in den USA scheint die dortige massenhafte Inhaftierung von Bevölkerungsteilen die soziale Ungleichheit zu verschärfen und, vor allem nach Entlassung, psychiatrische Probleme zu kreieren (Wildeman 2017).

12.3 Gewalt als Gesundheitsproblem

Gewalt als Gesundheitsproblem – Gewaltprävention

Auch die WHO hat Gewalt als Gesundheitsproblem identifiziert, nicht zuletzt in seiner »organisierten« Form, der des Krieges. Seit 2002 gibt es etwa so genannte »Gewaltberichte« mit dem Ziel einer gezielteren Ge-

17 https://www.destatis.de/DE/Themen/Staat/Justiz-Rechtspflege/Publikationen/Downloads-Strafverfolgung-Strafvollzug/krankenhaus-massregelvollzug-5243202149005.html, abgerufen am 08.12.2024.

waltprävention.[18] Die Historikerin Margaret McMillan beschreibt in ihrem Buch »Kriege« (2021) die Gewalt anthropologischerseits durchaus auch als Konstante des Menschseins. Genetisch sei der Mensch zu über 99 % mit den Bonobo-Affen beziehungsweise Schimpansen verwandt. Vor allem die Schimpansen stehlen, vergewaltigen und töten ihre Artgenossen, Bonobos sublimieren ihre Konflikte nach Begegnungen vor allem über Sexualität (vgl. McMillan 2021, S. 29ff.). Die Geschichte der Menschheit als eine Geschichte begleitet von Gewalt, kriegerischen Auseinandersetzungen, Trauma (▶ Kap. 9) und den darauf folgenden Rachekreisläufen zu lesen, ist vermutlich realistischer, als diese Entitäten zu tabuisieren oder gar zu beschönigen. Was natürlich nicht heißt, dass man nicht gerade hier zum einen durch Prävention wie auch durch Sanktionierung reagieren sollte. So ist auch die Geschichte von Sanktionierung und Bestrafung eine durch und durch menschliche. Während das US-amerikanische Justizsystem einen Fokus auf die Bestrafung legt (unter anderem durch sehr lange Haftstrafen), setzt man in Deutschland auf die Kraft der Reue und Resozialisierung. Ziel ist somit eine Senkung der Rückfallquote und eine Verringerung der Gefährdung der restlichen Bevölkerung. Die Prävention von »toxisch«-männlich-aggressivem Verhalten, Impulsivität (vgl. die hohe ADHS-Quote in Gefängnissen), Sucht (▶ Kap. 11) und aggressiven Sublimationen einer Traumatisierung im Sinne einer eher bei Männern manifesten narzisstischen oder dissozialen Persönlichkeitsstörung, sind hier sicher wichtige Stellschrauben in Richtung einer zukünftigen Gewaltprävention. Psychiatrie, Sozialpsychologie und Pädagogik bilden hier durchaus eine gemeinsame Achse.

Gemeinsame Achse: Psychiatrie, Sozialpsychologie und Pädagogik

12.4 Opfer von Gewalt und Kriminalität

Sozialmedizinisch und soziologisch betrachtet gibt es auch hier deutliche Unterschiede in der Wahrscheinlichkeit von Bevölkerungsgruppen, mit Kriminalität und Gewalt in Kontakt zu kommen. Vor allem ohnehin vulnerable Gruppen wie Frauen, Kinder, Behinderte, Drogenabhängige, Obdachlose (▶ Kap. 10), Minderheiten und Geflüchtete und andere haben eine erhöhte Wahrscheinlichkeit, mit Gewalt in Kontakt zu geraten. Diese vor allem auch strukturellen Ursachen von Gewalt werden im oben genannten »Gewaltbericht« der WHO (s. o.) deutlich. Auch die Folgen von Gewalt sind vielfältig und lassen sich allein durch die Vielfältigkeit von Lebensgeschichten und Traumatisierung nicht eindeutig qualifizieren. Zu den Folgestörungen von Gewalt zählen laut Bericht der WHO, neben physischen Verletzungen, vor allem psychische Folgestörungen wie PTSD

Vulnerable Gruppen wie Frauen, Kinder, Behinderte, Drogenabhängige, Obdachlose, Minderheiten und Geflüchtete

18 https://www.who.int/publications/i/item/9789241564793, Gewaltbericht, abgerufen am 11.07.2024.

(▶ Kap. 9.2), Drogenabhängigkeit und (▶ Kap. 14.2), sexuelle Störungen und Infektionen sowie chronische Erkrankungen komplexer und nicht zuletzt psychosomatischer Genese wie etwa kardiovaskuläre Erkrankungen, Asthma und chronische Schmerzerkrankungen.

Opfer von Gewalt stärker in den Blick nehmen

Sozialmedizinisch scheint es vor allem geboten, die Opfer von Gewalt stärker in den Blick zu nehmen. Hierzu gibt es neben organisierten Opferverbänden wie dem »Weißen Ring« zahlreiche Selbsthilfegruppen. Auch die Prävention von Gewalt etwa durch das Einrichten von Opfer-Hotlines und deren Präsentation, zum Beispiel in Praxen oder U-Bahnen, ist sicher hoch sinnvoll. Opfer sollten motiviert werden, entsprechende Gewalttaten und Bedrohungen anzuzeigen, zudem sollten suffiziente Schutzräume wie zum Beispiel Frauenhäuser und Kinder-Notübernachtungen zur Verfügung stehen.

12.5 Literatur

Arafat S, Kar S, Abhayanayake C et al. (2024) Prison mental health in South-East Asia: A narrative review. Brain Behav. Aug;14(8):e70004. https://www.doi.org/10.1002/brb3.70004

MacMillan M (2021) Krieg. Wie Konflikte die Menschheit prägen. Berlin: Propyläen.

Opitz-Welke A, Lehmann M, Seidel P et al. (2018) Medizin im Justizvollzug. Deutsches Ärzteblatt. 115: 808–814 https://www.doi.org/10.3238/arztebl.2018.0808

Wildeman C, Wang E (2017) Mass incarceration, public health, and widening inequality in the USA. Lancet. 389(10077): 1464–1474. https://www.doi.org/10.1016/S0140-6736(17)30259-3

13 »Durchs Netz gefallen …« – Sozialpädiatrie

von Holger Nieberg[19]

Fallbeispiel

Es ist schon ein paar Jahre her. Das Bundeskinderschutzgesetz (2012) war noch nicht alt, als es eines Vormittags an meiner Bürotür des Koordinierungszentrums »Frühe Hilfen und Kinderschutz« des Jugendamts der Region Hannover[20] klopft. Wie immer rufe ich: »Ja, bitte?«, doch nichts passiert. Ich lese den aktuellen Bericht der regionalen Schuleingangsuntersuchungen meiner Kolleginnen und Kollegen des Teams »Sozialpädiatrie und Jugendmedizin« der Region, lese weiter, vergleiche mit den Daten aus Niedersachsen und anderen Bundesländern. Klienten-Kontakt habe ich in meiner Funktion eher selten, also bleibe ich vertieft: Seit Jahren kann im niedersächsischen Vergleich bis zu 30 % der 5-jährigen Kinder nicht die uneingeschränkte Schulfähigkeit ausgesprochen werden. Auffälligkeiten, Entwicklungsverzögerungen oder -defizite in Sprache, Sehen, Hören, Motorik, kognitiven Fähigkeiten, körperlicher Entwicklung oder sozial-emotionaler Stabilität sind insbesondere bei Kindern aus sozial- und bildungsbenachteiligten Familien konstant hoch oder nehmen zu. (Wünsch et al. 2017; Bantel et al. 2019) Übergewicht und Adipositas scheinen bei den untersuchten Kindern ein zunehmendes Phänomen zu sein. Je nach Sozialmilieu, Bildungsstatus und familialem Herkunftsland (Migrationshintergrund) variieren die Daten zwischen 9 und 23 %[21,22]. (Niedersächsisches Landesgesundheitsamt 2018 und 2024)

Ich lese weiter. Die Tür wird sich gleich öffnen, jemand aus meinem Team wird durch den Türspalt schauen und mir eine Frage stellen. Doch nichts passiert, nur ein leises Rascheln hinter dem Türblatt. »Hallo?« rufe ich und recke den Hals. Ganz leicht senkt sich der Griff, dann wird er wieder losgelassen. Ich stehe auf, gehe zur Tür. Eine junge Frau, viel-

---

19 Prof. Dr. phil. Holger Nieberg ist Professor für Theorie und Praxis der Sozialpädagogik und langjährig tätig in der Kinder- und Jugendhilfe, er leitet den Studiengang Soziale Arbeit und ist Dekan der Fakultät Gesundheitswissenschaften an der MSB Medical School Berlin.

20 Ehemals Landkreis Hannover. Im Zuge einer Verwaltungsreform 2001 wird der Kommunalverband in Region Hannover umbenannt. Die Region Hannover hat (inklusive der Landeshauptstadt Hannover) etwa 1,2 Millionen Einwohner.

21 Übergewicht und Adipositas gesamt.

22 Höchster Wert: 2021 während der Corona-Pandemie bei bildungsfernen Kindern (23 %)

leicht zwanzig, hat sich bereits wieder abgewandt und ist im Begriff zu gehen.

»Kann ich Ihnen helfen?«, frage ich, »Möchten Sie zu mir?« »Ähm ... Ja ... Sind Sie Dr. Nieberg?«, fragt sie mit zitternder Stimme, ohne mich anzuschauen. »Ja, das bin ich« bestätige ich und deute einladende Gesten an. »Kommen Sie erstmal rein und setzen Sie sich.« Die junge Frau geht unsicher in mein Büro, setzt sich und fängt augenblicklich an zu weinen. »Hilfe«, schluchzt sie, »ich bin so verzweifelt, weiß nich' mehr weiter, brauche Hilfe.« Ich gehe zum Schreibtisch, reiche ihr ein Taschentuch, setze mich ebenfalls. »Ich war schon überall« sagt sie, »... doch niemand konnte mir helfen. Und dann hab' ich nach ›Hilfe‹ und ›Mutter‹ gegoogelt und dann kam Ihr Name und da stand ›Frühe Hilfen‹ und diese Adresse. Dann bin ich einfach in den Bus gestiegen und hergekommen.«

Nadine F. ist 22, als sie vor meiner Tür steht. Sie hat eine 1-jährige Tochter (Maya) und einen Sohn (Jannis), der gerade fünf geworden ist. Gestern Mittag schon sollte ihr ehemaliger Freund – der Kindesvater des 5-Jährigen – ihren Sohn zu ihr zurückbringen. So sagt es die Vereinbarung, die sie irgendwann einmal irgendwo mit irgendwem getroffen hatten. Das wisse sie alles nicht mehr genau. Doch diesmal taucht er nicht auf. Jegliche Kontaktversuche schlagen fehl. Schon früher drohte er ihr immer mal, zurück in die Heimat zu gehen und Jannis »einfach mitzunehmen«. So richtig geglaubt habe sie ihm nie, weil er seit jeher viel rede und selten etwas umsetze. Und dann erzählt Frau F. von ihrer Tortur seit gestern. Zuerst sei sie bei ihrer Kinderärztin gewesen, wo sie von der MFA (Medizinischen Fachangestellten) am Empfang abgewiesen wurde. Ob es dringend sei? Frau Doktor habe keine Zeit. Anschließend sei sie in die Kita von Jannis gegangen, Maya in der Karre, und habe dort nach Hilfe gefragt. Oben im Norden der Region lebe sie, in einer kleinen Stadt mit 20.000 Einwohnern, alleinerziehend mit ihren Kindern. Wo ihre Tochter jetzt sei, frage ich. Bei ihrer Nachbarin. Eine Erzieherin der Kita sagt ihr, sie müsse zum Rathaus vor Ort in das Familienbüro gehen, dort sei das Jugendamt. Etwas erleichtert macht sie sich mit Maya auf den Weg zum Familien- und Kinderservicebüro der Stadt, glaubt, dort Hilfe zu bekommen. Erneut erzählt sie, was passiert ist, erzählt von ihrer größten Angst, die jetzt eingetreten sei, wie sie sagt. Die nette Mitarbeiterin am Empfang hört ihr zu, doch helfen könne sie ihr nicht. Sie müsse zur Jugendhilfestation der Region gehen, weil die Stadt hier kein eigenes Jugendamt habe. Zwei Straßen weiter und dann links, doch die hätten jetzt schon zu. Verzweifelt geht sie nach Hause. Abends und nachts versucht Frau F. weiterhin, den Vater ihres Sohnes zu erreichen. Erfolglos. Das Geld für ein Taxi zu ihm hat sie nicht, ein Bus fährt nicht mehr. Eine Freundin rät ihr, die Polizei zu rufen, was sie sich nicht traut. Sie habe schonmal Ärger mit der Polizei gehabt.

Gleich am Morgen geht sie zur Jugendhilfestation, der örtlichen Außenstelle des Regionsjugendamts. Wieder erzählt sie voller Angst von ihrer Not. Doch auch dort ist sie nicht richtig. Gefragt nach dem Wohnort des Kindesvaters sagt man Frau F., dass sie fälschlicherweise beim Jugendamt der Region Hannover gelandet sei. Da der Kindesvater aber in der Stadt Hannover wohne, müsse sie zum städtischen Jugendamt. Ohne Auto am besten mit dem Bus zum Hauptbahnhof, dann sei es nicht mehr weit. Auch der Sozialarbeiter rät ihr, die Polizei zu rufen, doch wieder lehnt sie entschieden ab. Gelandet ist sie dann bei mir – erneut im Regionsjugendamt, diesmal am zentralen Verwaltungsstandort der Region in der Stadtmitte Hannovers. Also wieder nicht im städtischen Jugendamt – wieder nicht an der richtigen Stelle.

Ein Telefonat reichte, die richtige Ansprechperson im städtischen Jugendamt zu kontaktieren. Datenschutz? Bei Verdacht auf Kindeswohlgefährdung ist es Berufsgeheimnisträgern nicht nur erlaubt, Informationen auszutauschen. Vielmehr fordert das Gesetz zur Kooperation und Information im Kinderschutz (KKG) dazu auf. (Schönecker et al. 2020) Zudem gab mir Frau F. eine Schweigepflichtsentbindung.

13.1 Einleitung

Bundeskinderschutzgesetz (2012)

Kurze Wege? Vernetze Institutionen? Schnelle Hilfen? Multiprofessionelle Zusammenarbeit? Fehlanzeige. Ich war bereits die vierte Stelle, die Frau F. nach einer schlaflosen Nacht und fast einstündigen Busfahrt verängstigt aufsuchte. Doch warum wussten die anderen Stellen scheinbar nicht, was konkret zu tun war? Warum wurde sie an den drei Stellen zuvor nahezu allein gelassen? Weil es weder die Kommunikations- und Handlungsstrukturen vernetzter medizinischer und sozialpädagogischer Hilfen noch das Bewusstsein dafür gab. Heute scheint es fast selbstverständlich, eine verzweifelte Mutter durch das Dickicht unterschiedlicher Leistungen der Sozialgesetzgebung zu lotsen und sie in ihrer Not »an die Hand zu nehmen«. Ein Vorwurf darf den handelnden Fachkräften keinesfalls gemacht werden. Ohne meine spezifischen Fachkenntnisse über Präventionsketten und örtliche Netzwerkstrukturen hätte ich genauso gehandelt. Ich hätte Frau F. ohne Überleitung weitergeschickt. Vielen medizinischen und (sozial-)pädagogischen Fachkräften war das Bundeskinderschutzgesetz (2012) damals noch nicht präsent. Es dauerte einige Jahre, bis die Fach- und Praxiswelt im Rahmen der Bundesinitiative Frühe Hilfen mit den unterstützenden Angeboten und Fortbildungen des Nationalen Zentrums Frühe Hilfen (NZFH) kommunal in Sachen multiprofessioneller Vernetzung und regelsystematischer Zusammenarbeit geschult war. Zu sehr wurde damals, in den 2010er Jahren, noch nach den Prinzipien und den Selbstverständnissen innerhalb der versäulten Leistungsangebote, kommunalen und institutionellen Zuständigkeitsgrenzen und verschiedenen Paragraphen unterschiedlicher Rechtskreise agiert – in diesem Fall des SGB V und des SGB VIII. Kommunale Netzwerke mit aufeinander abgestimmten Verfahrenslogiken waren in der – insbesondere präventiven – Versorgungspraxis der Städte, Gemeinden und Landkreise noch nicht bekannt, geschweige denn operationalisiert. (Nieberg 2017) Das kooperative Zusammenwirken von medizinischen Diensten (wie bspw. der kommunalen Kinder- und Jugendmedizin) und Angeboten der Kinder und Jugendhilfe (aller drei Präventionsstufen) fand maximal in neuen Konzeptionspapieren der örtlichen Sozial-, Gesundheits- oder Jugendhilfeplanung Erwähnung. Praktiziert wurde das Lotsen an die richtigen Stellen in solchen Fällen tendenziell noch nicht – zumindest nicht nach festgelegten Verfahren. Erst bei konkreten Anzeichen von Kindeswohlgefährdung oder Kindesmissbrauch griff eine regelgeleitete Handlungskaskade. Unklare oder unkonkrete Fälle, die keine eindeutigen Hinweise aufwiesen oder den Bereichen der Primär- und Sekundärprävention zuzuordnen waren, unterlagen keiner Verfahrenslogik. Zum Teil ist das heute in der weniger reglementierten Prävention immer noch so. »Hier ist *mein* Zuständigkeitsbereich, dort ein anderer«, ist oftmals noch die ausgesprochene Haltung, die dem Verständnis eindimensionaler Professionsausübung folgt, sofern keine dringende Gefahr im Verzug ist. (Nieberg & Kreuzer 2021)

Kindesmissbrauch oder Kindeswohlgefährdung

Doch Problemlagen von Kindern, Jugendlichen und Eltern sind häufig multidimensional, was die individuellen Problembelastungen verstärkt. Belastungsindikatoren haben oftmals sowohl gesundheitliche als auch soziale Ursachen oder bedingen einander. Armut korreliert bspw. negativ mit Gesundheit oder Bildung – je stärker die Armutsbelastung eines Kindes oder Jugendlichen ist, desto mehr schwinden die Chancen auf ein gesundes Aufwachsen und gute Bildungserfolge. Adipositas ist ein medizinisches Problem, das oftmals soziale Ursachen hat. Armutsgefährdung vermindert gesellschaftliche und kulturelle Teilhabe von Kindern und Jugendlichen und erhöht ihre Krankheitstage. Kindesmissbrauch hat immer eine medizinische und gleichsam soziale Dimension. Die Beeinträchtigung oder Behinderung eines Kindes betrifft niemals nur das Kind, sondern definiert maßgeblich das Sozialgefüge einer Familie. Daher sind bestenfalls kooperative Hilfen des Gesundheitswesens und der Kinder- und Jugendhilfe eingesetzt. Für multidimensionale Problembelastungen von Kindern, Jugendlichen und ihren Eltern müssen multiprofessionelle Angebote und Hilfen bereitstehen. Und zwar vernetzt und präventiv: primärpräventiv, sekundärpräventiv und tertiärpräventiv. (Robert Koch Institut 2018; NZFH 2019)

Sozialpädiatrie

Und da kommt die (moderne) Sozialpädiatrie ins Spiel. Schon seit ihren Ursprüngen ist sie interdisziplinärer ausgerichtet als andere Fachdisziplinen – selbst wenn der Fokus früher ganz stark auf Kuration (Behandlung) und Intervention (Tertiärprävention) lag und viel weniger auf Primär- und Sekundärprävention. Heute spielt die Sozialpädiatrie in vielen Kommunen Deutschlands eine Schlüsselrolle im Versorgungssystem bedarfsorientierter integrativer Präventionsansätze mit sektorenübergreifenden Netzwerkstrukturen.

Netzwerke früher Hilfen – Präventionsketten – Präventionsgesetz 2015

Lokale Netzwerke Früher Hilfen oder weiterführende Präventionsketten sind nach Inkrafttreten des Bundeskinderschutzgesetz (2012) und des Präventionsgesetz (2015) als multiprofessioneller Ansatz der Primär- und Sekundärprävention mit Anschluss an tertiärpräventive Interventionsablaufe deutschlandweit implementiert. Nahezu alle Kommunen sind den Gesetzesaufträgen genannter Gesetze nachgekommen, haben Koordinationsstellen eingerichtet und interdisziplinäre Netzwerke aufgebaut. Der öffentliche Gesundheitsdienst kooperiert mit der Kinder- und Jugendhilfe. Zum Teil wurden mit Hilfe wirkungsorientierter Methoden Bedarfsermittlungen angestrengt, neue Angebote konzipiert und Kooperationsvereinbarungen der institutionellen Akteure öffentlicher, freier und kirchlicher Träger getroffen. Das Ziel war und ist seither die rechtzeitige, umfassende und gleichsam bedarfsbezogene Gesundheitsversorgung und psychosoziale Unterstützung von Kindern, Jugendlichen und ihren Familien, um ein gesundes und entwicklungsförderliches Aufwachsen zu gewährleisten, ihre Bildungs- und Teilhabechancen zu erhöhen, elterliche Erziehungs- und Versorgungskompetenzen zu stärken und Armutsgefährdung zu reduzieren (Nieberg 2025).

Bereits die zahlreichen Pilotprojekte ähnlicher präventiver Kooperationsansätze der 2000er Jahre zeigten, dass zwei der wichtigsten Aufträge der späteren Gesetzestexte gleichsam die größten Herausforderungen innerhalb der kommunalen Umsetzungsprozesse von präventiver Kinder- und Jugendhilfe und Gesundheitsförderung darstellen würden:

A) Wie können – vor dem Hintergrund des sogenannten Präventionsdilemmas – insbesondere die belasteten und benachteiligten Kinder, Jugendlichen und Eltern erreicht werden? (Bedarfsindizierter Zielgruppenansatz)
B) Wie kann eine strukturelle Vernetzung des Gesundheitswesens und der Kinder- und Jugendhilfe operativ langfristig gelingen? (ebd.)

Fallbeispiel – Fortsetzung

Neulich sei bei Jannis eine Vorstufe von Diabetes festgestellt worden, erzählt Frau F., nachdem ich ihr mitteile, dass gleich eine Kollegin von mir kommt, die sie zum Kommunalen Sozialdienst des städtischen Jugendamts der Landeshauptstadt Hannover begleitet. Nun redet sie ohne Punkt und Komma. Auch habe der Junge immer noch mit dem Sprechen Schwierigkeiten und manchmal, wenn ihm etwas nicht gelingt, sei er aggressiv. Dann trete er. Gebissen habe er sie auch schon einmal, sagt Frau F., lächelt dabei verschämt. Das sei schwierig. Denn sie selbst sei ja auch in Therapie. Und dann sei da ja auch noch Maya, die viel Aufmerksamkeit brauche. Gerade sei ein Erinnerungsschreiben für die U6-Untersuchung im Briefkasten gewesen. Und dann das mit der Schuluntersuchung in der Kita, die bald anstehe. Davor habe sie am meisten Angst. Alles sei gerade sehr viel. Auch das mit dem wenigen Geld, das vorne und hinten nicht reiche, obwohl sie nebenbei im Kiosk arbeite, wenn sie die Kinder bei der Nachbarin abgeben kann. Ob sie denn Hilfe bekäme, frage ich, von den Eltern oder Großeltern. Nein, sagt sie nach einer kurzen Pause, ohne weiter darauf einzugehen. Da sei mal jemand vom Jugendamt gekommen, aber dann hätte sie umziehen müssen –

oder wollen, wie sie sagt. Zu einem Freund. Doch als Maya sich dann ankündigte, habe er sie rausgeworfen.

Merke

- Multiprofessionelle Vernetzung: Regelmäßiger Austausch zwischen medizinischen und sozialpädagogischen Diensten fördert eine ganzheitliche Sicht auf die Bedürfnisse der Kinder und Jugendlichen.
- Koordination von Versorgungsleistungen: Durch Fallkonferenzen, gemeinsame Behandlungspläne und digitale Vernetzung können lokale Versorgungslücken vermieden werden.
- Familienzentrierte Unterstützung: Die Einbindung der Familie als zentraler Akteur stärkt die Wirksamkeit sozialpädiatrischer Maßnahmen und erleichtert den Alltag von Kindern, Jugendlichen und ihren Sorgeberechtigten.
- Kooperation: Die verfahrensgebundene Zusammenarbeit von Jugendämtern, Gesundheitsämtern, Selbsthilfegruppen, Wohlfahrtsverbänden, Krankenkassen und anderen Stellen gewährleistet eine umfassende Unterstützung

13.2 Was ist Sozialpädiatrie?

SGB II, SGB V, SGB VIII, SGB IX

Eigentlich ist bereits fast alles gesagt: Die Sozialpädiatrie ist heute ein zentraler Bestandteil des öffentlichen Kinder- und Jugendgesundheitsdienstes. Gleichsam ist sie ein elementarer Baustein eines kommunalen Präventionsnetzwerkes der Primär-, Sekundär- und Tertiärprävention. Vernetzt ist die Sozialpädiatrie (SGB V) insbesondere mit Diensten und Leistungen der öffentlichen, freien und kirchlichen Kinder- und Jugendhilfe (SGB VIII), mit Leistungen der Früherkennung und Frühförderung (SGB IX) oder der Bildung und Teilhabe (SGB II).

»Kinder- und Jugendmedizin«

Doch werfen wir noch kurz einen Blick in Geschichte der Sozialpädiatrie und die Semantik des Begriffes. Der Begriff »Pädiatrie« wird oftmals mit »Kinder- und Jugendmedizin« oder »Kinder- und Jugendheilkunde« übersetzt. »Sozialpädiatrie« meint weiterführend ein interdisziplinäres Fach- und Praxisgebiet, das sich mit der körperlichen (physischen), emotionalen, psychischen und sozialen Gesundheit von Kindern und Jugendlichen befasst. Sie betrachtet deren individuelle Entwicklung im Kontext familialer, sozialer, kultureller und gesellschaftlicher Einflussfaktoren. Es werden medizinische, psychologische, psychosoziale, soziale, sozialpädagogische und heilpädagogische Behandlungs-, Förder- und Unterstützungsansätze miteinander kombiniert. Ziele des sozialpädiatrischen Leistungsspektrums sind die ganzheitliche Gesundheitsprävention, Gesundheitsförderung und

Erkrankungsbehandlung von Kindern und Jugendlichen. So gesehen verfolgt die Sozialpädiatrie einen inklusiven Ansatz. (Strassburg 2022)

August von Hauner und Abraham Jacobi

Ihre Ursprünge hat die Sozialpädiatrie in den sozialen Reformbewegungen des 19. und frühen 20. Jahrhunderts. Im Zuge fortschreitender Industrialisierung und Urbanisierung kam es nicht nur zu einer Ausdifferenzierung (Veränderung) kommunaler und gesellschaftlicher Strukturen. Mit dem Wachsen von Industriestädten und städtischen Ballungszentren nahmen auch Krankheitsrisiken zu. Luftveränderung, industrielle Fertigungsprozesse von Lebensmitteln, Versorgungsnöte oder geringer Arbeitsschutz für Kinder und Jugendliche[23] brachten zum Teil neue Belastungsarten für die Kinder- und Jugendgesundheit mit sich. In dieser Zeit begannen Mediziner, Hygieniker und Sozialreformer, sich verstärkt mit den Lebenswelten und Lebensbedingungen von Kindern und Jugendlichen auseinanderzusetzen. Es galt – sowohl aus humanistischen als auch aus wirtschaftlichen Gründen –, die hohe Sterblichkeit und Krankheitsanfälligkeit zu reduzieren und die Lebenserwartung trotz zunehmender Belastungen kontinuierlich zu steigern. Wegweisend war das Engagement von Ärzten wie Abraham Jacobi in den USA oder August von Hauner in Deutschland, die sich für eine spezialisierte Kinderheilkunde einsetzten. So richtete von Hauner seine medizinischen Bemühungen sehr stark auf den Behandlungs- und Heilungsprozess im lebenden Erkrankungsstadium, was in jener Zeit aus Forschungsperspektive keineswegs durchweg üblich war. Vielmehr befasste sich die »echte« medizinische Forschung mit der Analyse des verstorbenen Körpers. (ebd.)

Schulhygiene

Mit Einführung der Schulhygiene und der ersten kinderärztlichen Beratungsstellen entwickelte sich ein präventivmedizinischer Ansatz, der nicht nur die individuelle Gesundheit, sondern auch soziale Faktoren in den Blick nahm. Grund dafür sind Hygienemaßnahmen, die sich sowohl direkt auf den Menschen bezogen als auch auf sein Lebensumfeld. Mehr und mehr wurde die natürliche und dann auch soziale Umwelt von Kindern hinsichtlich Belastungsfaktoren analysiert, wie bspw. die Wohnverhältnisse. Weitere zentrale Anliegen waren die Etablierung des Mutter-Kind-Schutzes und die Bekämpfung von Mangelernährung während der Weltkriege. Nach dem Zweiten Weltkrieg gewann die Sozialpädiatrie als eigenständiges Fachgebiet weiter an Bedeutung. In den 1960er und 1970er Jahren wurden in Deutschland erste Sozialpädiatrische Zentren (SPZ) gegründet. Sie verfolgten eine umfassende Behandlung von Kindern mit Entwicklungsstörungen, körperlichen und seelischen Beeinträchtigungen und chronischen Erkrankungen. Die enge Zusammenarbeit von Medizin, Psychologie, Sozialarbeit und Pädagogik wurde zunehmend als eine ganzheitliche Versorgung eingeführt. In den 1980er und 1990er Jahren rückte die Bedeutung der Früherkennung und Frühförderung noch stärker in den Fokus.

Sozialpädiatrische Zentren (SPZ)

---

23 Erst 1891 verbot das Arbeiterschutzgesetz den Einsatz von Kindern unter 13 Jahren in Fabriken. Zuvor galt eine Altersgrenze von 9 Jahren.

Heute wird in der Sozialpädiatrie ein modernisierter systemischer und lebensweltorientierter Ansatz verfolgt, der sich als Lebenslagen- und Lebensphasenmodell der Kinder- und Jugendmedizin versteht. Sollten in einer Fachstelle im Versorgungsnetzwerk (z. B. Kinderärztin oder Schulsozialarbeit) weitere Unterstützungsbedarfe außerhalb der eigenen Disziplin der Fachstelle erkannt werden, werden die passenden Hilfestellen aktiviert. Bestenfalls werden Kinder, Jugendliche und ihre Eltern von der Fachkraft eines Lotsendiensts durch das multiprofessionelle Netzwerk gelotst – also »an die Hand genommen«. Die heutige Sozialpädiatrie verknüpft Primärprävention mit sekundärpräventiver Diagnostik und tertiärpräventiver Therapie. Dabei kommt der Früherkennung von Risiken, der Förderung von Resilienz und der Zusammenarbeit mit Familien, Schulen und sozialen Diensten eine besondere Bedeutung zu. Folgende Institutionen und Leistungen sind wichtige Bestandteile sozialpädiatrischer Vernetzung:

- Sozialpädiatrische Zentren (SPZ): Diese spezialisierten Einrichtungen bieten Diagnostik, Therapie und Beratung für Kinder mit komplexen Entwicklungs- und Verhaltensstörungen. Sie arbeiten interdisziplinär mit Kinderärzten, Psychologen, Therapeuten und Sozialarbeitern zusammen
- Frühförderstellen: Sie bieten heilpädagogische und medizinisch-therapeutische Frühförderung für Kinder mit Entwicklungsrisiken oder -verzögerungen an und sind oft mit SPZs oder Kinderkliniken vernetzt.
- Kinder- und Jugendärzte sowie Fachärzte: Sie übernehmen die allgemeine und spezialisierte medizinische Versorgung und leiten bei Bedarf weitere diagnostische oder therapeutische Maßnahmen ein.
- Rehabilitationskliniken und spezialisierte Therapiezentren: Hier erhalten Kinder und Jugendliche mit schweren Behinderungen oder chronischen Erkrankungen gezielte therapeutische Interventionen.
- Inklusions- und Fördereinrichtungen: Dazu gehören integrative Kindertagesstätten, Förderschulen und andere Bildungseinrichtungen, die eine angepasste Förderung und Unterstützung ermöglichen.
- Sozialdienste und Beratungsstellen: Sie unterstützen Familien in sozialrechtlichen und psychosozialen Fragen und vermitteln Hilfsangebote (z. B. Hilfen zur Erziehung).

Merke

Der Begriff Sozialpädiatrie kann mit »Sozialkompensatorische Kinder- und Jugendmedizin« erklärt werden. Sie ist zentraler Bestandteil in kommunalen Netzwerken aus medizinischen und psycho-sozialen Leistungen für Kinder, Jugendliche und ihre Familien. Eine wichtige Funktion nehmen die Sozialpädiatrischen Zentren (SPZ) ein. Sie bieten spezialisierte Diagnostik-, Therapie- und Rehabilitationsverfahren für Kinder und Jugendliche mit komplexen Entwicklungs- und Gesundheitsproblemen an.

Darüber hinaus spielen gesellschaftliche Faktoren wie Armut, Migration oder Bildung eine entscheidende Rolle. Demnach umfasst die Sozialpädiatrie auch gesundheits- und sozialpolitische Dimensionen in einer Kommune. Ziel der Sozialpädiatrie ist es, gemeinsam mit anderen kommunalen Unterstützungs- und Hilfeleistungen Kindern und Jugendlichen bestmögliche Bedingungen für ein gesundes Aufwachsen und gute Entwicklungs-, Bildungs- und Teilhabechancen zu bieten.

13.3 Sozialepidemiologie – Gesundheitsrisiken von Kindern und Jugendlichen

Die Sozialepidemiologie untersucht die Verteilung und Determinanten von Gesundheit und Krankheit in der Bevölkerung unter besonderer Berücksichtigung sozialer Faktoren. In der Kindheit und Jugend sind gesundheitliche Risiken eng mit sozialen Bedingungen des Aufwachsens verknüpft. Sozioökonomischer Status, Bildungsstatus der Eltern, Wohnverhältnisse und Umweltbelastungen beeinflussen maßgeblich die gesundheitliche und soziale Entwicklung von Kindern und Jugendlichen. Sozialepidemiologie

13.3.1 Einflussfaktoren auf die kindliche Gesundheit

1) Sozioökonomischer Status (SES): Kinder und Jugendliche aus sozial benachteiligten Familien haben ein erhöhtes Risiko für gesundheitliche Beeinträchtigungen. Armut steht oftmals im Zusammenhang mit schlechter Ernährung, begrenztem Zugang zu medizinischer Versorgung und erhöhtem psychosozialen Stress. Diese Faktoren können die körperliche und kognitive Entwicklung nachhaltig destruktiv beeinflussen (► Kap. 7).
2) Bildung und elterliche Ressourcen: Der Bildungsgrad der Eltern korreliert stark mit der Gesundheit der Kinder und Jugendlichen. Höhere Bildung fördert gesundheitsbewusstes Verhalten, besseren Zugang zu medizinischen Informationen und eine gesundheitsförderliche Erziehung. Kinder aus bildungsfernen Familien zeigen häufiger Defizite in der Gesundheitskompetenz.
3) Wohnverhältnisse und Umweltbedingungen: Schlechte Wohnverhältnisse, wie beengte Wohnräume, Feuchtigkeit und Schimmelbelastung, erhöhen das Risiko für Atemwegserkrankungen. Zusätzlich sind Kinder und Jugendliche in sozioökonomisch benachteiligten Stadtvierteln häufiger Umweltbelastungen ausgesetzt.
4) Psychosoziale Belastungen: Kinder Jugendliche aus sozial benachteiligten Familien sind häufiger von familialen Konflikten, instabilen Le-

bensverhältnissen und emotionalem Stress betroffen. Diese Faktoren können das Risiko für psychische Erkrankungen, Verhaltensauffälligkeiten, Dominanzverhalten und emotionale Entwicklungsstörungen erhöhen.

13.3.2 Sozialepidemiologische Erkenntnisse

Studien (z. B. Kamtsiuris 2007 und KiGGS Welle 2) zeigen, dass gesundheitliche Ungleichheiten bereits in der frühen Kindheit beginnen und sich im weiteren Lebensverlauf verstärken können. So haben Kinder aus benachteiligten Familien bspw. ein höheres Risiko für Frühgeburten, geringes Geburtsgewicht und eine verzögerte motorische sowie sprachliche Entwicklung. Auch Adipositas, Diabetes mellitus Typ 2 und kardiovaskuläre Erkrankungen sind in sozioökonomisch schwächeren und bildungsfernen Sozialmilieus überproportional häufig vertreten.

Merke

Soziale Faktoren spielen eine zentrale Rolle für die Gesundheit von Kindern und Jugendlichen. Die Sozialepidemiologie hilft, Risikofaktoren zu identifizieren und gezielte Maßnahmen zur Verbesserung der gesundheitlichen Chancengleichheit zu entwickeln.

13.4 Prävention und Gesundheitsförderung im Kindes- und Jugendalter

Drei Präventionsstufen

Die frühe (z. T. vorgeburtliche) Gesundheitsförderung und Prävention von Krankheiten ist von zentraler Bedeutung für die Entwicklung von Kindern (► Kap. 4.5). Sie ist für das langfristige Wohl ihrer körperlichen, psychischen, emotionalen und sozialen Gesundheit unabdinglich. Im fachlichen Verständnis von Prävention werden drei Präventionsstufen unterschieden:

1. *Primärprävention:*
   Die Primärprävention zielt darauf ab, Krankheiten und gesundheitliche Risiken von vornherein zu verhindern. Sie bezieht sich auf Maßnahmen, die das Entstehen von gesundheitlichen Problemen vermeiden sollen. Im Kindesalter umfasst dies insbesondere die Förderung eines gesunden Lebensstils, die Impfungen, die Vermeidung von Risikofaktoren wie Tabak- oder Alkoholkonsum sowie die Schaffung eines sicheren und förderlichen Umfeldes für die kindliche Entwicklung. Zu den Maßnahmen gehören auch Programme zur Förderung der Ernährung (z. B.

Stillen, ausgewogene Kost), Bewegungsförderung und Aufklärung über gesundheitliche Risiken.

2. *Sekundärprävention:*
   Die Sekundärprävention hat das Ziel, Krankheiten frühzeitig zu erkennen und sofortige Maßnahmen zu ergreifen, um deren Fortschreiten zu verhindern. Dies umfasst Screening-Programme und Früherkennungsuntersuchungen, bei denen gesundheitliche Auffälligkeiten frühzeitig identifiziert werden, bevor sie sich zu ernsthaften Erkrankungen entwickeln. Für Kinder bedeutet dies vor allem die regelmäßigen U-Untersuchungen und Vorsorgeuntersuchungen, die verschiedene Entwicklungs- und Gesundheitsbereiche abdecken.
3. *Tertiärprävention (Intervention):*
   Die Tertiärprävention bezieht sich auf Maßnahmen, die darauf abzielen, bereits bestehende Krankheiten zu behandeln, ihre Auswirkungen zu mildern und mögliche Folgeschäden zu minimieren. In der Sozialpädiatrie wird dies insbesondere im Umgang mit chronischen Erkrankungen und Behinderungen im Kindesalter relevant. Hierzu gehören rehabilitative Maßnahmen, unterstützende Therapien und spezielle Programme, die es den betroffenen Kindern ermöglichen, ein möglichst selbstständiges und gesundes Leben zu führen.

Tab. 13.1: Risikoprävention in Familien

Primärprävention/Entwicklungsförderung	Sekundärprävention	Tertiärprävention
Risikovorsorge	Risikoabwendung	Risikobehandlung
Familien, in weitgehend unbelasteten Lebenssituationen	Familien, in von Belastungsfaktoren bedrohten Lebenssituationen	Familien in belasteten Lebenssituationen
Angebote, die allgemein unterstützen	Angebote und Maßnahmen, die gezielt unterstützen	Maßnahmen, die gezielt auf Belastungsfaktoren reagieren

Gezielte Präventionsmaßnahmen auf allen drei Präventionsstufen im Rahmen von Präventionsketten können Entwicklungsrisiken von Kindern und Jugendlichen verringern. Dazu gehören beispielsweise:

- Frühkindliche Förderprogramme: Diese unterstützen die sprachliche, kognitive und motorische Entwicklung benachteiligter Kinder.
- Ernährungs- und Bewegungsprogramme: Insbesondere in Kindertagesstätten und Schulen können gesundheitsfördernde Maßnahmen langfristig positive Effekte erzielen.
- Verbesserung der Wohn- und Umweltbedingungen: Politische Maßnahmen zur Reduzierung von Luftverschmutzung und zur Schaffung gesunder Wohnverhältnisse haben direkten Einfluss auf die kindliche Gesundheit.

- Elternbildung und Unterstützung: Programme zur Förderung elterlicher Versorgungs- und Erziehungskompetenzen und Stressbewältigung tragen zur Verbesserung der familialen Bedingungen und somit zur gesundheitlichen Entwicklung der Kinder und Jugendlichen bei.

Exkurs: U-Untersuchungen

U-Untersuchungen

Ein wesentlicher Bestandteil der präventiven Gesundheitsförderung im Kindesalter sind die sogenannten U-Untersuchungen. Als Leistungen der Gesetzlichen Krankenversicherung sind sie in § 26 SGB V festgelegt. Diese Früherkennungsuntersuchungen bieten die Möglichkeit, Gesundheitsprobleme im Kindesalter frühzeitig zu erkennen und gegebenenfalls rechtzeitig zu behandeln. In Deutschland sind die U-Untersuchungen ein fester Bestandteil der Gesundheitsversorgung für Kinder und Jugendliche und umfassen insgesamt zehn Untersuchungen, die im Verlauf der ersten sechs Lebensjahre stattfinden (▶ Tab. 13.2). In den drei Bundesländern Bayern, Hessen und Baden-Württemberg sind sie verpflichtend. Die anderen Bundesländer arbeiten mit einem direktiven Einladungswesen. Sollte einer Einladung mehrfach nicht nachgekommen werde, kann es passieren, dass sich das Jugend- oder Gesundheitsamt einschaltet und die betreffenden Eltern aufsucht.

Nicht nur aus medizinischer Sicht bilden sie einen wichtigen Beitrag zur Prävention. Für Ärztinnen und Ärzte bieten sie die Möglichkeit, Eltern auf weitere Bedarfe anzusprechen und ggf. an andere Hilfestellen im Netzwerk zu vermitteln.

Tab. 13.2: Vorsorgeuntersuchungen nach: Bundesgesundheitsministerium (© Bundesgesundheitsministerium)

U-Untersuchung	Bestandteile
U1: Neugeborenen-Erstuntersuchung unmittelbar nach der Geburt	Erkennen von lebensbedrohlichen Komplikationen und sofort behandlungsbedürftigen Erkrankungen und Fehlbildungen, Schwangerschafts-, Geburts- und Familienanamnese, Kontrolle von Atmung, Herzschlag, Hautfarbe, Reifezeichen
Erweitertes Neugeborenen-Screening 2.–3. Lebenstag	Früherkennung von angeborenen Stoffwechseldefekten und endokrinen Störungen (z. B. Mukoviszidose).
Neugeborenen-Hörscreening bis zum 3. Lebenstag	Hörscreening zur Erkennung beidseitiger Hörstörungen ab einem Hörverlust von 35 Dezibel.
U2: 3. bis 10. Lebenstag	Erkennen von angeborenen Erkrankungen und wesentlichen Gesundheitsrisiken, Vermeidung von Komplikationen: Anamnese und eingehende Untersuchung von Organen, Sinnesorganen und Reflexen.
U3: 4. bis 5. Lebenswoche	Prüfung der altersgemäßen Entwicklung der Reflexe, der Motorik, des Gewichts und der Reaktionen, Untersuchung der Organe, Abfrage des Trink-, Verdauungs- und Schlaf-

Tab. 13.2: Vorsorgeuntersuchungen nach: Bundesgesundheitsministerium (© Bundesgesundheitsministerium) – Fortsetzung

U-Untersuchung	Bestandteile
	verhaltens, Untersuchung der Hüftgelenke auf Hüftgelenksdysplasie und -luxation.
U4: 3. bis 4. Lebensmonat	Untersuchung der altersgerechten Entwicklung und Beweglichkeit des Säuglings, der Organe, Sinnesorgane, Geschlechtsorgane und der Haut, Untersuchung von Wachstum, Motorik und Nervensystem.
U5: 6. bis 7. Lebensmonat	Untersuchung der altersgerechten Entwicklung und Beweglichkeit, der Organe, Sinnesorgane, Geschlechtsorgane und der Haut, Untersuchung von Wachstum, Motorik und Nervensystem.
U6: 10. bis 12. Lebensmonat	Untersuchung der altersgemäßen Entwicklung, der Organe, Sinnesorgane (insbesondere der Augen), Kontrolle des Bewegungsapparates, der Motorik, der Sprache und der Interaktion.
U7: 21. bis 24. Lebensmonat	Untersuchung der altersgemäßen Entwicklung, Erkennen von Sehstörungen, Test der sprachlichen Entwicklung, Feinmotorik und Körperbeherrschung.
U7a: 34. bis 36. Lebensmonat	Schwerpunkt auf altersgerechter Sprachentwicklung, frühzeitige Erkennung von Sehstörungen.
U8: 46. bis 48. Lebensmonat	Intensive Prüfung der Entwicklung von Sprache, Aussprache und Verhalten, Untersuchung von Beweglichkeit und Koordinationsfähigkeit, Reflexen, Muskelkraft und Zahnstatus.
U9: 60. bis 64. Lebensmonat	Prüfung der Motorik, des Hör- und Sehvermögens und der Sprachentwicklung, um eventuelle Krankheiten und Fehlentwicklungen vor dem Schuleintritt zu erkennen und entgegenzuwirken.
J1: 13. bis 14. Lebensjahr	Untersuchung des allgemeinen Gesundheitszustands, der Wachstumsentwicklung, der Organe und des Skelettsystems, Erhebung des Impfstatus, Untersuchung des Stands der Pubertätsentwicklung und psychischer Auffälligkeiten. Beratung zu gesunden Lebensgewohnheiten und Risikoprävention.
6.–72. Lebensmonat	Sechsmalige zahnärztliche Früherkennungsuntersuchungen auf Zahn-, Mund- und Kieferkrankheiten, einschließlich Inspektion der Mundhöhle, Einschätzung des Kariesrisikos und Beratung zu Mundhygiene und Ernährung.
7.–18. Lebensjahr	Halbjährliche Untersuchungen mit individualprophylaktischen Leistungen, z. B. Mundhygienestatus, Aufklärung über Krankheitsursachen, Fluoridierung, Versiegelung von Backenzähnen und Eintragung im Bonusheft ab dem 12. Lebensjahr.

Merke

Die Prävention und Gesundheitsförderung im Kindes- und Jugendalter sind eine zentrale Aufgabe der Sozialpädiatrie. Durch unterschiedliche Leistungen der drei Präventionsstufen und die regelmäßigen U-Untersuchungen wird ein wichtiger Beitrag zur Früherkennung von Gesundheitsrisiken und Entwicklungsstörungen geleistet. Präventive Maßnahmen helfen nicht nur, Erkrankungen zu vermeiden, sondern fördern auch das gesamte Wohlbefinden von Kindern, Jugendlichen und ihren Familien. Gesundheitsförderung korreliert positiv mit Bildungschancen und sozialer Teilhabe.

13.5 Chronische Erkrankungen und Behinderungen im Kindes- und Jugendalter

Chronische Erkrankungen

Chronische Erkrankungen und Behinderungen im Kindes- und Jugendalter stellen eine besondere Herausforderung für die betroffenen Familien dar. Sie können weitreichende Auswirkungen auf die körperliche, psychische und soziale Entwicklung der Kinder und Jugendlichen haben. Das Ziel sozialpädiatrischer und weiterführender Hilfen im Kontext von stark beeinträchtigten Kindern und Jugendlichen ist die Herstellung möglichst inklusiver Strukturen im Umfeld und der Lebenswelt der Familien. Gemessen wird das jeweilige Gelingen an den Umsetzungserfolgen der bestmöglichen Teilhabe am gesellschaftlichen Leben trotz Beeinträchtigung. In Deutschland leben etwa 16% der Kinder und Jugendlichen mit einer chronischen Erkrankung. (Bachmann 2017)

13.5.1 Definition und Klassifikation

Chronische Erkrankungen im Kindes- und Jugendalter sind gesundheitliche Beeinträchtigungen, die über einen Zeitraum von mindestens drei Monaten anhalten oder immer wieder auftreten. Behinderungen umfassen dauerhafte körperliche, psychische oder emotionale Einschränkungen, die zu einer erheblichen Beeinträchtigung der Teilhabe am gesellschaftlichen Leben führen können. Die Weltgesundheitsorganisation (WHO) unterscheidet zwischen:

- Körperlichen Behinderungen (z. B. spastischen Lähmungen, Muskeldystrophien)
- Geistigen Behinderungen (z. B. Trisomie 21, Fetales-Alkohol-Syndrom)

- Psychischen Störungen und Verhaltensstörungen (z. B. Autismus-Spektrum-Störungen, ADHS)
- Chronischen somatischen Erkrankungen (z. B. Asthma bronchiale, Diabetes mellitus Typ 1, Mukoviszidose)

13.5.2 Auswirkungen auf die kindliche Entwicklung

Chronische Erkrankungen und Behinderungen beeinflussen vielfältige Lebensbereiche der Betroffenen:

- Körperliche Auswirkungen: Eingeschränkte Mobilität, erhöhte Infektanfälligkeit, Wachstums- und Entwicklungsverzögerungen
- Psychosoziale Aspekte: Höheres Risiko für emotionale Belastungen, depressive Verstimmungen oder soziale Isolation
- Schulische und berufliche Perspektiven: Eingeschränkte Teilhabe im Bildungswesen und erschwerte Eingliederung in das Berufsleben

13.5.3 Versorgungsstrukturen und sozialmedizinische Unterstützung

Die Versorgung chronisch kranker und von Behinderungen betroffener Kinder erfordert eine multiprofessionelle Zusammenarbeit zwischen Medizin, Therapie, Sozialarbeit und Bildung. Zentral sind:

- Frühförderung und Rehabilitation: Interdisziplinäre Förderung zur Verbesserung der individuellen Entwicklungschancen
- Schulische Inklusion: Anpassung des Lernumfeldes, sonderpädagogische Förderung und Assistenzangebote
- Unterstützungsangebote für Familien: Beratung, Selbsthilfegruppen und finanzielle Hilfen (z. B. Pflegegeld, Eingliederungshilfe)

Merke

Kinder und Jugendliche mit chronischen Erkrankungen oder Behinderungen benötigen umfassende medizinische, therapeutische und sozialmedizinische Unterstützung, um ihre Lebensqualität zu sichern und eine bestmögliche Teilhabe an der Gesellschaft zu gewährleisten. Die Sozialpädiatrie spielt hierbei eine zentrale Rolle, indem sie sowohl die individuellen Bedürfnisse der Betroffenen als auch die gesellschaftlichen Rahmenbedingungen in den Fokus nimmt und hinsichtlich des Inklusionsgebots der UN-Behindertenrechtskonvention (2009) überprüft.

13.6 Kindeswohl, Kindeswohlgefährdung, Frühe Hilfen und Kinderschutz im Kontext der Sozialpädiatrie

Entwicklungsförderlich – Kindeswohl

Das Kindeswohl bezeichnet jene Dimension in der Lebenswelt von Kindern und Jugendlichen, in der ein Kind gesund und entwicklungsförderlich aufwachsen kann. Es umfasst physische, psychische, emotionale und soziale Bedingungen des Aufwachsens – darunter eine stabile und sichere Bindungsqualität, eine anleitende demokratische oder autoritative Erziehung, Schutz vor Missbrauch, Gewalt und Vernachlässigung sowie die Erfüllung basaler Grundbedürfnisse wie gesunde Ernährung, Bewegungsförderung, eine stetige verlässliche Unterkunft, Bildung und kulturelle Sozialisation. Die Definition des Kindeswohls orientiert sich an den Rechten des Kindes, wie sie in der UN-Kinderrechtskonvention (Verabschiedung am 20.11. 1989) festgelegt sind. In Deutschland ist das Recht des Kindes auf gewaltfreie Erziehung im § 1631 BGB (Inhalt und Grenzen der Personensorge) geregelt, das im November 2000 erlassen wurde. Damit kam die Bundesrepublik der Pflicht nach, ihre per Unterschrift geleistete Anerkennung der UN-Kinderrechtskonvention zu ratifizieren – also in deutsches Recht zu überführen. Die Sozialpädiatrie unterstützt die Kinderrechte durch eine konsequente medizinische Entwicklungsförderung und Überleitung in weitere, auch sozialpädagogische Hilfen im Versorgungsnetzwerk einer Kommune.

Kindeswohlgefährdung

Eine *Kindeswohlgefährdung* liegt vor, wenn das Wohl des Kindes durch körperliche, seelische oder sexualisierte Gewalt, Vernachlässigung oder andere schwerwiegende Beeinträchtigungen nachhaltig bedroht ist. Dazu gehört auch, wenn basale Grundbedürfnisse (z. B. stetige Unterkunft oder gesunde Ernährung) dauerhaft nicht sichergestellt sind. In Deutschland regelt der § 1666 BGB, dass bei einer konkreten Gefährdung des Kindeswohls das Familiengericht einschreiten kann. Das Jugendamt hat nach § 8a SGB VIII eine Schutzpflicht und ist verpflichtet, bei Verdacht auf Kindeswohlgefährdung einzuschreiten. Die sozialpädiatrischen Zentren und Fachkräfte der Kinder- und Jugendmedizin nehmen dabei einerseits eine unterstützende Rolle für Eltern zur Stärkung ihrer Versorgungskompetenzen ein. Andererseits sind sie verpflichtet, sich bei Anzeichen von Kindeswohlgefährdungen, möglichst gemeinsam mit den Eltern an die Hilfestellen des Jugendamtes zu wenden und den Verdacht zu melden.

Frühe Hilfen

Frühe Hilfen sind niedrigschwellige (primär- und sekundärpräventive) Angebote für Eltern und Kinder in den ersten Lebensjahren. Sie dienen der Förderung einer gesunden Entwicklung und frühzeitigen Vermeidung von Entwicklungshemmnissen und Risiken für das Kindeswohl. Den Bezugsrahmen für die kommunale Ausgestaltung der multiprofessionellen Netzwerke Früher Hilfen bildet das Bundeskinderschutzgesetz (2012). Der Sozialpädiatrie kommt dabei eine zentrale Rolle im Netzwerk zu. Mittels sozialpädiatrischer Diagnostik werden Entwicklungs- und Förderbedarfe für das Kind sowie weitere Unterstützungsbedarfe für die Familie erkannt. Als wirksame Praxisbeispiele seien hier das *Sozialpädiatrische Kita-Konzept*[24] in der Region Hannover, das Programm *Babylotse* des Qualitätsverbunds Babylotse[25] oder das Programm *Kid-Protect*[26] genannt.

Kinderschutz

Der *Kinderschutz* umfasst alle rechtlichen, institutionellen und politischen Maßnahmen, um Kinder vor Gefährdungen zu bewahren. Er setzt sich aus primär-, sekundär- und tertiärpräventiven Strategien zusammen, darunter die Sensibilisierung für Kindeswohlgefährdung, die Stärkung von Fachkräften in der Wahrnehmung von Risikofaktoren sowie der Schutz von Kindern in akuten Gefährdungslagen. Der interdisziplinäre Austausch zwischen der Kinder- und Jugendhilfe, dem Gesundheitswesen, der Justiz und Bildungseinrichtungen spielt eine zentrale Rolle im Kinderschutz. Die sozialmedizinische Perspektive betont die Bedeutung von multiprofessioneller Zusammenarbeit und interdisziplinären Netzwerken. Sozialpädiatrische Zentren und die kinder- und jugendmedizinischen Dienste (auch Kinderschutzambulanzen) tragen zur frühen Erkennung und Intervention bei, indem sie Risikofaktoren erfassen und betroffene Kinder, Jugendliche und ihre Eltern unterstützen. Die enge Verzahnung von medizinischer, sozialer und juristischer Expertise ist entscheidend für einen wirksamen kommunalen Kinderschutz.

13.7 Zusammenfassung und zukünftige Herausforderungen der Sozialpädiatrie

Um zunehmenden Belastungsfaktoren für Kinder, Jugendliche, Eltern und für die Gesellschaft insgesamt konstruktiv begegnen zu können, ist ein langfristiges Versorgungssystem mit den fachlichen Implikationen des Präventionsgesetzes und des Bundeskinderschutzgesetzes notwendig, in dem der Sozialpädiatrie (weiterhin) eine zentrale Rolle an der Schnittstelle zwischen medizinischen Diensten und der Kinder- und Jugendhilfe zukommt. Soll ein nachhaltiger Impact erzielt werden, müssen die strukturellen Bedingungen der Präventions- und Hilfesysteme so ausgerichtet und organisiert sein, dass sie fachlich, politisch und finanziell dauerhaft tragfähig und abgesichert sind. Der kooperative und intersektorale Ansatz be-

24 Bantel S, Jones E, Walter U et al. (2019) Das Sozialpädiatrische Kita-Konzept: ein interdisziplinärer Ansatz. In: Public Health Forum, 27(4). Infos unter: https://www.hannover.de/Leben-in-der-Region-Hannover/Soziales/Familie-Partnerschaft/Frühe-Hilfen---Frühe-Chancen/Frühe-Hilfen---Frühe-Chancen/Eltern/Frühe-Hilfen-in-der-Kita/Das-sozialpädiatrische-Kita-Konzept.

25 Infos unter: https://qualitaetsverbund-babylotse.de/

26 Infos unter: https://innovationsfonds.g-ba.de/downloads/beschluss-dokumente/283/2022-11-17_KID-PROTEKT_Ergebnisbericht.pdf

nötigt dringend den Status eines regelhaften Angebots, das weder von den Fachkräften noch von den Kindern, Jugendlichen und Eltern als außergewöhnlich, sondern als »ganz normal« empfunden wird. Sowohl die Fachkräfte als auch die junge Mutter (Nadine F.) aus dem Fallbeispiel sollten ganz selbstverständlich wissen, welche Hilfen an welchen Stellen zu erwarten sind und wie das kommunale Netzwerk zusammenarbeitet. (Knüttel et al. 2025)

Dafür müssen die Rahmenbedingungen auf Bundes-, Landes- und lokaler Ebene stimmen. Dabei gibt es auch Themen, die in der Fachbetrachtung und Praxis bisher eher wenig Beachtung finden. Zu nennen sind hier insbesondere Formate kombinierter Hilfe-Settings – sogenannter »Blended Care-Settings« – die bewusst die jeweiligen Vorteile von virtuellen und analogen Beratungs-, Vernetzungs-, Lotsen- und Hilfe-Settings konzeptionell miteinander kombinieren. Erste gute Erfahrungen wurden insbesondere – nicht zuletzt durch die Pandemie – in therapeutischen Settings gemacht, die sich zukünftig auf weitere Handlungsfelder auch der Sozialpädiatrie ausweiten lassen, da sie als virtuelle Ansätze mittlerweile gut zu den Alltagsgewohnheiten von vielen Familien passen. In diesem Zusammenhang muss auf zukünftige Möglichkeiten KI-basierter Lotsen- oder Beratungs-Bots hingewiesen werden, die sich rasant entwickeln und zunehmend alltäglich werden. Insbesondere die schnelle Informationsvermittlung (z. B. Netzwerkkenntnisse) kann in naher Zukunft die personale Auskunft nicht nur ergänzen, sondern ggf. umfassender anbieten. Grenzen werden diesbezüglich bleiben, wenn es um eine persönliche und damit situativ beziehungsbasierte Vermittlung oder Begleitung im medizinischen und sozialpädagogischen Hilfesystem geht.

Abschließend für dieses Kapitel lassen sich folgende Themen festhalten, die für die zukünftigen Versorgungssysteme der Städte, Gemeinden und Landreise als notwendig erachtet werden, wenn man den heutigen und zukünftigen Bedarfen von Kindern, Jugendlichen und Eltern gerecht werden will: (ebd. 2025)

- *Kooperation:*
  Kommunale Versorgungsnetzwerke brauchen tragfähige und langfristige Kooperationsverträge mit Kooperationspartnern, die institutionell an die kommunalen Verwaltungen und Gesetzliche Krankenversicherung angebunden und mit weiteren Stakeholdern kooperativ vernetzt sind, damit eine möglichst vielseitige Verankerung und Wirkkraft in der Gesellschaft und den Hilfesystemen, Netzwerken oder Präventionsketten entwickelt werden kann (Impact-Faktor).
- *Konzept:*
  Das Kooperationskonzept sollte einen fachlich integrativen und zukunftsorientierten Innovationscharakter haben, der die fachlichen Aspekte jeweiliger Disziplinen nicht nur additiv aufführt, sondern synergetisch miteinander verschränkt. Sozialpädagogische und sozialpädiatrische Implikationen wie Sozialraumorientierung, Lebens-

weltorientierung, Partizipation, Salutogenese oder Empowerment sollten Teil der synergetischen Verschränkung sein.

- *Finanzierung:*
  Für eine gute Versorgung auf allen drei Präventionsstufen ist langfristig eine integrierte Regelfinanzierung notwendig. Projektfinanzierungen in der Primärprävention helfen zumeist nur befristet und mit geringer Reichweite.
- *Qualifizierung von Fachkräften:*
  Die involvierten Fachkräfte eines kommunalen Netzwerks sollten transdisziplinär geschult werden, damit ein homogenes multiprofessionelles Unterstützungs-Setting entsteht, das fachlich ineinandergreift und sich durch eine inklusive Haltung auszeichnet.
- *Verfahrensgebundenheit:*
  Die strukturelle Vernetzung des Gesundheitswesens und der Kinder- und Jugendhilfe braucht eine logische und verbindliche Verfahrensgebundenheit zwischen den kooperierenden Institutionen.
- *Anamnese:*
  Das Hilfe-Setting für Kinder, Jugendliche und Eltern sollte auf einer medizinischen und psychosozialen Anamnese basieren, die Ausgangspunkt für die individuelle Gestaltung eingeleiteter Unterstützungen und Hilfen ist.
- *Alltagsorientierte Lotsenfunktion:*
  Die logische Verfahrensgebundenheit muss konzeptionell zu den Alltagslogiken und -praktiken der Kinder, Jugendlichen und Eltern passen. Sie muss erfahrungsbezogen, verstehbar, sinnvoll und handhabbar sein. Daher sollten Aspekte des »Blended Care«-Ansatzes konzeptionell im Versorgungsnetzwerk mitgedacht werden.
- *Personales Lotsensystem:*
  Die logische Verfahrensgebundenheit braucht ein personales Lotsensystem, dass durch eine medizinische oder sozialpädagogische Fachkraft repräsentiert wird, die entsprechend dem Hilfebedarf zielgenau informiert, berät oder begleitet.
- *Qualitätsentwicklung:*
  Das medizinisch-sozialpädagogische Unterstützungs- und Hilfenetzwerk sollte Bestandteil von wirkungsorientierten Planungs-, Implementierungs- und Steuerungsprozessen einer Kommune sein, die ressortübergreifend (integrativ) vollzogen werden.
- *Qualitätssicherung:*
  Das medizinisch-sozialpädagogische Unterstützungs- und Hilfenetzwerk sollte an multidisziplinäre Qualitätszirkel angebunden sein, die als reflexive Resonanzräume die Qualität der Arbeit sichern.

Merke

Die vernetzte Sozialpädiatrie steht vor zahlreichen Herausforderungen, bietet jedoch auch viele Chancen, um die gesundheitliche und soziale

Versorgung von Kindern und Jugendlichen weiter zu verbessern. Eine stärkere interdisziplinäre Zusammenarbeit, der verstärkte Einsatz von digitalen und virtuellen Technologien, eine präventive Ausrichtung sowie eine Anpassung an die gesellschaftlichen Veränderungen sind entscheidend, um das Fachgebiet Sozialpädiatrie zukunftsfähig zu gestalten. Die Weiterentwicklung der Sozialpädiatrie wird maßgeblich dazu beitragen, die Lebensqualität von betroffenen Kindern und ihren Familien nachhaltig zu fördern und gesellschaftliche Benachteiligungen zu überwinden. Um langfristige Veränderungen zu bewirken ist es unerlässlich, die genannten Herausforderungen anzuerkennen, integrative Versorgungsstrukturen zu schaffen und die Chancen innovativer Kooperationsmodelle zu nutzen.

13.8 Literatur

Bachmann S (2017) *»Einen normalen Alltag gibt es nicht.«* Wie Eltern von chronisch kranken Kindern ihre Situation erleben. Das Band. Zeitschrift des Bundesverbandes für körper- und mehrfachbehinderte Menschen e. V. (47): 10–12.2.

Bantel S, Jones E, Walter U et al. (2019) Das sozialpädiatrische Kita-Konzept – ein interdisziplinärer Ansatz. Public Health Forum 2019; 27(4): 295–297.

Kamtsiuris P, Atzpodien K, Ellert U et al. (2007) Prävalenz von somatischen Erkrankungen bei Kindern und Jugendlichen in Deutschland. Ergebnisse des Kinder- und Jugendgesundheitssurveys (KIGGS). Bundesgesundheitsblatt — Gesundheitsforschung – Gesundheitsschutz 5/6.

Knüttel K, Lassak K, Nieberg H (2025) Expertise. Gestaltung und Umsetzung von Lotsendiensten in niedergelassenen Arztpraxen in Nordrhein-Westfalen. Ergebnisse einer quantitativen Studie. I.S.A Münster. Veröffentlichung in 2025.

Nieberg H (2017) Frühe Hilfen als Planungsaufgabe. In: Sozial Extra, Ausgabe 5/2017, Springer Verlag.

Nieberg H, Kreuzer B (2021) Kommunal klug. Auf dem Weg zur integrierten (Sozial-) Planung und Steuerung in Kommunen. Onlinepublikation. Abrufbar unter: www.nifbe.de

Niedersächsisches Landesgesundheitsamt (Hrsg.) (2018) Kindergesundheit im Einschulungsalter. Ergebnisse der Schuleingangsuntersuchung 2017. Gesundheitsberichterstattung für Niedersachsen. (https://www.nlga.niedersachsen.de/seu/schuleingangsuntersuchungen-200115.html, Zugriff am 24.02.25).

Niedersächsisches Landesgesundheitsamt (Hrsg.) (2024) Ergebnisse der Schuleingangsuntersuchung. Vergleich von Daten ausgewählter Kommunen vor, während und nach der Covid 19-Pandemie. (https://www.nlga.niedersachsen.de/seu/schuleingangsuntersuchungen-200115.html, Zugriff am 24.02.25).

Nationales Zentrum Frühe Hilfen (NZFH) (2019) Die Kinderärztliche Praxis in den Frühen Hilfen. Ergebnisse aus dem NZFH-Forschungszyklus »Zusammen für Familien« (ZuFa-Monitoring). (https://www.fruehehilfen.de/fileadmin/user_upload/fruehehilfen.de/pdf/Publikation-NZFH-kompakt-Die-kinderaerztliche-Praxis.pdf)

Robert Koch Institut (Hrsg.) (2018) Gesundheitsberichterstattung des Bundes. Journal of Health Monitoring. KiGGS Welle 2 – Erste Ergebnisse aus Querschnitt- und Kohortenanalysen. https://www.doi.org/10.17886/RKI-GBE-2018-003

Schönecker L, Dittmann-Wolf A, Lillig S et al. (2020) Expertise. Wie kann im Kinderschutz ein Austausch verschiedener Akteurinnen und Akteure vor dem Hintergrund der bestehenden datenschutzrechtlichen Regelungen ermöglicht werden? (https://www.kvjs.de/fileadmin/dateien/jugend/Expertisen_Kinderschutz/Schoenecker_Dittmann_Wolf_Lillig_Gerber_Meysen_Austausch_im_Kinderschutz_Datenschutz.pdf, Zugriff am 21.12.24).

Strassburg HM (2022) Die Geschichte der Sozialpädiatrie: Kinder – Gesellschaft – Medizin. 1. Aufl. Schmidt-Römhild.

Wünsch A, Bantel S, Koglin U et al. (2017) Das Sozialpädiatrische Kita-Konzept. In: Pädiatrie, Ausgabe 5/2017, Springermedizin Verlag.

14 »Ich hab' Rücken …« – Alte und neue »Volkskrankheiten«

Fallbeispiel

Vor mir sitzt ein Patient. Er wurde von seinem Hausarzt in meiner unmittelbaren Nachbarpraxis zu mir geschickt; er fühle sich ausgebrannt und kraftlos, habe multiple Konflikte auf der Arbeit und könne so nicht mehr weiterarbeiten. Der Klient leidet unter einer massiven Adipositas mit einem BMI von weit über 30, hatte zwei Bandscheiben-Vorfälle mit nun schmerzhafter Einengung der Lendenwirbelsäule (Spinalstenose) sowie eine Bluthochdruck- und Diabetes-Erkrankung. Insgesamt wirkt der 59-jährige Beamte deutlich vorgealtert und immobil. Es bestehe eine Schlaf-Apnoe. Durch die jahrelange sitzende Tätigkeit hätten sich vor allem die Rückenschmerzen verstärkt und zuletzt habe er kaum mehr schlafen können, zumal nun ständiges Grübeln über die Ungerechtigkeiten auf der Arbeit hinzukämen (man wolle ihn nun gegen seinen Willen in eine völlig fremde Behörde versetzen). Das war nun der Siedepunkt der ganzen Entwicklung und es habe sich ein quasi unkontrollierbares Zittern hinzugesellt, er koche oft vor Wut über all diese Ungerechtigkeiten. Diese Willkür, mit welcher man Beamte herumschieben könne, stehe in keinem Verhältnis mehr zu den ehemaligen Vorteilen. Der Mensch zähle nichts mehr. Und nach 45 Jahren Arbeit sei man physisch wie psychisch ruiniert und bekomme nicht mal einen feuchten Handschlag.

Die Frustration des Patienten war durchaus nachvollziehbar, sein Leiden sicher auch psychosomatisch-vegetativ mitbedingt, zumal er obendrein noch, nach all den Jahren positiver Bewertungen, eine sehr schlechte Beurteilung erhielt, gegen welche er lange und erfolglos klagte.

Leider sieht mal in den letzten Jahren tatsächlich vermehrt derartige Frustrationen, steigender Leistungsdruck, fehlende Anerkennung und Personalnot mögen ihren Anteil an diesen Entwicklungen haben, gepaart mit ggfs. mangelnden privatwirtschaftlichen Konsequenzen solch konfliktöser Zuspitzungen.

Der Patient war in weiterer Folge arbeitsunfähig, konnte aber seine somatischen Beschwerden genauer abklären und wurde allmählich etwas aktiver. Nach langwierigen Untersuchungen von Amtsärzten über insgesamt zwei Jahre und einigen Begutachtungen wurde dem Patienten schließlich eine Frührente gewährt.

14.1 Einleitung

Prävention von Multimorbiditäten

Die Lebensbedingungen in westlichen Gesellschaften – sitzende Tätigkeiten, fehlende Bewegung, einseitige Ernährung und hoher Arbeitsbelastung – führen zu den entsprechenden Folgeerkrankungen. Das obige Fallbeispiel illustriert dies klassisch. Glücklicherweise geht es dem Mann heute deutlich besser und er kümmert sich um Blutdruckeinstellung, Physiotherapie, Maskeneinstellung bezüglich der Schlaf-Apnoe usw. und entwickelt sein Freizeitleben neu. Ausgedehnte Rehamaßnahmen zur beruflichen Wiedereingliederung schienen den Amtsärzten hier allerdings nicht mehr zielführend (▶ Kap. 8), wären aber grundsätzlich sicher auch zu diskutieren. Entscheidend für eine zukünftige Medizin scheint also wieder einmal eine entsprechende Prävention derartiger Multimorbiditäten.

14.2 Die drei häufigsten »Volkskrankheiten«

Herzkreislauferkrankungen, Krebserkrankungen & Erkrankungen des Atmungssystems

In der Mortalitätstatistik des statistischen Bundesamtes rangieren drei Erkrankungsgruppen im vorderen Bereich. Angeführt wird die Todesursachenstatistik von den Herzkreislauferkrankungen mit 358.219 Fällen, gefolgt von den Krebserkrankungen mit 231.533 Fällen und schließlich gefolgt von den Krankheiten des Atmungssystems mit 67.633 Fällen (▶ Kap. 6.4).[27]

Diese Obergruppen sind natürlich grobe Zusammenschlüsse der verschiedensten Krankheitsentitäten. So fasst man etwa bei den »Herzkreislauferkrankungen« Krankheiten der Herzkranzgefäße (koronare Herzerkrankung, KHK), Krankheiten der Hirngefäße (u.a. Schlaganfälle, Aneurysmablutungen, Thrombosen), sowie unterschiedlichste Formen von Herzmuskelerkrankungen und Herzinsuffizienzen in einer Gruppe zusammen. Und auch bei den Krebserkrankungen sind selbstverständlich die unterschiedlichsten Krebsformen in einer Gruppe zusammengefasst (etwa Leukämien, d. h. Blutkrebs, solide Tumore usw.). Dennoch erkennt man an den Zahlen eine wesentliche sozialmedizinischer Herausforderung der nächsten Jahre und die eventuellen Hauptbaustellen in punkto Mortalitätsreduzierung. Die reinen Todeszahlen dürfen jedoch nicht darüber hinwegtäuschen, dass es bei vielen der Erkrankungen selbstverständlich um eine deutlich gesteigerter Lebenserwartung und einer weiter zu optimierenden Lebensqualität geht und nicht nur um eine Vermeidung des ja letztlich für alle Menschen unausweichlichen Todes. Nicht umsonst hat die WHO zu einer Steigerung der Lebensqualität angeregt, nachdem die Le-

27 https://www.destatis.de/DE/Themen/Gesellschaft-Umwelt/Gesundheit/Todesursachen/_inhalt.html, abgerufen am 03.06.2024.

benserwartungen in westlichen Industrienationen sich einem Maximum nähert.

Frühe Todesfälle und nicht erkannte bedrohliche Situationen

Aus sozialmedizinischer Perspektive sind vor allem unglückliche, frühe Todesfälle und nicht erkannte bedrohliche Situationen zu fokussieren, welche durch eine frühzeitige, medizinische Intervention vermeidbar gewähren wären.

Sepsisgefahr

In diesem Zusammenhang wurde zum Beispiel die Sepsisgefahr (landläufig: Blutvergiftung) früher häufig übersehen und nicht als medizinische Notfallsituation erkannt. Die Fachgesellschaften treten hier mit Früherkennungskampagnen an die Bevölkerung sowie Ärzte und medizinisches Fachpersonal heran. Sepsis bezeichnet einen eher diffusen, sich rasch verschlechternden Allgemeinzustand zunächst oft unklarer Ursache mit Fieber, Atembeschwerden und hohem Ruhepuls etc. Die Dynamik eines solchen Sepsisgeschehens wird oftmals anfänglich unterschätzt und in seiner Brisanz nicht erkannt. Algorithmen und strukturierte Analysen durch eindeutige Sepsiskriterien sollen hier eine Frühintervention möglich machen. Auch bei den Schlaganfällen zielen die Kampagnen auf eine raschere Früherkennung der Symptome (unter anderem »verschleiertes« Sehen, Sprachstörungen, Lähmungen) und eine entsprechend schnell erfolgende medizinische Intervention im Sinne zum Beispiel einer Thrombolyse (Auflösung des Verschlusses innerhalb der Hirngefäße) schon innerhalb des Krankentransportes (vgl. hierzu etwa das so genannte »Stroke-Mobil« in Berlin). Gleiches gilt für Herzinfarkte und das Erkennen einer vor allem instabilen Angina pectoris als Risikofaktor für den akuten Herzinfarkt (akutes Koronarsyndrom mit Erhöhung der entsprechenden Herzenzyme im Blut wie zum Beispiel dem Troponin T). Natürlich müssen auch chronische Herzerkrankungen wie die Herzinsuffizienz entsprechend eines Risikoprofils behandelt werden, zum Beispiel durch Implantation eines prophylaktischen Defibrillators.

Risikofaktoren, z. B. für Herzkreislauferkrankungen

Vor allem bezüglich der Herzkreislauferkrankungen wurden verschiedene Risikofaktoren identifiziert. Hier ist vor allem ein hoher Blutdruck sowie eine zu ungesunde Ernährung mit zu vielen gesättigten Fetten oder aber Salzen und Zucker sowie das Rauchen zu nennen. Bezüglich einer gendermedizinischen Perspektive (► Kap. 6) scheinen hier vor allem bei Frauen unterschätzte Risiken von Relevanz (vgl. Rajendran et al. 2023). Im Rahmen einer sozialpolitischen Diskussion stehen hier in Deutschland wie in anderen Ländern auch vermehrt die Lebensmittelproduzenten mit ihren Werbekampagnen und die Zusammensetzung hochkalorischer und fettiger beziehungsweise zuckriger Lebensmittel im Fokus der Kritik. Im Rahmen industriepolitischer Diskurse um die Krebserkrankung stehen vor allem Tabakkonzerne und Alkoholproduzenten in der Kritik, da deren Produkte beziehungsweise vor allem der gesteigerte Konsum dieser Produkte für zahlreiche Krebserkrankungen mit verantwortlich sind.

Für die Herzkreislauferkrankung sind auch psychische Stressoren, z. B. eine gesteigerte Arbeitsplatzbelastung, als mögliche Risikofaktoren identifiziert (vgl. u. a. Kivimäki et al. 2015).

14.3 Diabetes und orthopädische Erkrankungen

Chronische Schmerzerkrankungen & Zunahme der Adipositaspatienten

Neben den todesursächlich relevanten Erkrankungen rücken in neueren sozialmedizinischen Perspektiven vor allem chronische Leiden wie die Diabeteserkrankungen, u. a. durch eine Zunahme der Adipositaspatienten sowie chronische Schmerzerkrankungen im Lendenwirbelbereich oder an anderer Stelle des Skelettsystems in den Fokus (siehe auch das einführende Fallbeispiel). Vor allem die chronischen Schmerzerkrankungen sind (▶ Kap. 8) ein Schwerpunkt medizinischer Krankschreibung und somit auch von sozioökonomischer (▶ Kap. 5.6) Relevanz. Mangelnde Bewegung scheint ebenfalls ein wesentlicher Faktor für den Anstieg dieser Erkrankung zu sein, so ist die Rede vom »Sitzen als das neue Rauchen«. In einer großen Bevölkerungs-bezogenen Langzeitstudie, der so genannten NAKO-Gesundheitsstudie (ehemals »Nationale Kohorte«), wurden Zusammenhänge steigender Gesundheitskosten und dem Mangel an Bewegung herausgestellt. Die Studie umfasste mehr als 100.000 Teilnehmer und Teilnehmerinnen und fand vor allem Kosten-steigernde Effekte durch Bewegungsmangel ab einem Alter von 60 + (Gottschalk et al. 2024). Zu fragen ist also durchaus, ob nicht die Bewegung als eine der kostengünstigsten Maßnahmen fester in das Gesundheitssystem implementiert werden sollte (Pedersen et al. 2015).

Mangelnde Bewegung

Durch den eher ansteigenden Konsum von Convenience-Gerichten (Fertiggerichten), also hoch prozessierten Nahrungsmitteln, scheint sich ein Trend und vor allem eine soziale Schichten-Divergenz im Bereich der Adipositas (vgl. ▶ Kap. 16) eher zu verstärken, flankiert durch die besagte überwiegend sitzende Berufstätigkeit und Anstiege von muskulo-skelletalen Beschwerden und Erkrankungen.

Intervention und Präventionsprogramme

Effektive sozialmedizinische Intervention und Präventionsprogramme zielen daher vor allem auf breite, den Lebensstil und die Ernährungs- und Suchtgewohnheiten modifizierende Kampagnen, möglichst schon in der Kindheit beginnend (▶ Kap. 13).

14.4 Hilfe und Selbsthilfe bei chronischen Erkrankungen

Chronische Erkrankungen

Durch eine ausgefallene Diagnostik sowie eine bessere Behandelbarkeit von Erkrankungen wächst die Gruppe der chronischen Erkrankungen. Hierzu zählen zum Teil auch die seltenen Erkrankungen, welche insgesamt ebenfalls eine beachtliche Zahl von geschätzt drei Millionen Betroffenen in Deutschland bergen. Neben einer suffizienten klinischen und ambulanten medizinischen Versorgung sind hier vor allem partizipatorische Aspekte im

Rahmen eines modernen, sozialmedizinisch ausgerichteten Gesundheitswesens zu erwähnen. Hierzu zählen unter anderem die breit aufgestellten Selbsthilfegruppen, welche, unter anderem krankenkassenfinanziert (mit ca. 1% der Krankenkassenbeiträge), eine wichtige Grundlagenarbeit im Bereich der Krankheits-Früherkennung, suffizienter Behandlung, sowie im Bereich des Umgangs mit chronischen Erkrankungen (dem so genannten Krankheits-Coping) leisten. Als Beispiel sei hier die chronische genetische Herzerkrankung HOCM zu nennen (hypertrophe Kardiomyopathie), welcher der Autor selbst angehört und dort im wissenschaftlichen Beirat tätig war[28]. Die hypertrophe Kardiomyopathie ist eine Verdickung des Herzmuskels mit dem Risiko plötzlicher Herzstillstände sowie einer zum Teil eingeschränkten Leistungsfähigkeit. Unter anderem durch die Arbeit der Selbsthilfe können Ärzte diese durchaus gar nicht so selten auftreten Erkrankung (ca. eine erkrankte Person auf 500 Einwohner) erkennen und einer entsprechenden modernen Behandlung zuführen, um so eine annähernd normale Lebenserwartung für die Patienten zu erreichen. Viele Fragen und Sorgen von Betroffenen können in gemeinsam Gesprächen und Treffen thematisiert und unrealistische Ängste abgebaut werden. Dies ist nur ein Beispiel zur Effektivität von Selbsthilfegruppen, welche es selbstverständlich auch im psychiatrischen Bereich sowie bei neurologischen Erkrankungen (wie zum Beispiel der Multiplen Sklerose) oder bei pädiatrischen Erkrankungen (Gendefekte oder Stoffwechselerkrankungen), wie zum Beispiel dem Typ-I-Diabetes, gibt. Vor allem im psychiatrischen Bereich war hier historisch der so genannte »Trialog« wegweisend, welcher eine gemeinsame Besprechung kritischer Positionen auf Augenhöhe, gemeinsam mit Behandlerinnen und Behandlern, Patienten sowie Angehörigen ermöglichte (vgl. Mahler et al. 2023).

Selbsthilfe

»Trialog«

14.5 Weiterführende Literatur

Mahler L, Jarchov-Jadi I, Montag C et al. (2023) Das Weddinger Modell: Ein recoveryorientiertes Psychiatriekonzept. Köln: Psychiatrie Verlag.

14.6 Literatur

Gottschalk S, König H, Weber A et al. (2024) Costs associated with insufficient physical activity in Germany: cross-sectional results from the baseline examination

28 https://hocm.de, abgerufen am 24.06.2024.

of the German national cohort (NAKO). Eur J Health Econ. https://www.doi.org/10.1007/s10198-024-01697-9

Kivimäki M, Kawachi I (2015) Work Stress as a Risk Factor for Cardiovascular Disease. Curr Cardiol Rep. 17(9):630. https://www.doi.org/10.1007/s11886-015-0630-8

Pedersen B, Saltin B (2015) Exercise as medicine – evidence for prescribing exercise as therapy in 26 different chronic diseases. Scand J Med Sci Sports. 25 Suppl 3: 1–72. https://www.doi.org/10.1111/sms.12581. PMID: 26606383.

Rajendran A, Minhas A, Kazzi B et al. (2023) Sex-specific differences in cardiovascular risk factors and implications for cardiovascular disease prevention in women. Atherosclerosis. 384:117269. https://www.doi.org/10.1016/j.atherosclerosis.2023.117269

15 Informationen richtig einschätzen können – Gesundheitskompetenz

Fallbeispiel

Idaho, USA, 23. April 2020: Dorothy steht zuhause in ihrer Küche und bereitet das Abendessen vor. Der Fernseher läuft, wie immer. Gerade hält Präsident Trump eine Pressekonferenz und irgend so ein Typ erzählt etwas über Corona. Die Covid-19-Pandemie ist weltweit auf dem Vormarsch. Dorothy hört aufmerksam zu, während sie die Kartoffeln schneidet. Das ganze Corona-Zeug macht ihr Angst. Aber ihr Präsident kriegt das schon in den Griff, denkt sie, das ist ja ein richtiger Macher. Gerade sinniert er darüber, was Desinfektionsmittel gegen diese Viren ausrichten könne. Ein interessanter Gedanke, denkt Dorothy, so machen sie nach dem Schlachten ja auch immer alles sauber. Das Zeug ist schon toll. Vielleicht sollte sie das mal probieren… Beherzt nimmt sie ein großes Glas aus dem Schrank, füllt es mit Wasser und greift nach der Reinigungsflasche unter der Spüle. Sie gibt einen ordentlichen Schluck in ihr Wasserglas und trinkt – widerlich. Sie würgt, schüttelt sich, denkt: Das schützt bestimmt vor Corona, so ist das ja bei jeder guten Medizin.

Zwei Stunden später findet sie ihr Sohn auf dem Küchenfußboden: Dorothy liegt in ihrem Erbrochenen und krümmt sich vor Schmerzen. Sie ist kaum noch ansprechbar, wimmert nur, dass ihr so unendlich übel sei und sie wahnsinnige Bauchschmerzen habe.

Im Krankenhaus eingeliefert, wird eine chemische Verätzung der Speiseröhre und des Magens festgestellt.

15.1 Einleitung

Das hier gewählte Beispiel ist fiktiv, hätte sich jedoch nach der Pressekonferenz von Donald Trump auch so zugetragen haben können. Die Zeitung *Die Welt* berichtete jedenfalls drei Tage später von »zahlreiche[n] Notrufe[n] bei der US-Giftzentrale« (»Zahlreiche Notrufe bei der US-Giftzentrale und ein beleidigter Präsident«, 26.04.2020). Offensichtlich konnten einige Menschen die Vorschläge des Präsidenten nicht einordnen, haben sich und/oder ihren Liebsten Schaden zugefügt oder standen kurz davor, dies zu tun: ein Beispiel für fehlende Gesundheitskompetenz.

15.2 Gesundheitskompetenz – Eine Begriffsklärung

Die fiktive Dorothy aus dem obigen Beispiel konnte die gehörten Informationen zur Bekämpfung des Corona-Virus nicht adäquat bewerten. Infolgedessen hat sich selbst großen Schaden zugefügt, da ihr die Kompetenz fehlte, die Gesundheitsinformationen entsprechend einzuordnen. Doch was ist damit genau gemeint?

Basierend auf einem systematischen Literaturreview von Sorensen et al., in dem verschiedene Definitionen und konzeptuelle Modelle von Gesundheitskompetenz zusammengetragen wurden, wurde im Anschluss folgende Definition entwickelt, die zahlreichen Fachartikeln zum Thema zugrunde liegt:

Health Literacy

> »Health literacy is linked to literacy and entails people's knowledge, motivation and competences to access, understand, appraise, and apply health information in order to make judgments and take decisions in everyday life concerning healthcare, disease prevention and health promotion to maintain or improve quality of life during the life course.«
> (Sorensen et al. 2012)

Es geht also um wesentlich mehr als das bloße Finden von Informationen. Wichtig ist auch das Verstehen und Einordnen derselben, und letzten Endes der wohl schwierigste Schritt: die Umsetzung und Anwendung der als positiv bewerteten Information. Im Unterschied zum englischen Begriff Health Literacy, der explizit den engen Bezug zu Literacy, also der Fähigkeit, Lesen und Schreiben zu können, herausstellt, geht dieser in der deutschen Übersetzung *Gesundheitskompetenz* verloren – Gesundheitskompetenz bleibt deutlich abstrakter als Health Literacy. Nichtsdestotrotz ist Gesundheitskompetenz ein zentrales Thema für die Sozialmedizin, da hierzu auch die Nutzung von Angeboten des Gesundheitssystems zur Vorsorge eine Rolle spielen und gesundheitliche Ungleichheiten adressiert werden.

15.3 Gesundheitskompetenz in Deutschland

Geringe Gesundheitskompetenz in Deutschland

In Deutschland – wie auch in zahlreichen anderen europäischen Ländern (Baccolini et al. 2021) – ist es um die Gesundheitskompetenz der Bevölkerung nicht gut bestellt (▶ Abb. 15.1). In der ersten deutschlandweiten repräsentativen Untersuchung zu Gesundheitskompetenz bewerteten 54,3 % der Bevölkerung ihren Umgang mit gesundheitsrelevanten Informationen als problematisch oder inadäquat, im Gegensatz zu 38,4 %, die den Umgang als ausreichend einstuften und lediglich 7,3 %, die ihn als exzellent bezeichneten (Schaeffer et al. 2016).

Bei einer Wiederholung der Studie (▶ Abb. 15.2) in den Jahren 2019/2020 zeigte sich eine weitere Verschlechterung der Situation (Schaeffer et al. 2021).

Mehr als die Hälfte der deutschen Bevölkerung hat demnach große Schwierigkeiten damit, im Krankheitsfall gesundheitsrelevante Informationen zu verarbeiten und basierend darauf notwendige Entscheidungen zu treffen. Ebenso bringt diese eingeschränkte Gesundheitskompetenz größere Orientierungsschwierigkeiten im Gesundheitssystem mit sich, mit der Folge vermehrter Krankenhauseinweisungen und Inanspruchnahmen von ärztlichen Notdiensten.

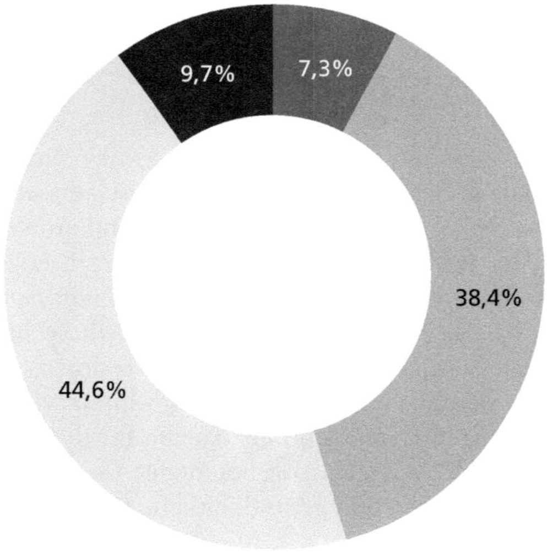

Abb. 15.1: »Mehr als die Hälfte der Bevölkerung in Deutschland (54,3 %) sieht sich im Umgang mit gesundheitsrelevanten Informationen vor erhebliche Schwierigkeiten gestellt.« – Ausprägung der Gesundheitskompetenz (in % der Bevölkerung) (Modifiziert nach Schaeffer et al. 2016)

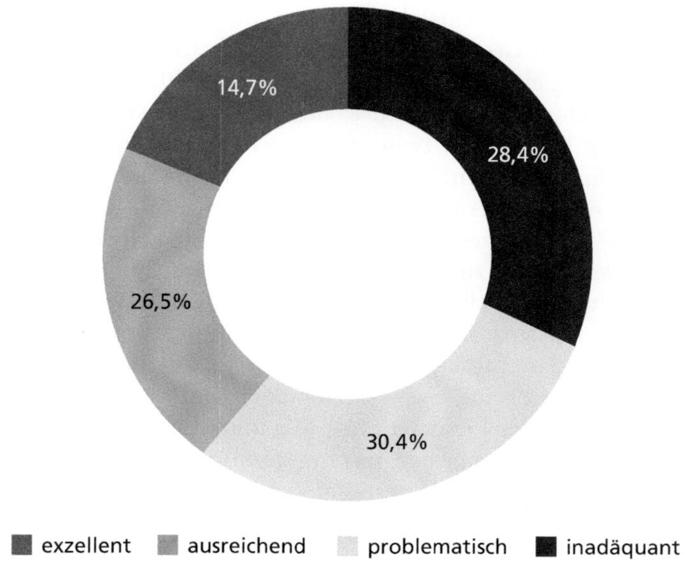

Abb. 15.2: »Mehr als die Hälfte der Bevölkerung in Deutschland (58,8 %) sieht sich im Umgang mit gesundheitsrelevanten Informationen vor erhebliche Schwierigkeiten gestellt.« – Ausprägung der Gesundheitskompetenz (in % der Bevölkerung) (Modifiziert nach Schaeffer et al. 2021)

15.4 Gesundheitskompetenz und soziale Ungleichheiten

Soziale Ungleichheiten

Besonders deutlich förderte die Studie soziale Ungleichheiten zutage:

- Menschen mit niedrigem Bildungsniveau (78,3 %),
- mit niedrigem Sozialstatus (71,9 %),
- ab 65 Jahren (65,1 %),
- mit chronischen Erkrankungen (62,3 %),
- mit Migrationshintergrund, und hier besonders mit eigener Migrationserfahrung (63,1 %)
- sowie junge Menschen zwischen 18 und 29 Jahren (60,7 %)

zeigten durchschnittlich eine geringere Gesundheitskompetenz (Schaeffer et al. 2021).

Besonders gravierend zeigt sich die soziale Ungleichheit bei Menschen mit geringer Bildung: Nahezu vier von fünf Menschen haben eine geringe Gesundheitskompetenz (siehe auch ▶ Kap. 7.2). Für sie gestaltet es sich insbesondere schwierig, gesundheitsbezogene Informationen zu erhalten, sie zu verstehen oder zu nutzen. Ähnlich verhält es sich bei Menschen mit niedrigem Sozialstatus (ebd.).

Bemerkenswert ist, dass nicht nur in der Gruppe der Älteren, sondern auch bei den Jüngeren die Gesundheitskompetenz signifikant niedriger ausgeprägt ist. Dies unterstreicht die Notwendigkeit einer altersdifferenzierten Analyse von Gesundheitskompetenz und zielgerichteten Maßnahmen zur Stärkung einzelner Gruppen (Berens et al. 2016).

Bei Menschen mit chronischen Krankheiten zeigte sich in dieser Untersuchung ein Unterschied zwischen Personen mit einer und mehreren chronischen Erkrankungen. Bei Menschen mit mehreren chronischen Erkrankungen war die Gesundheitskompetenz signifikant geringer. Allerdings konnte auch festgestellt werden, dass bei längerer Erkrankung die Gesundheitskompetenz zunahm (D. Schaeffer et al. 2021).

Eigene Migrationserfahrung als möglicher Grund für geringere Gesundheitskompetenz

Bei Menschen innerhalb der Gruppe mit Migrationshintergrund[29] ist die Gesundheitskompetenz nur bei denjenigen geringer, die über eigene Migrationserfahrung verfügen. Personen, deren Eltern(teile) migriert sind und die selbst über keine eigene Migrationserfahrung verfügen, zeigten keine Unterschiede zu Personen ohne Migrationshintergrund (ebd). Die niedrige Gesundheitskompetenz liegt hier vermutlich in (noch) fehlenden Sprachkenntnissen und Unkenntnis des deutschen Gesundheitssystems begründet.

Merke: Definition von Personen mit Migrationshintergrund

»Eine Person hat einen Migrationshintergrund, wenn sie selbst oder mindestens ein Elternteil nicht mit deutscher Staatsangehörigkeit geboren wurde. Im Einzelnen umfasst diese Definition zugewanderte und nicht zugewanderte Ausländerinnen und Ausländer, zugewanderte und nicht zugewanderte Eingebürgerte, (Spät-) Aussiedlerinnen und (Spät-) Aussiedler sowie die als Deutsche geborenen Nachkommen dieser Gruppen.«
(Statistisches Bundesamt)

15.5 Die Relevanz von Gesundheitskompetenz für Individuen und Gesellschaft

Höhere Morbidität

Gesundheitskompetenz ist ein Schlüsselfaktor für die individuelle, aber auch die öffentliche Gesundheit. Wenn Menschen nicht oder kaum in der Lage sind, gesundheitsrelevante Informationen zu erlangen, verstehen und umzusetzen, beeinträchtigt dies ihre Gesundheit, geht mit höherer Morbidität und vorzeitigen Sterbefällen einher: So nehmen Menschen mit niedrigerer Gesundheitskompetenz weniger oft an gesundheitsförderlichen Aktivitäten und Vorsorgeuntersuchungen teil, neigen zu risikoreicheren

29 An dieser Stelle sei darauf verwiesen, dass die Gruppe der Menschen mit Migrationshintergrund sehr diversifiziert ist.

und ungesünderen Verhaltensweisen (z. B. Rauchen, Alkoholkonsum), schlechterem Chronic Disease Management, z. B. bei Diabetes, Asthma und HIV-Infektionen, und zeigen eine geringere Therapiemotivation. Sie erleiden mehr Arbeitsunfälle, erleben mehr Klinikeinweisungen, auch mit sogenannten Drehtür-Effekten, also frühzeitigen bzw. zu frühen Entlassungen (Kickbusch et al. 2013).

Hohe Kosten für das Gesundheitssystem

Neben dem persönlichen Schaden entstehen damit auch hohe Kosten für das Gesundheitssystem. So wurde für Kanada für das Jahr 2009 angenommen, dass etwa 3 bis 5 % der Gesamtausgaben im Gesundheitswesen – ein Betrag von mehr als acht Milliarden US-Dollar – aufgrund begrenzter Gesundheitskompetenz geleistet werden musste (Kickbusch et al. 2013).

15.6 Gesundheitskompetenz verstehen, messen und fördern

Auf Basis des oben bereits erwähnten Literaturreviews von Sorensen et al. hat die Forschungsgruppe ein Modell entworfen, um eine einheitliche Grundlage für die Förderung von Gesundheitskompetenz zu schaffen. Ihr Modell zeigt zentral die vier Fähigkeiten:

- *Zugang zu Informationen erhalten (Access)* – d. h. Gesundheitsinformationen suchen und finden
- *Verstehen (Understand)* – Informationen begreifen und interpretieren
- *Bewerten (Appraise)* – die Qualität der Informationen kritisch prüfen
- *Anwenden (Apply)* – Informationen nutzen, um gesundheitsbezogene Entscheidungen zu treffen

Diese Fähigkeiten können in den drei Bereichen Gesundheitsversorgung (Health Care), Krankheitsprävention (Disease Prevention) und Gesundheitsförderung (Health Promotion) zum Einsatz kommen (► Abb. 15.3). Im Bereich Gesundheitsversorgung sind z. B. Arztbesuche oder medizinische Behandlungen gemeint, im Bereich der Krankheitsprävention etwa Impfungen oder gesunde Ernährung, im Bereich der Gesundheitsförderung beispielsweise politische Maßnahmen. Zusätzlich nimmt das Modell verschiedene persönliche und gesellschaftliche Einflussfaktoren mit auf und verdeutlicht, dass Gesundheitskompetenz nicht nur individuelle Fähigkeiten betrifft, sondern auch Umweltfaktoren eine Rolle spielen (Sorensen et al. 2012).

Die ebenfalls entwickelte Tabelle liefert dabei eine Orientierungshilfe, um die verschiedenen Aspekte der Gesundheitskompetenz besser erfassen zu können und zu verdeutlichen, dass Gesundheitskompetenz nicht nur für

Abb. 15.3: Modell zur Gesundheitskompetenz nach (Sorensen et al. 2012, lizensiert unter CC BY 2.0, https://creativecommons.org/licenses/by/2.0/).

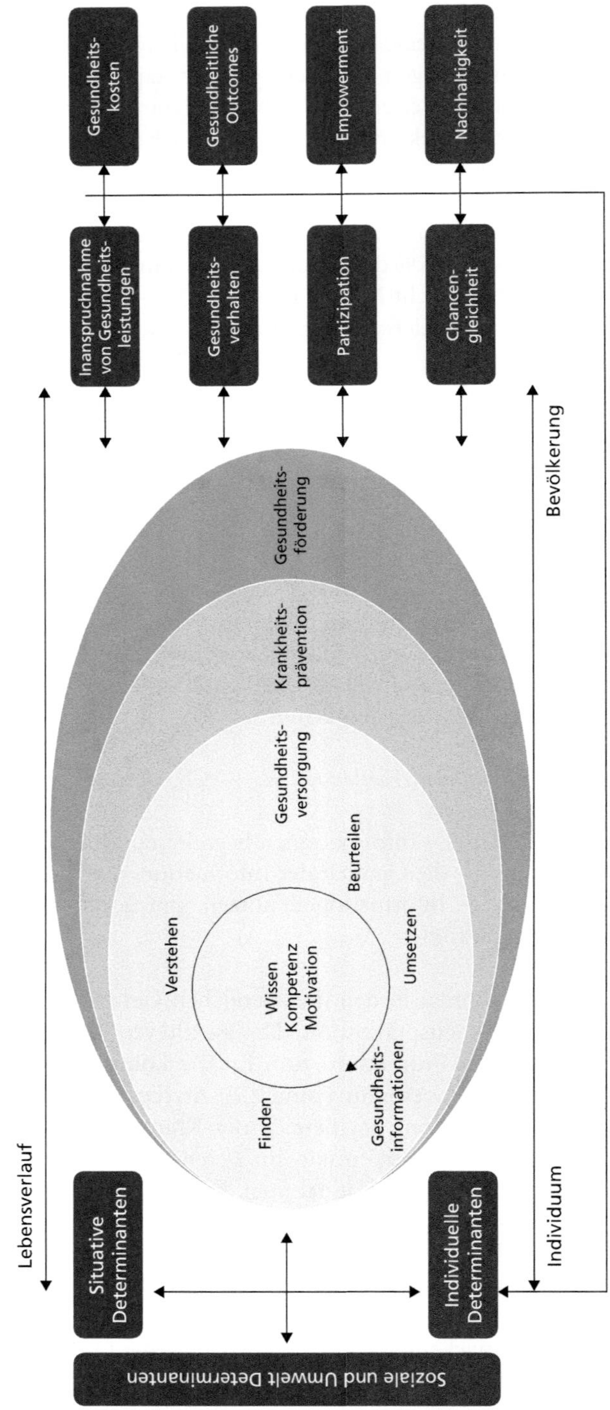

Tab. 15.1: Matrix der vier Gesundheitskompetenz-Dimensionen in drei Gesundheitsbereichen (eigene Übersetzung von Sorensen et al. 2012)

	Gesundheitsrelevante Informationen erhalten *(Access)*	Gesundheitsrelevante Informationen verstehen *(Understand)*	Gesundheitsrelevante Informationen verarbeiten/bewerten *(Appraise)*	Gesundheitsrelevante Informationen anwenden *(Apply)*
Gesundheitsversorgung (Health Care)	Fähigkeit, auf Informationen zu medizinischen oder klinischen Themen zuzugreifen	Fähigkeit, medizinische Informationen zu verstehen und Bedeutung abzuleiten	Fähigkeit, medizinische Informationen zu interpretieren und zu bewerten	Fähigkeit, fundierte Entscheidungen zu medizinischen Fragen zu treffen
Krankheitsprävention (Disease Prevention)	Fähigkeit, auf Informationen zu gesundheitlichen Risikofaktoren zuzugreifen	Fähigkeit, Informationen zu Risikofaktoren zu verstehen und Bedeutung abzuleiten	Fähigkeit, Informationen zu Risikofaktoren zu interpretieren und zu bewerten	Fähigkeit, fundierte Entscheidungen bezüglich gesundheitlicher Risikofaktoren zu treffen
Gesundheitsförderung (Health Promotion)	Fähigkeit, sich über Gesundheitsdeterminanten im sozialen und physischen Umfeld auf dem Laufenden zu halten	Fähigkeit, Informationen über Gesundheitsdeterminanten im sozialen und physischen Umfeld zu verstehen und Bedeutungen abzuleiten	Fähigkeit, Informationen zu Gesundheitsdeterminanten im sozialen und physischen Umfeld zu interpretieren und zu bewerten	Fähigkeit, fundierte Entscheidungen zu gesundheitsrelevanten Faktoren im sozialen und physischen Umfeld zu treffen

bereits erkrankte, sondern auch gesunde Menschen relevant ist (► Tab. 15.1).

15.7 Literatur

Baccolini V, Rosso A, Di Paolo C et al. (2021) What is the Prevalence of Low Health Literacy in European Union Member States? A Systematic Review and Meta-analysis. J Gen Intern Med, 36(3), 753–761. https://www.doi.org/10.1007/s11606-020-06407-8

Berens EM, Vogt D, Messer M et al. (2016) Health literacy among different age groups in Germany: results of a cross-sectional survey. BMC Public Health, 16(1): 1151. https://www.doi.org/10.1186/s12889-016-3810-6

Kickbusch I, Pelikan Z, Apfel F et al. (2013) Health literacy: the solid facts: World Health Organization.

Schaeffer D, Berens EM, Gille S et al. (2021) Gesundheitskompetenz der Bevölkerung in Deutschland – vor und während der Corona Pandemie: Ergebnisse des HLS-GER 2. Universität Bielefeld: Interdisziplinäres Zentrum für Gesundheitskompetenzforschung (IZGK).

Schaeffer D, Berens EM, Vogt D et al. (2021) Health Literacy in Germany. Dtsch Arztebl International, 118(43), 723–729. Retrieved from https://www.aerzteblatt.de/int/article.asp?id=221711

Schaeffer D, Vogt D, Berens EM et al. (2016) Gesundheitskompetenz der Bevölkerung in Deutschland: Ergebnisbericht. Bielefeld: Universität Bielefeld, Fakultät für Gesundheitswissenschaften.

Sorensen K, Van den Broucke S, Fullam J, Consortium Health Literacy Project E (2012) Health literacy and public health: a systematic review and integration of definitions and models. BMC Public Health, 12, 80. https://www.doi.org/10.1186/1471-2458-12-80

Zahlreiche Notrufe bei der US-Giftzentrale und ein beleidigter Präsident (26.4.2020) Die Welt. Retrieved from https://www.welt.de/politik/ausland/article207529489/Corona-USA-Mehr-Notrufe-nach-Trumps-wirrer-Idee-bei-US-Giftzentrale.html?utm_source=chatgpt.com

16 »Sie haben sich aber gut gehalten ...« – Longevity, Neues vom gesunden Altern

Fallbeispiel

Ich bin überrascht. Der Mann vor mir hat mein Alter, er ist 40 Jahre alt. Mit einigem Erschrecken hatte ich auf sein Geburtsdatum in der elektronischen Akte geblickt. Der Mann sieht deutlich vorgealtert aus. Er habe drei Stents bekommen – nach einem Herzinfarkt vor zwei Jahren. Er rauche, sei ständig angespannt, zu Hause gäbe es Probleme. Die massiven Ehekonflikte werden nur angedeutet. Der Patient wirkt angespannt, schnell reizbar, wortkarg und fordert eine schnelle Hilfe in Bezug auf seine ständige, explosive, zumindest innere Unruhe. Hierzu hätte er nun gerne ein Medikament, die von mir angebotenen Entspannungstechniken werden schnell mit einem ratlos-angenervten Blick abgelehnt.

In meiner Arbeit in der Kreuzberger Brennpunkt-Praxis habe ich oftmals derartige Erfahrung gemacht – die Voralterung der Klienten, auch im Vergleich mit meiner gleichzeitig betriebenen Privatpraxis, war zum Teil frappant. Umso wichtiger scheint mir eine genaue Analyse möglicher Einflussfaktoren auf eine vorzeitige, gesundheitliche Alterung verschiedener sozialer Milieus.

16.1 Einleitung

Präventive und gesundheitsedukative Leistungen

Menschen, welche in Deutschland in einer ärmeren Gegend leben, haben eine um ca. zwanzig Jahre geringere Lebenserwartung, findet eine Studie des Robert Koch Institut aus dem Jahre 2024, hochrangig publiziert in Lancet Public Health (Tetzlaff et al. 2024). Dieser Befund ist durchaus auch politisch alarmierend, zeigt er doch offensichtliche eine bereits zuvor diskutierte, sozialmedizinisch gravierende Schieflage der medizinischen Versorgung in Deutschland (► Kap. 7). Trotz eines entsprechend modernen und teuren Gesundheitssystems scheint es also Fehl- und Minderversorgungen zu geben, vor allem im Hinblick auf die ärmeren Populationsschichten und möglicherweise auch und vor allem im Hinblick auf präventive und gesundheitsedukative Leistungen. In der genannten Studie fand man vor allem bei den Herzkreislauferkrankungen sowie bei den Krebserkrankungen deutliche Unterschiede, will sagen, die Sterbewahrscheinlichkeit bei vielen Tumorarten sinkt in den unteren sozialen Schichten weniger stark, als dies die Fortschritte bei den wohlhabenderen Gruppen erwarten lassen. Deutschland hat insgesamt eine der niedrigsten Lebenserwartungen in Westeuropa. Möglicherweise haben also gerade die sozial-regional sehr unterschiedlichen Lebensverhältnisse ihren Anteil daran. Hochleistungsmedizin bedeutet demnach einen durchaus unterschiedlichen Zugang zu den Fortschritten, vielleicht spielen aber auch subtilere präventive und edukative, die Lebensführung betreffende Faktoren eine entscheidendere Rolle. Es ist also durchaus im Sinne der Longevity-Forschung, welche die Gelingensfaktoren eines langen (und gesundheitlich erfüllten?) Lebens untersucht, zu diskutieren, ob nicht z. T. niedrigere Bildung und mangelnde soziopolitische und ökonomische Zugänge auch entsprechende Effekte auf einen Lebenswandel zeitigen. Diese Faktoren sind möglicherweise die entscheidenden zusätzlichen Variablen und Stellschrauben für ein gesundes oder ungesundes Altern. Hier könnte eine Krankheitsprävention und Resilienzstärkung der Zukunft ansetzen.

Deutschland: eine der niedrigsten Lebenserwartungen in Westeuropa

Krankheitsprävention und Resilienzstärkung

16.2 Daten aus der Longevity-Forschung

Longevity-Forschung

Betrachtet man nun eine weitere Studie zur Beeinflussbarkeit von Lebenserwartung vor allem aus der Longevity-Forschung, so zeigen sich interessante Interdependenzen zwischen den ökonomischen Möglichkeiten der Menschen und deren Lebenswandel, bei allerdings schwieriger und komplexer Interpretation dieser Daten. Durch eine Beeinflussung unterschiedlichster Confounder sollten Daten zum Einfluss von Umweltfaktoren z. B. auf die Lebenserwartung immer mit größter Vorsicht zusammengeführt und durchaus kritisch interpretiert werden. Nguyen et al. (2024) fokussierten in ihrer Studie etwa acht Faktoren, welche, ab einem erreichten Lebensalter von 60 Jahren, statistisch eine weitere errechnete Lebenserwartung von plus oder minus 20 Jahren bedingen könnten, also den Unterschied machen, ob jemand 60 oder 80 Lebensjahre erreicht. Interessanterweise stellten, wie bereits erwähnt, auch Tetzlaff et al. (2024) in ihren Daten einen Unterschied von 20 Jahren in Bezug auf die Lebenserwartung von den untersten hin zu den obersten sozialen Schichten einer Gesellschaft fest. Nguyen et al. (2024) destillierten in ihrer Untersuchung nun folgende Variablen für eine mögliche Erklärung einer etwaigen Langlebigkeit:

Merke

- Nicht rauchen
- Ausreichende Aktivität
- Erholsamer Schlaf
- Gute Ernährung
- Gutes Stressmanagement
- Vorhandene soziale Beziehungen
- Kein Opioid-Missbrauch

Variablen für eine etwaige Langlebigkeit

Gesunde Ernährung, soziale Einbettung, Bewegung, sinnhafte Betätigung

Die Studie wurde in den USA durchgeführt. Was den Faktor Opioid-Missbrauch anbelangt, ist Deutschland glücklicherweise (noch) nicht oder erst beginnend von einer derartigen Opioid-Epidemie betroffen, dennoch lassen sich möglicherweise viele dieser Faktoren auf die hiesigen Verhältnisse übertragen oder gar internationalisieren. In der letzten Zeit wurde auch im journalistisch-dokumentarischen Rahmen (etwa durch die Doku-Serie »Blue Zones« bei Netflix) der Fokus auf Resilienzkonzepte zur Langlebigkeit, engl. »Longevity« (▶ Kap. 4) gelegt. In der erwähnten Dokumentation wurden mehrere Orte identifiziert, in denen statistisch signifikant viele über 100-jährige Menschen leben. Der Journalist schaute sich neben der Fachliteratur zum Thema an den entsprechenden Orten um und fand der obigen Studie verblüffend ähnliche Lebensweisen vor, welche die Langlebigkeit entsprechend erklären könnten. Neben gesunder Ernährung (in einem japanischen Ort: sich nicht komplett satt essen, in Griechenland: Kräutertee) schien vor allem die soziale, lebenslange familiäre Einbettung, eine regelmäßige Bewegung (in einem italienischen Ort: Treppen steigen) sowie eine sinnhafte Betätigung einen Effekt auf die Langlebigkeit zu haben. Des Weiteren waren die Orte eher abgelegen, möglicherweise auch von Umweltgiften weitgehend verschont. Dieser Faktor wurde jedoch nicht explizit untersucht.

Leichte, langfristige Kalorienrestriktion

Die bereits erwähnten empirischen Daten stützen also die qualitativ-dokumentarisch gefundenen Ergebnisse. Vor allem eine leichte langfristige Kalorienrestriktion bei Erwachsenen reduziert möglicherweise die Morbidität signifikant und erhöht das mediane Sterbealter. In einem Experiment mit Affen (Hansen et al. 1999) wurde Tieren mittleren Alters über einen Zeitraum von fünfzehn Jahren eine kalorienbeschränkte Diät zugeführt, während die Kontrollaffengruppe so viel essen durfte, wie sie wollte. Dies führte bei den diätierten Affen zu einer verlängerten Lebenserwartung. Auch bei Menschen führte eine zweijährige Reduktion von Gewicht, Taillenumfang und Gesamtfettmasse zu positiven Ergebnissen (Das et al. 2017). Auch im Rahmen der Demenzprophylaxe gehen aktuelle Überblicksaufsätze, etwa in »Lancet« (vgl. Livingston et al. 2020), von einem enormen Potenzial präventiver Maßnahmen in Bezug auf eine mögliche Vermeidung demenzieller Erkrankungen aus. Durch die Reduktion von vermeidbaren Faktoren wie:

- Bluthochdruck,
- Rauchen,
- Fettleibigkeit,
- geringere Bildung,
- Depression,
- Diabetes mellitus Typ II,
- körperlicher Inaktivität,
- Schwerhörigkeit,
- sozialer Isolation,
- exzessiven Alkoholkonsum,
- traumatischer Schädel- oder Hirnverletzung
- und Luftverschmutzung

Gesunder Schlaf

lässt sich das Risiko einer demenziellen Entwicklung womöglich um geschätzte etwa 40 % senken. 40 % der weltweiten Demenzerkrankungen sind somit potenziell durch prophylaktische Maßnahmen zu vermeiden. Auch ein gesunder Schlaf wird vermehrt mit gesunden Alterungs-, Reparatur- und Regenerationsprozessen u. a. im Gehirn in Verbindung gebracht. Eine unzureichende Schlafdauer und Qualität ist offensichtlich mit einer höheren Rate von Adipositaserkrankungen und der Entwicklung eines Typ-2-Diabetes mellitus assoziiert (Cappucio et al. 2010). Diese Prozesse sind womöglich über Hormon- und Signalkaskaden mit Entzündungsprozessen in Körper und Gehirn assoziiert. Insgesamt scheint das präventive Potenzial durch die In-Blick-Nahme der oben diskutierten Faktoren beträchtlich.

16.3 Präventive Ausblicke, Chancen und Herausforderungen

Weitere Forschungen in diesem Bereich scheinen von hoher Relevanz, die vorliegenden Daten zeigen jedoch bereits, dass vor allem die sozialen und verhaltensbezogenen Variablen innerhalb der medizinischen Perspektive verstärkte Aufmerksamkeit verdienen. Die Hochleistungsmedizin als wichtige Pyramidenspitze eines ausgefeilten Medizinalsystems ist sicher weiter notwendig und relevant, jedoch wurden möglicherweise die unteren und schwer zu fassenden Bausteine der Faktorenpyramide im Hinblick auf eine Langlebigkeit und Gesundheit vernachlässigt. Der New Yorker Psychiater und Epidemiologe Juan Mezzich spricht im Sinne der WHO-Definition von Gesundheit auch von »Total Health« als ein anzustrebendes Ziel der Gesundheitsfürsorge (Vortrag auf dem WADP-Kongress in Marrakesh 2024, persönliche Kommunikation, vgl. zudem: Mezzich et al. 2011). Mit dem Begriff der »totalen« Gesundheit, zu übersetzen hier vielleicht eher als »umfassende Gesundheit«, meint Mezzich nicht etwa nur

»Total Health« (Juan Mezzich)

ein Empfinden von Glück, sondern ein noch umfassenderes Konzept von Gesundheit, einschließlich des sexuellen wie sozialen Wohlbefindens.

Michael Greger

Die medizinische Effektivität bloßer Nahrungsumstellung und der finanzielle Nutzen gesunder Ernährung ist möglicherweise für die Pharma- und Werbeindustrie aufgrund von zu geringen, erwarteten Margen von mäßigem Interesse, wenngleich der medizinische Effekt nachgewiesenermaßen bedeutend ist. Das erklärt sicher auch eine Schieflage der Ausgaben für Prävention und Aufklärung im Vergleich zu den Ausgaben zur Implementierung und Entwicklung von Arzneimitteln etwa zur Diabetesprophylaxe oder Gewichtsreduktion. Umso wichtiger scheint also eine genaue Analyse der entsprechenden Nahrungsmitteleffekte bei unterschiedlichen Erkrankungen und Dispositionen, wie sie zum Beispiel von Michael Greger (2016) in seinem ausführlich recherchierten Buch »How not to Die« analysiert werden. Greger vergleicht unterschiedliche Studien und Reviews zu den unterschiedlichsten Nahrungsmitteln und deren Wirkung auf Körper, Blutwerte und entsprechende Krankheiten. Zudem geht es um eine nahrungsmittelbasierte Prophylaxe bei zum Beispiel Hyperlipidämie oder Bluthochdruck etc. Die Ergebnisse bei unterschiedlichen Nahrungsmitteln, zum Beispiel in Bezug auf die Gefäßelastizität, sind dabei durchaus frappant. Exemplarisch sei hier die mittlerweile gut untersuchte Wirkung etwa von Leinöl (sehr Omega-3-Fettsäure-haltig) auf die Gefäßelastizität zu nennen (Al-Madhagy et al. 2023).

Merke

Neben ernährungsmodifizierenden Maßnahmen scheinen also Lebensstilveränderungen eine wesentliche Quelle für eine Steigerung der Langlebigkeit zu sein. Aus sozioökonomischer Sicht ist natürlich anzumerken, dass viele dieser Faktoren sowohl vom Arbeitsalltag als auch der finanziellen Tragfähigkeit der Menschen abhängig sind.

Auf seiner informativen Website www.nutritionfacts.org analysiert und bewertet Michael Greger zahlreiche Studien zu ernährungsbezogenen Effekten.[30]

Gesunde Ernährungs- und Lebensführung

Eine gesunde Ernährungs- und Lebensführung hängt allerdings nicht zuletzt auch von den sozioökonomischen Bedingungen der Menschen ab. So sabotiert etwa Schichtarbeit oder eine Wohnsituation an einem Flughafen oder einer lauten Straße, wo untere soziale Schichten überproportional vertreten sind, einen gesunden Schlaf, Luftverschmutzung und Umweltgifte belasten zusätzlich (▶ Kap. 20), eine gesunde Ernährung ist entsprechend teuer und möglicherweise gar nicht leistbar (Obst und Gemüsepreise sind zuletzt inflationär angestiegen, Zucker wird als Füllmittel der Ernährungsindustrie eher deutlich billiger, genau wie der noch günstigere Glukosesirup mit nicht völlig klaren Auswirkungen auf die Gesundheit). So beeinflussen die sozioökonomischen Bedingungen

30 https://nutritionfacts.org, abgerufen am 14.09.2024.

unmittelbar die Gesundheitsprognose und damit auch die Lebenserwartungen (vergleiche ▶ Kap. 5, speziell ▶ Kap. 5.6). Diese Zusammenhänge zu ignorieren und im Hinblick auf eine Gesundheitsverbesserung der Bevölkerung nur auf eine Hochleistungsmedizin zu setzen, scheint demnach schlicht naiv und nicht multidimensional genug.

16.4 Weiterführende Literatur

Frimmer V (2025) Gesundheitstrend Longevity: Auf der Suche nach dem Jungbrunnen. Dtsch Arztebl; 122(2): A-72/B-64.

16.5 Literatur

Al-Madhagy S, Ashmawy N, Mamdouh A et al. (2023) A comprehensive review of the health benefits of flaxseed oil in relation to its chemical composition and comparison with other omega-3-rich oils. Eur J Med Res. 18;28(1): 240. https://www.doi.org/10.1186/s40001-023-01203-6

Cappuccio F, D'Elia L, Strazzullo P et al. (2010) Quantity and quality of sleep and incidence of type 2 diabetes: a systematic review and meta-analysis. Diabetes Care. 33(2): 414–420. https://www.doi.org/10.2337/dc09-1124

Das, S., Roberts, S., Bhapkar, M et al. (2017) CALERIE-2 Study Group. Body-composition changes in the Comprehensive Assessment of Long-term Effects of Reducing Intake of Energy (CALERIE)-2 study: a 2-y randomized controlled trial of calorie restriction in nonobese humans. Am J Clin Nutr. 105(4): 913–927. https://www.doi.org/10.3945/ajcn.116.137232

Greger M (2016) How Not to Die. Kandern: Narayana.

Hansen B, Bodkin N, Ortmeyer H (1999) Calorie restriction in nonhuman primates: mechanisms of reduced morbidity and mortality. Toxicol Sci. 52(2 Suppl): 56–60. https://www.doi.org/10.1093/toxsci/52.2.56, PMID: 10630591

Livingston G, Huntley J, Sommerlad A et al. (2020) Dementia prevention, intervention, and care: 2020 report of the Lancet Commission. 8;396(10248): 413–446. https://www.doi.org/10.1016/S0140-6736(20)30367-6

Mezzich J, Snaedal J, van Weel C et al. (2011). Introduction to person-centred medicine: from concepts to practice. J Eval Clin Pract. 17(2): 330–332. https://www.doi.org/10.1111/j.1365-2753.2010.01606.x

Nguyen X, Li Y, Wang D et al. (2024) VA Million Veteran Program. Impact of 8 lifestyle factors on mortality and life expectancy among United States veterans: The Million Veteran Program. Am J Clin Nutr. 119(1): 127–135. https://www.doi.org/10.1016/j.ajcnut.2023.10.032

Tetzlaff F, Sauerberg M, Grigoriev P et al. (2024). Age-specific and cause-specific mortality contributions to the socioeconomic gap in life expectancy in Germany, 2003–21: an ecological study. Lancet Public Health. 9(5): e295–e305. https://www.doi.org/10.1016/S2468-2667(24)00049-5

17 Pflegende Angehörige – Unverzichtbare Supportsysteme für Pflegebedürftige

Fallbeispiel

Wir sitzen am Esstisch der Familie, die 16-jährige Schwester und ich, zwischen uns mein Aufnahmegerät. Ihre Eltern sind nicht da, nur der 14-jährige Bruder. Er liegt in seinem Zimmer im Bett. Seit kurzem kann er nicht mehr allein aufstehen. Ich kann den Hebelift sehen, wenn ich mich auf meinem Stuhl ein Stück zurücklehne und durch die angelehnte Zimmertür schaue. Heute kümmert sich seine Schwester um ihn. Das macht sie mehrfach die Woche. Mit ihr führe ich ein Interview, wir forschen zu pflegenden Angehörigen.

Sie ist gleich nach der Schule nach Hause. Kurz darauf wurde auch ihr Bruder mit dem Taxi von der Schule nach Hause gebracht. Die Krankheit, die er hat, heißt Duchenne Muskeldystrophie, erzählt die Schwester. Es ist eine seltene, fortschreitende Muskelerkrankung. Sie zeichnet sich durch fortschreitenden Muskelschwund aus. Im Regelfalle erkranken nur Jungen, sagt meine Interviewpartnerin, die Krankheit wird x-chromosomal rezessiv vererbt, d. h. über die Mutter. Sie kennt sich aus.

Ihr Bruder kam normal auf die Welt, hat normal angefangen zu laufen. Dann, so mit drei Jahren, fiel sein Stolpern auf, das ständige Hinfallen. Die Muskelschwäche wird weiter fortschreiten. Ihr Bruder wird zunehmend weniger können. Irgendwann wird sich das auch auf die Atmung auswirken, sagt sie. Was das heißt, bleibt ungesagt im Raum.

Auch heute passt sie auf ihren Bruder auf. Schaut nach ihm, redet mit ihm, versorgt ihn, wenn er etwas braucht. Ihre Eltern kommen erst später von der Arbeit.

Die junge Frau erzählt, dass es ihr jetzt damit gut geht. Das war aber nicht immer so. Bis vor zwei Jahren hat es sie ganz schön wütend gemacht. Immer stand ihr kleiner Bruder im Vordergrund, immer musste man auf ihn aufpassen, immer, immer, immer. Sie hatte sogar überlegt, von zuhause wegzulaufen. Ihre Eltern, der Bruder und sie, haben eine Familientherapie gemacht. Sie kommt jetzt mit der Situation klar. Sie ist hier, im Jetzt, sie hat ihren Bruder lieb, sagt sie. Sie kümmert sich.

Ich frage sie nach ihren Vorstellungen für ihre Zukunft, ihren Plänen für später. Zukunft? sagt sie. Nein, daran denkt sie nicht.

17.1 Einleitung

Knapp 5 Mio. Pflegebedürftige

Gemäß Statistischem Bundesamt gab es im Dezember 2021 4,96 Millionen pflegebedürftige Menschen in Deutschland (▶ Abb. 17.1). Von diesen knapp fünf Millionen Menschen wurden 84 % – das entspricht 4,17 Millionen – zuhause versorgt. Wie die untenstehende Grafik illustriert, übernehmen im größten Teil der Fälle Angehörige die Versorgung.

Abb. 17.1: Pflegebedürftige nach Versorgungsart in %, insgesamt 5,7 Millionen (© Statistisches Bundesamt (Destatis), 2025)

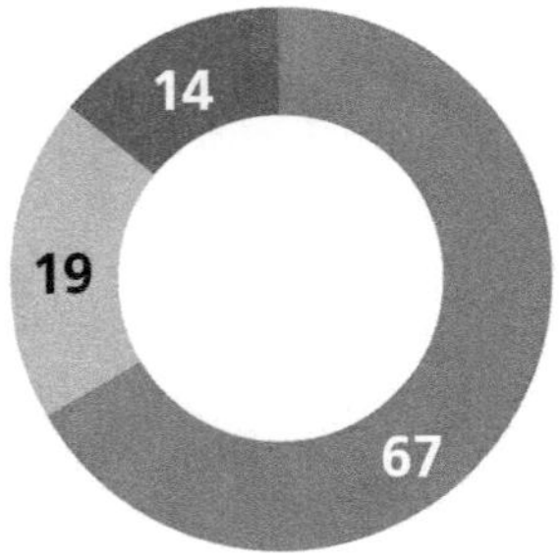

- Pflegebedürftige zu Hause versorgt (überwiegend durch Angehörige)
- Pflegebedürftige zu Hause versorgt (ambulante Pflege- / Betreuungsdienste)
- Pflegebedürftige vollstationär in Heimen

Rundungsbedingte Abweichung möglich.

Bei 63 % sind Angehörige vorwiegend allein verantwortlich, bei 21 % sind ambulante Pflege- und Betreuungsdienste involviert, lediglich 16 % der Pflegebedürftigen werden in Heimen versorgt (Destatis 2024b). Zurecht findet sich daher immer wieder die Beschreibung von pflegenden Angehörigen als Deutschlands größtem Pflegedienst (Wetzstein et al. 2015).

17.2 Begriffsklärungen: Pflegebedürftige und pflegende Angehörige

Bevor wir den Fokus auf die pflegenden Angehörigen richten, muss zunächst geklärt werden, was unter dem Begriff der Pflegebedürftigkeit, genauer: einer pflegebedürftigen Person, zu verstehen ist.

17.2.1 Pflegebedürftigkeit

SGB XI, Pflegebedürftigkeit

Gemäß § 14 SGB XI gilt als pflegebedürftig, wer aufgrund gesundheitlich bedingter Einschränkungen in seiner Selbständigkeit auf Hilfe und Unterstützung anderer angewiesen ist. Gelistet werden sechs Bereiche, in denen diese Beeinträchtigungen bestehen können:

- Mobilität (z. B. Fortbewegen innerhalb des Wohnbereichs, Treppensteigen)
- Kognitive und kommunikative Fähigkeiten (z. B. örtliche und zeitliche Orientierung, Verstehen von Sachverhalten etc.)
- Verhaltensweisen und psychische Problemlagen (z. B. nächtliche Unruhe, physisch aggressives Verhalten, Wahnvorstellungen etc.)
- Selbstversorgung (z. B. Körperpflege/Waschen, An- und Ausziehen, Essen, Toilettengang etc.)
- Bewältigung von und selbständiger Umgang mit krankheits- oder therapiebedingten Anforderungen und Belastungen (z. B. bezüglich Medikation, Verbandswechsel, Arztbesuchen, Einhalten von Diäten etc.)
- Gestaltung des Alltagslebens und sozialer Kontakte (z. B. Gestaltung des Tagesablaufs, Sich beschäftigen etc.)

Merke

Bei einer Pflegebedürftigkeit können die Beeinträchtigungen körperlicher, kognitiver oder psychischer Art sein. Wichtig ist insbesondere, dass die Pflegebedürftigkeit über längere Zeit, das heißt mindestens sechs Monate, fortbesteht (§ 14 SGB XI).

Pflegegrade

Ebenfalls entscheidend ist die Schwere der Beeinträchtigung (▶ Abb. 17.2). Diese wird in § 15 SGB XI geregelt und seit 2017 in fünf Pflegegraden vorgenommen. Während bei Pflegegrad 1 nur eine geringe Beeinträchtigung der Selbständigkeit vorliegt, liegen bei Pflegegrad 5 schwerste Beeinträchtigungen der Selbständigkeit vor und es bestehen außerdem zusätzliche Anforderungen an die pflegerische Versorgung.

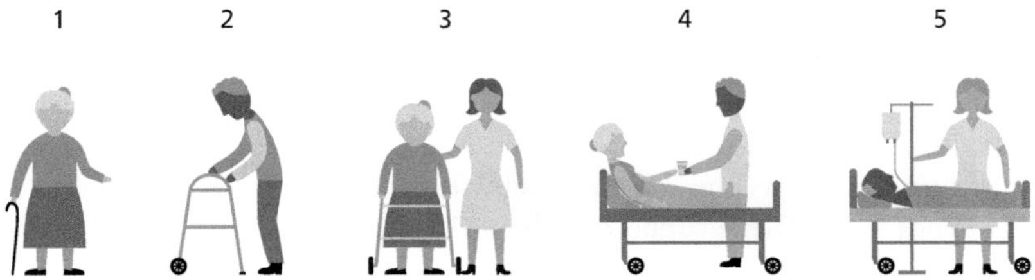

Abb. 17.2: Pflegegrade (© Freepik/macrovector)

Wahrscheinlichkeit der Pflegebedürftigkeit

Mit höherem Alter steigt die Wahrscheinlichkeit der Pflegebedürftigkeit: Während bei den Unter-60-jährigen nur 1,5 % der Männer und 1,3 % der Frauen als pflegebedürftig gelten, sind bei den 80- bis 84-jährigen 24,4 %

der Männer und 34,6 % der Frauen pflegebedürftig. Bei der Altersgruppe 90-Plus sind 69,6 % der Männer pflegebedürftig, bei den Frauen sogar 86,4 % (Destatis 2024b). Nicht unerwähnt bleiben sollte an dieser Stelle, dass es sich bei den hier angegebenen Zahlen nur um Personen handelt, die Leistungen aus der Pflegeversicherung beziehen. Die tatsächliche Anzahl pflegebedürftiger Personen dürfte daher höher liegen.

Pflegebedürftige Kinder und Jugendliche

Aber nicht nur ältere und alte Menschen sind oder werden pflegebedürftig, auch auf Kinder und Jugendliche, wie im eingangs dargestellten Fallbeispiel, kann dies zutreffen. Bei der Altersgruppe der Bis-19-jährigen lag der Anteil der Pflegebedürftigen 2021 bei knapp fünf %. Dies entsprach 271.838 Kindern und Jugendlichen (Helms & Röder 2023). Kinder und Jugendliche werden in den meisten Fällen zuhause versorgt.

17.2.2 Erwachsene als pflegende Angehörige

Pflegende Angehörige

Pflegende Angehörige sind Personen, die sich um eine oder mehrere pflegebedürftige Personen kümmern.

Nach § 19 SGB XI sind für den anerkannten Status der *Pflegeperson* bestimmte Anforderungen zu erfüllen: um als solche zu gelten, muss die pflegebedürftige Person in ihrer häuslichen Umgebung, d. h. ambulant, versorgt werden. Voraussetzung für die Beziehung von Leistungen einer Pflegeperson ist weiter, dass die Versorgung der Pflegebedürftigen mindestens zehn Stunden pro Woche an mindestens zwei Tagen in der Woche beträgt. Ebenfalls muss mindestens Pflegegrad 2 vorliegen und die Pflegeperson darf selbst nicht mehr als 30 Stunden pro Woche erwerbstätig sein (§ 44 SGB XI).

Weitere Definitionen

In Literatur und Forschung existieren auch weniger eng gefasste Definitionen. So führt das Zentrum für Qualität in der Pflege auf seiner Website aus, dass von pflegenden Angehörigen nicht nur pflegerische Unterstützung »im engeren Sinne« geleistet wird, sondern auch bei alltäglichen Dingen wie den oben unter der Definition der Pflegebedürftigkeit aufgelisteten Bereichen der Mobilität, Selbstversorgung, Arzt- oder Therapiebesuchen sowie bei der sozialen Ausgestaltung des Alltags. Ebenfalls genannt wird die emotionale Unterstützung der pflegebedürftigen Person (ZQP 2024). Gemeint sind damit zum Beispiel: Gesellschaft leisten, Mut zusprechen oder gemeinsam soziale Aktivitäten durchführen. Des Weiteren müssen pflegende Angehörige nicht unbedingt miteinander verwandt sein. Auch andere Beziehungen sind möglich, wie etwa ein nachbarschaftliches oder freundschaftliches Verhältnis. So macht die Gruppe der Pflegebedürftigen, die nicht (Ehe-)Partner, (Schwieger-)Eltern oder Kinder sind, bei Pflegenden der Altersgruppe zwischen 17 und 30 Jahren knapp 50 % aus (Kuhlmey & Budnick 2023). Mit zunehmendem Alter der Pflegenden verschiebt sich dies über (Schwieger-)Eltern hin zu (Ehe-)Partnern.

Im Sozioökonomischen Panel liegt ebenfalls eine andere Definition zugrunde. Hier gelten als pflegende Angehörige zunächst einmal nur Personen zwischen 40 und 85 Jahren und gezählt wird schon eine Unterstützung ab einer Stunde pro Woche. Hier wurden für 2021 etwa 7,1 Mio. pflegende Angehörige ermittelt (ZQP 2024). Die genaue Anzahl pflegender Angehöriger lässt sich daher kaum exakt ermitteln. Auch diejenigen, die sich um Angehörige in stationären Settings kümmern, also z.B. diese regelmäßig in Pflegeheimen besuchen und diese dort unterstützen, werden kaum berücksichtigt. Das ZQP nennt Studien zu pflegenden Angehörigen, deren Zahlen zwischen neun und 37% der erwachsenen Bevölkerung in Deutschland variieren (ZQP 2024).

Merke: Sozioökonomisches Panel (SOEP)

Das Sozio-ökonomische Panel, kurz SOEP, ist eine seit 1984 regelmäßig vom Deutschen Institut für Wirtschaftsforschung (DIW) durchgeführte, repräsentative Haushaltsbefragung. Sie ist die größte und am längsten laufende multidisziplinäre Langzeitstudie in Deutschland. Derzeit werden jährlich etwa 30.000 Menschen aus 15.000 Haushalten befragt.

https://www.diw.de/de/diw_01.c.412809.de/sozio-oekonomisches_panel__soep.html

17.2.3 Kinder, Jugendliche und junge Erwachsene als pflegende Angehörige

Young Carers und Young Adult Carers

Pflegende Angehörige sind nicht ausschließlich Erwachsene, auch Kinder und Jugendliche kümmern sich um Angehörige mit Unterstützungsbedarf. Wie im Eingangsbeispiel gezeigt, können sie dies gemeinsam mit anderen tun, aber auch allein. Da es im Deutschen keinen einheitlich definierten Begriff für junge Menschen mit Pflegeverantwortung gibt (Frech et al. 2019), ist in der Literatur häufig der englische Begriff der *Young Carers* für Kinder und Jugendliche unter 18 Jahren, und *Young Adult Carers* für junge Menschen bis 24 Jahre zu finden.

Merke: Young Carers & Young Adult Carers

Folgend der Definition von Becker in der Blackwell Encyclopaedia of Social Work übernehmen Young Carers und Young Adult Carers für ein anderes Familienmitglied Pflege, Unterstützung oder Betreuung. Sie führen, häufig regelmäßig, bedeutende oder wesentliche Pflegeaufgaben aus und übernehmen ein Maß an Verantwortung, das normalerweise Erwachsenen zugeschrieben wird. Bei der pflegebedürftigen Person handelt es sich oft um einen Elternteil, es können aber auch Geschwister, Großeltern oder andere Verwandte sein, die eine Behinderung haben, chronisch oder psychisch krank sind oder aufgrund eines anderen Leidens Zuwendung, Unterstützung oder Beaufsichtigung brauchen (Becker 2000).

Zwischen 5 und 6,8 % Young Carers

Nach wie vor werden pflegende Kinder und Jugendliche kaum als solche wahrgenommen. Dies ist besonders der Tatsache geschuldet, dass sie sich selbst ihrer Rolle kaum bewusst sind und Fachpersonen, die mit den erkrankten Angehörigen arbeiten, die Young Carers nicht als pflegende Angehörige identifizieren (Leu et al. 2018a). Dabei kann für Deutschland auf Basis einer repräsentativen Studie des Zentrums für Qualität in der Pflege von ca. 5 % Kindern und Jugendlichen mit Pflegeaufgaben ausgegangen werden (Lux & Eggert 2017). Metzing spricht in ihrer repräsentativen Untersuchung in Nordrhein-Westfalen von 6,1 % Young Carers (Metzing 2018). Und die Berliner Fachstelle für Pflegende Angehörige gibt für die Hauptstadt sogar an, dass 6,8 % der Jugendlichen Pflegeaufgaben übernehmen (Senatsverwaltung für Wissenschaft, o. J.). Ihre Zahl ist damit ähnlich hoch wie die erwachsener pflegender Angehöriger, die bei der Gesundheitsberichtserstattung des Bundes mit 6,9 % (Wetzstein et al. 2015) angegeben wird und höher als die 4,5 % im Deutschen Alterssurvey (Klaus & Tesch-Römer 2017). Kinder und Jugendliche mit Pflegeverantwortung verdienen daher besondere Aufmerksamkeit, wenn es um das Thema pflegende Angehörige geht.

17.3 Sozioökonomische Merkmale von Pflegebedürftigen und pflegenden Angehörigen

17.3.1 Charakteristika: Wer wird pflegebedürftig?

Armut als Risikofaktor für Pflegebedürftigkeit

Nicht nur mit zunehmendem Alter steigt das Risiko an, pflegebedürftig zu werden. Auch ein geringeres Einkommen und höhere Arbeitsbelastungen im Beruf können sich negativ auswirken. So zeigen Daten des Sozioökonomischen Panels, dass – bei den Über-65-jährigen – Männer aus armutsgefährdeten Haushalten durchschnittlich 5,8 Jahre und Frauen 3,6 Jahre früher pflegebedürftig werden als ihr Äquivalent aus wohlhabenden Haushalten. Unterschiede sind auch erkennbar zwischen der Gruppe der Beamtinnen/Beamten und Arbeiterinnen/Arbeitern. Letztere werden durchschnittlich vier Jahre früher pflegebedürftig. Mit Fokus auf Belastungen im Berufsleben zeigen sich ebenfalls deutliche Unterschiede: Männer mit höheren Belastungen werden durchschnittlich 4,7 Jahre, Frauen 2,7 Jahre früher pflegebedürftig als ihr Äquivalent mit geringeren Belastungen. Pflegebedürftigkeit, so wird deutlich, ist damit auch abhängig von der sozialen Stellung (Geyer et al. 2021).

Merke

Als armutsgefährdet werden diejenigen Personen charakterisiert, deren Nettoäquivalenzeinkommen weniger als 60 % des Medians des Nettoäquivalenzeinkommens der Bevölkerung beträgt.

Als wohlhabend wird eingestuft, wer mehr als 150 % des Nettoäquivalenzeinkommens verdient.

17.3.2 Charakteristika pflegender Angehöriger

Die Gründe für die Übernahme der Pflege einer nahestehenden Person sind vielfältig: Viele Menschen fühlen sich emotional verbunden, sie übernehmen aus Dankbarkeit die Sorgearbeit oder weil sie etwas zurückgeben wollen, aber auch Verpflichtung oder Mangel an anderen Betreuungsoptionen kommen oft hinzu (Wetzstein et al. 2015). Die Übernahme der Pflege bleibt oft nicht ohne Auswirkungen auf das eigene Leben der Pflegenden: So sind Frauen wesentlich häufiger pflegende Angehörige als Männer. Gemäß SOEP von 2019 liegt ihr Anteil bei circa 57 % (Rebaudo et al. 2021). Mit der übernommenen Pflegeverantwortung geht bei Berufstätigen häufig eine Reduktion der Wochenarbeitszeit einher. Sie arbeiten durchschnittlich zwischen fünf und acht Stunden weniger als die nichtpflegende Erwerbsbevölkerung, was Auswirkungen auf ihr Einkommen hat (Geyer 2016; Rebaudo et al. 2021). Bezüglich der Rentenunterschiede, die zwischen Männern und Frauen in Deutschland bereits bestehen, kann es durch die Übernahme von Pflegeaufgaben zu weiteren Verschärfungen kommen. Oft gehören Pflegende, die sich in höherem Umfang um kranke Angehörige kümmern, einer niedrigeren Bildungsgruppe an als einer höheren. Sie fühlen sich weniger sozial unterstützt und berichten häufiger als Nichtpflegende von Stress, geringerem Wohlbefinden und psychischen Störungen (Wetzstein et al. 2015).

17.3.3 Charakteristika pflegender Kinder und Jugendlicher

Anders als erwachsene Pflegende haben Kinder und Jugendliche wesentlich weniger Entscheidungsmacht darüber, ob sie sich um ihre kranken Angehörigen kümmern. Oft geschieht der Weg in die Pflege schleichend oder die Situation wird als »normal« empfunden, weil sie schon »immer« so war, jedoch kann die Rolle als Young Carer auch plötzlich, zum Beispiel mit einer akut auftretenden Erkrankung, beginnen (Leu et al. 2018b). Für viele ist es ein wichtiges Anliegen, ihre Angehörigen zu unterstützen. Sie geben als Gründe unter anderem an, weil es ihre Familie ist (57,9 %) und weil sie dies wollen (54 %) (Metzing 2018). Auch wird als positiv gesehen, helfen zu können (93 %), den Familienzusammenhalt zu stärken (74 %) und Verantwortung zu übernehmen (42 %) (Lux & Eggert 2017). In Metzings Studie gaben jedoch auch knapp 12 % an, dass keine anderen Personen da sind, die dies übernehmen können. Im Vergleich mit Kindern und Jugendlichen, die keine erkrankten Angehörigen haben, zeigt sie mithilfe des Kidscreen-Fragebogens, dass Young Carers ihren Gesundheitszustand signifikant als wesentlich schlechter einschätzen (Metzing 2018). Auch in der ZQP-Studie fühlen sich 46 % der Befragten »etwas« und 5 % sogar »sehr« belastet. Dabei machen sich 54 % vor allem Sorgen um die gepflegte Person, 10 % fühlen sich körperlich angestrengt und 9 % haben niemanden, mit dem sie darüber reden können.

Merke

Die KIDSCREEN-Fragebögen erfassen die subjektive Gesundheit und das psychische, mentale und soziale Wohlbefinden von Kindern und Jugendlichen zwischen 8 und 18 Jahren. Sie sind für gesunde und kranke Kinder und Jugendliche geeignet. Die Fragebögen können in Krankenhäusern, anderen medizinischen Settings und Schulen eingesetzt werden und eignen sich für Screening-, Monitoring- und Evaluationszwecke in nationalen und weltweiten Gesundheitssurveys.
https://www.kidscreen.org/

17.4 Gesellschaftliche Relevanz

In einer Zeit, in der die Bevölkerung immer älter wird und ein hoher Bedarf an Pflegepersonal besteht, ist die Rolle und Bedeutung pflegender Angehöriger kaum hoch genug einzuschätzen. Nicht umsonst werden sie in der Literatur häufig als Deutschlands größter Pflegedienst bezeichnet. Sie ermöglichen ihren Angehörigen, möglichst lange zuhause bleiben zu können und nehmen dafür auch negative Auswirkungen in Kauf. Häufig sind sie für die ausgeführten Tätigkeiten auch nicht richtig ausgebildet, wie z. B. das Heben oder Umlagern von Kranken. Doch während Erwachsene die Möglichkeit haben, Beratungsangebote und Unterstützungsleistungen in Anspruch zu nehmen, sind Kinder und Jugendliche hier durch die fehlende Bekanntheit des Phänomens der Young Carers im Nachteil. Spezielle Angebote für sie existieren noch zu wenig. Für pflegende erwachsene Angehörige und für Young Carers muss daher zielgruppengerecht mehr Unterstützung bereitgestellt werden, damit die teilweise starke Belastung, die mit der übernommenen Care-Arbeit einhergeht, möglichst gut kompensiert werden kann. Besonders für Kinder und Jugendliche muss mehr getan werden. Hier ist zum einen zu nennen, dass mehr Bewusstsein geschaffen wird und Entlastungsangebote angeboten werden. Es muss sichergestellt werden, dass die Kinder und Jugendlichen ihre Schule, ihr Studium oder ihre Ausbildung gut abschließen können. Es besteht die Notwendigkeit eines niedrigschwelligen Unterstützungssystems einmal mehr.

17.5 Literatur

Becker S (2000) Young carers. In: M. Davies (Ed.) The Blackwell encyclopaedia of social work. Oxford: Blackwell.

Destatis (2024) Mehr Pflegebdürftige. (https://www.destatis.de/DE/Themen/Querschnitt/Demografischer-Wandel/Hintergruende-Auswirkungen/demografie-pflege.html).

Frech M, Nagl-Cupal M, Leu A et al. (2019) Wer sind Young Carers? Analyse der Begriffsverwendung im deutschsprachigen Raum und Entwicklung einer Definition. International Journal of Health Professions, 6(1): 19–31. https://www.doi.org/10.2478/ijhp-2019-0004

Geyer J (2016) Informell Pflegende in der deutschen Erwerbsbevölkerung: Soziodemografie, Pflegesituation und Erwerbsverhalten. In: ZQP (Ed.) Vereinbarkeit von Beruf und Pflege 16: 24–43. (Zugriff zuletzt am 16.07.2025 unter https://www.diw.de/de/diw_01.c.827699.de/publikationen/wochenberichte/2021_44_1/pflegebeduerftigkeit_haengt_von_der_sozialen_stellung_ab.html).

Helms F, Röder L (2023) ERGEBNISBERICHT STUDIE 2023 Kinderpflege zuhause. Herausforderungen pflegender Eltern von Kindern und Jugendlichen mit Pflegebedarf. (https://cdn.pflege.de/pdf/240301_pflege-de-studien-kinderpflege-zuhause-update.pdf).

Klaus D, Tesch-Römer C (2017) Pflege und Unterstützung bei gesundheitlichen Einschränkungen: Welchen Beitrag leisten Personen in der zweiten Lebenshälfte für andere? In: K. Mahne, W. J.K., J. Simonson, & C. Tesch-Römer (Eds.) Altern im Wandel. Zwei Jahrzehnte Deutscher Alterssurvey (DEAS). https://www.doi.org/10.1007/978-3-658-12502-8

Kuhlmey A, Budnick A (2023) Pflegende Angehörige in Deutschland: Vereinbarkeit von Pflege und Erwerbstätigkeit. Bundesgesundheitsblatt, Gesundheitsforschung, Gesundheitsschutz, 66(5): 550–556. https://doi.org/10.1007/s00103-023-03687-3

Leu A, Frech M, Jung C (2018a) »You don't look for it« – A study of Swiss professionals' awareness of young carers and their support needs. Health Soc Care Community, 26(4): e560–e570. https://www.doi.org/10.1111/hsc.12574

Leu A, Frech M, Jung C (2018b) Young carers and young adult carers in Switzerland: Caring roles, ways into care and the meaning of communication. Health Soc Care Community, 26(6): 925–934. https://www.doi.org/10.1111/hsc.12622

Lux K, Eggert S (2017) ZQP-Analyse Erfahrungen von Jugendlichen mit Pflegebedürftigkeit in der Familie. In ZQP (Ed.), ZQP-Report Junge Pflegende:14–25. Berlin.

Metzing S (2018) Abschlussbericht zum Projekt »Die Situation von Kindern und Jugendlichen als pflegende Angehörige«. (Zugriff zuletzt am 16.07.2025 unter https://www.bundesgesundheitsministerium.de/service/publikationen/details/die-situation-von-kindern-und-jugendlichen-als-pflegende-angehoerige.html)

Rebaudo M, Calahorrano L, Hausmann K (2021) Daten zur Informellen Pflege. Pflegebedürftige und Pflegende. (Zugriff zuletzt am 16.07.2025 unter https://publica-rest.fraunhofer.de/server/api/core/bitstreams/798f565d-adcb-460c-abc4-539552668be4/content).

Senatsverwaltung für Wissenschaft G u. P (o.J.) Berliner Strategie zur Unterstützung von pflegenden Angehörigen. (https://www.berlin.de/sen/pflege/pflege-und-rehabilitation/pflege-zu-hause/pflegende-angehoerige/).

Wetzstein M, Rommel A, Lange C (2015) Pflegende Angehörige – Deutschlands größter Pflegedienst. In (Vol. 6, pp. 12): Robert Koch-Institut.

ZQP (2024) Pflegende Angehörige in Deutschland. (https://www.zqp.de/schwerpunkt/pflegende-angehoerige/)

18 Leben bis zum Schluss – Versorgung und Pflege am Lebensende

Fallbeispiel

Da sitzt sie, die 55-jährige Lungenkrebspatientin, auf ihrem Bett in ihrem Zimmer auf der Palliativstation: Tatsächlich das erste Mal seit längerem beinahe erleichtert.

Sie hat noch ihr schickes Strohhütchen auf, das ganz wunderbar zu den sommerlichen Temperaturen draußen passt, vor allem aber die kahlen Stellen auf dem Kopf verdecken soll. Vor kurzem sind Kopfmetastasen hinzugekommen, ihr gehen jetzt vermehrt die Haare aus – der Krebs schreitet voran.

Die Diagnose Lungenkrebs hatte ihr vor einem Jahr zunächst den Boden unter den Füßen weggezogen. Sie hatte tatsächlich nie geraucht, die Diagnose traf sie vollkommen unvorbereitet. Der Arzt, der ihr die Diagnose mitteilte, schien überfordert. Mit ihrem Schock und ihren Fragen, was denn jetzt werden solle, konnte er nicht umgehen. In der größten Krise ihres Lebens nur dieser kurze Informationsaustausch – Lungenkrebs, kann man nichts machen – sie fühlte sich völlig allein.

Jetzt ist ihre Familie da. Ihre Tochter sitzt am Fußende des Bettes, ihr Lebensgefährte ihr gegenüber, und gerade war die freundliche, speziell geschulte Pflegekraft da. Die Diagnose ist sehr ernst und hat nichts von ihrer Bedrohlichkeit verloren, im Gegenteil: Lungenkrebs Stadium 4, Metastasen im Kopf und in der Niere. Zu beschönigen gibt es nichts. Trotzdem ist die Situation besser. Sie hat jetzt ein kompetentes Behandlungsteam. Begleitung findet statt, seit sie vor ein paar Wochen zur Behandlung hierher an die Klinik gekommen ist. Wenn sie zuhause Schmerzen hat oder Fragen, kann sie jederzeit anrufen. Sie fühlt sich wirklich begleitet durch das Team, das vor allem mit ihr, aber auch mit ihrer Familie zusammenarbeitet. Schmerzkontrolle ist wichtig, die Atemnot in den Griff kriegen und auf ihre Ängste eingehen. Von Lebensqualität wird gesprochen – beinahe zynisch, dieser Begriff, wenn die Uhr tickt – aber hier macht es Sinn. Und jetzt, wo sie hier im Krankenhaus ist, fühlt sie sich ebenfalls wirklich gut aufgehoben. Eigentlich will sie lieber zuhause sterben, aber die Versorgung hier ist besser. Der Stress und die Angst lassen nach. Sie fühlt sich beinahe angekommen, ja, und seit längerem beinahe erleichtert.

18.1 Einleitung

Wie unsere Patientin aus dem Fallbeispiel wollen die meisten Menschen in Deutschland am liebsten zuhause sterben. Dies zeigt eine Untersuchung, die im Auftrag des Deutschen Hospiz- und Palliativverbandes 2022 durchgeführt wurde. Zum dritten Mal untersuchte die beauftragte Forschungsgruppe Wahlen (DHPV 2022) in der Befragung »Sterben in Deutschland – Wissen und Einstellungen zum Sterben«, was Menschen hierzulande zum Thema Versorgung am Lebensende wissen und wünschen.

Sterbeorte

Auf die Frage, wo sie sterben möchten, antworteten 50 % »zuhause«, gefolgt von 21 %, die »in einer Einrichtung der Sterbebegleitung« angaben. Nur 3 % wünschten sich, in einem Krankenhaus zu versterben, 1 % in einem Alten- oder Pflegeheim. 25 % haben sich noch »keine Gedanken« gemacht oder »keine Angabe« angekreuzt. Ebenfalls wurde danach gefragt, ob Menschen bereits Erfahrung haben mit dem Sterben eines Menschen. 88 % antworteten mit ja, bei 84 % war dies eine ihnen nahestehende Person. Bei 44 % der Befragten verstarben diese nahestehenden Personen jedoch im Krankenhaus, nur 34 % am Wunschort »zuhause«. 13 % starben im Alten- oder Pflegeheim und 5 % in einer Einrichtung der Sterbebegleitung (DHPV 2022).

Dies deckt sich auch mit älteren Untersuchungen zum Sterbeort: Das Krankenhaus lag – anders als gewünscht – in den Jahren 2001 und 2011 jeweils auf Platz 1 (Dasch et al. 2015).

Ein Blick über die Grenzen offenbart ähnliche Situationen in unseren Nachbarländern: In der Schweiz wünschen sich fast drei Viertel – genau: 72 % – der Menschen, zuhause zu versterben (Stettler et al. 2018), tun dies jedoch an erster Stelle im Alters- oder Pflegeheim, gefolgt vom Krankenhaus (Vodoz 2009). Auch in Österreich versterben die meisten Menschen in Krankenhäusern (2019: 48,9 % (Baumgartner 2021)).

Wie diese Zahlen zeigen, gibt es am Lebensende noch eine große Diskrepanz zwischen Wunsch und Wirklichkeit. In diesem Kapitel geht es um verschiedene Konzepte zur Versorgung am Lebensende in Deutschland.

18.2 Begriffsklärungen: Palliative Care und Hospizgedanke

Gesetz zur Verbesserung der Hospiz- und Palliativversorgung

Seit Dezember 2015 ist in Deutschland das *Gesetz zur Verbesserung der Hospiz- und Palliativversorgung* in Kraft. Dieses soll dazu beitragen, flächendeckend eine bessere medizinische, pflegerische, psychologische und seelsorgerische Versorgung zu gewährleisten und eine Hospizkultur stärken. Eine palliative Versorgung ist nun ausdrücklicher Bestandteil der Regelversorgung für alle gesetzlich Krankenversicherten. Doch was ist damit gemeint?

18.2.1 Palliative Care

Palliative Care
(Malfour M. Mount)

Palliative Care hat seinen etymologischen Ursprung im lateinischen Wort »pallium«, Mantel, beziehungsweise dem Verb »palliare«, »ummänteln«. Dieses sprachliche Bild verdeutlicht das Ziel, die Versorgung beziehungsweise das Beschützen einer Person, die dies benötigt. Zugeschrieben wird die Wortschöpfung Palliative Care dem kanadischen Arzt *Malfour M. Mount*, einen Schüler von Cicely Saunders (siehe unten) (Pleschberger 2001).

Palliative Care setzt dort an, wo eine nicht heilbare Krankheit vorliegt und eine kurative Behandlung nicht mehr möglich ist.

Während noch vor einigen Jahren häufig von *Palliativmedizin* gesprochen wurde, setzt sich mittlerweile auch im Deutschen mehr der Begriff Palliative Care oder Palliativversorgung durch (Pastrana et al. 2008). Grund hierfür ist die Abgrenzung zu einer nicht gewünschten Medikalisierung des Lebensendes. Im englischen Begriff Palliative Care steckt zusätzlich der Care-Begriff, also die Sorge und Fürsorge, die mehr als nur medizinische Versorgung beinhaltet und pflegerische, seelsorgerische und Angehörigenfürsorge miteinschließt. Ein interdisziplinärer Versorgungs-Gedanke ist hier mitangelegt (s. u.).

Merke

Gemäß der WHO wird Palliative Care wie folgt beschrieben:

> »Palliative care is an approach that improves the quality of life of patients (adults and children) and their families who are facing problems associated with life-threatening illness. It prevents and relieves suffering through the early identification, correct assessment and treatment of pain and other problems, whether physical, psychosocial or spiritual.«
> (WHO 2020)

18.2.2 Hospizgedanke

Hospize sind Einrichtungen der Sterbebegleitung. Aus der Tradition der Herbergen kommend, handelt es sich oft um stationäre Einrichtungen, dies ist jedoch nicht zwingend erforderlich.

Hospiz

Das *Hospiz* hat seine sprachlichen Wurzeln ebenfalls im Lateinischen: »Hospitium« heißt »Herberge« und »Gastfreundschaft«. Dahinter steckt der christliche Gedanke des Lebens als Wanderung oder Pilgerschaft und des Gastseins auf Erden. Bis ins 20. Jahrhundert hinein gibt es enge Verbindungen zwischen Hospizgedanken und Kirche, respektive kirchlichen Trägern (Heller & Pleschberg 2015). Historische Vorläufer sind etwa die von Mönchsorden erbauten mittelalterlichen Herbergen, die allen offenstanden, die unterwegs waren, krank oder Hilfe benötigten.

Jeanne Garnier, Mary Aikenhead

Auch das 1842 von der Französin *Jeanne Garnier* in Lyon gegründete Haus »Calvaire«, zu Deutsch Leidensgeschichte, Martyrium, in dem Sterbende begleitet wurden (Association_des_dames_du_calvaire 2023) knüpft an diesen Gedanken an, ebenso das »Our Ladys hospice«, das 1879 vom Orden der »Religious Sisters of Charity«, dem von der Irin *Mary Aikenhead* gegründeten Orden der Barmherzigen Schwestern, ins Leben gerufen wurde (Religious_Sisters_of_Charity 2024). Besonders hervorzuheben ist das 1967 von Dame *Cicely Saunders* gegründete *St. Christophers Hospice*, das die moderne Hospizbewegung ins Leben rief.

Dame Cicely Saunders und die Gründung des St. Christophers Hospice in London

Cicely Saunders

Cicely Saunders (1918–2005) gilt als Gallionsfigur der modernen Hospizbewegung und Pionierin für Palliative Care. Sie war Sozialarbeiterin, Krankenschwester und Ärztin und entdeckte schon früh ihr Interesse für Schmerztherapie und -kontrolle. Gleich zu Beginn des Zweiten Weltkriegs entschied sie sich, ihr Studium der Philosophie, Politik und Ökonomie in Oxford zu unterbrechen, um sich als Krankenschwester ausbilden zu lassen. Dieses Pflegestudium schloss sie 1944 am St. Thomas Hospital in London ab. Ihr zuvor unterbrochenes Studium beendete sie ebenfalls nach Kriegsende mit einem Diplom für Public and Social Administration mit Auszeichnung (Saunders 2024). Nach 1945 arbeitete sie weiter als Almoner – als Sozialarbeiterin im Krankenhaus – in der Versorgung Schwerstkranker und Sterbender. Während ihrer Arbeit im St. Lukes Hospital in London machte sie Bekanntschaft mit David Tasma, einem polnischen Juden, der das Warschauer Ghetto überlebt hatte. Tasma war schwer an Krebs erkrankt und litt unter starken Schmerzen. Saunders kümmerte sich um ihn und begleitete ihn bis zu seinem Tod. Tasma hinterließ ihr dafür ein kleines Vermögen verbunden mit dem Wunsch, ein Heim für Sterbende zu eröffnen (Müller-Busch 2014). Diesen Gedanken verfolgte Saunders weiter. Nachdem ihr jedoch gesagt worden war, dass sie ihre Ideen nur umsetzen könnte, wenn sie selbst Ärztin wäre, studierte sie auch noch Medizin. Dies schloss sie 1957 an der St. Thomas Medical School in London ab (Saunders 2024). Danach dauerte es noch weitere zehn Jahre, bis 1967 das St. Christophers Hospice ins Leben gerufen wurde. Mit ihrem Leben und ihren vielseitigen Ausbildungen hat Cicely Saunders von Anfang an die Bedeutung von Interdisziplinarität und Multiprofessionalität in der Versorgung am Lebensende unterstrichen.

Schon Cicely Saunders vertrat eine Hospizidee, die auch im ambulanten Bereich umgesetzt werden kann.

18.2.3 Palliative Care & Hospizgedanke – eine enge Verbindung

Die Verwendung der Begrifflichkeiten ist international uneinheitlich, sie können nicht trennscharf voneinander abgegrenzt werden. Schauen wir noch einmal zurück auf die Einführung des Begriffs Palliative Care von Malfour M. Mount, so ist dies auch wenig verwunderlich. Schließlich entstand das Wort nach seinem Aufenthalt bei Cicely Saunders im St. Christophers Hospice

Für Deutschland unterstreicht die Verbundenheit auch die Umbenennung der 1992 gegründeten »Bundesarbeitsgemeinschaft (BAG) Hospiz« zum »Deutschen Hospiz-und PalliativVerband e.V.« im Jahr 2007. Der DHPV – wie damals die BAG Hospiz – ist die bundesweite Interessensvertretung der Hospizbewegung sowie aller Hospiz- und Palliativeinrichtungen in Deutschland (DHPV). Wollte man Unterschiede konstruieren, ließe sich festhalten, dass in Hospizen mehr Ehrenamtliche tätig sind als auf Palliativstationen und das auf Palliativstationen der Fokus stärker auf der medizinischen Versorgung liegt.

Aufgrund der großen Ähnlichkeiten jedoch werden die Begriffe mittlerweile häufig gemeinsam genannt, z. B. in den Formulierungen Hospiz- und Palliative Care oder Hospiz- und Palliativversorgung.

Wie auch im eingangs geschilderten Fallbeispiel steht im Zentrum von Hospiz- und Palliativversorgung klar der schwerstkranke, sterbende Mensch sowie seine Angehörigen. Ziel ist es, Leiden zu lindern und eine gute Lebensqualität so lange wie möglich aufrechtzuerhalten. Dabei soll der bevorstehende Tod weder verzögert noch beschleunigt werden. Cicely Saunders drückte dies in dem Satz aus, »nicht dem Leben mehr Tage, sondern den Tagen mehr Leben zu geben«. Um dies zu gewährleisten, hat der Teamansatz stets einen hohen Stellenwert bei der Versorgung.

18.3 Aktuelle Situation in Deutschland

Der Begriff »Hospiz« ist in unserer Bevölkerung schon länger bekannt: Wie die Forschungsgruppe Wahlen mit ihren Umfragen zeigen konnte, hatten im Jahr 2012 bereits 89 % davon gehört. 66 % konnten auch die richtige Bedeutung nennen. 2022 waren dies 93 %, 75 % kannten die richtige Bedeutung (DHPV 2022).

Der Begriff »Palliativ« ist etwas weniger bekannt. Hier kam es bezüglich der Bekanntheit allerdings zu einem enormen Zuwachs von 49 % (32 % nennen richtige Bedeutung) im Jahr 2012 zu 79 % im Jahr 2022 (58 % nennen richtige Bedeutung).

18.3.1 Hospize für Erwachsene

Als erstes Hospiz in Deutschland wird oft das von dem Oratorianer-Pfarrer Paul Türks im Jahr 1986 gegründete *Haus Hörn* in Aachen genannt (Golek 2001). Da dies jedoch an ein Altenheim angegliedert ist und über 53 Betten verfügt, wird gelegentlich diskutiert, ob es sich dabei nicht eher um ein Langzeitpflegeheim handelt (ebd. S. 59).

Ein Jahr später wird das mit acht Betten ausgestattete *»Hospiz zum Heiligen Franziskus«* in Recklinghausen eröffnet und 1988 das *»Hospiz für Palliative Therapie«* in Köln, ebenfalls mit acht Betten (ebd.).

Mittlerweile gibt es in Deutschland – Stand März 2023 – etwa 260 stationäre Hospize für Erwachsene. Diese haben durchschnittlich ungefähr 10 Betten zur Verfügung. Mit einer Aufenthaltsdauer von 22 Tagen werden hier jährlich 35.000 Menschen versorgt (DHPV 2024).

Im ambulanten Bereich ist die Anzahl der Hospiz- und Palliativdienste ebenfalls stark angewachsen. Gemäß DHPV waren im Jahr 2022 etwa 1.500 ambulante Hospizdienste gelistet. Darin eingeschlossen sind auch etwa 230 Hospizdienste für Kinder und Jugendliche. 65 davon kooperieren mit Erwachsenen-Hospizdiensten (ebd.).

18.3.2 Hospize für Kinder

Kinderhospiz Balthasar in Olpe

Für Kinder, Jugendliche und junge Erwachsene gibt es zurzeit 19 stationäre Hospize in Deutschland (DHPV 2024). Auf Initiative von sechs Familien gründet sich 1990 der Deutsche Kinderhospizverein. In Kooperation mit der gemeinnützigen Gesellschaft der Franziskanerinnen zu Olpe eröffnen sie im September 1998 das erste *Kinderhospiz Balthasar in Olpe* (DKHV 2024).

18.3.3 Palliative Versorgung

Palliativstationen

In stationären Bereich sind mittlerweile *Palliativstationen* bei vielen Menschen bekannt. Dabei handelt es sich um Abteilungen für Schwerstkranke und Sterbende. Besonderes Augenmerk gilt hier den körperlichen Beschwerden, insbesondere der Symptomkontrolle und den mit der Erkrankung verbundenen psychosozialen Herausforderungen.

Palliativstationen sind mit einem besseren Personalschlüssel als andere Stationen im Krankenhaus ausgestattet. So empfiehlt die Deutsche Gesellschaft für Palliativmedizin mindestens 1,4 Pflegefachkräfte pro Bett und 1,2 Ärzte für 6,5 Betten, sowie pro Patient und Woche mindestens sechs Stunden Fachpersonen aus weiteren Bereichen wie zum Beispiel Sozialarbeit, Psychologie etc. (DGP 2007).

Derzeit gibt es in Deutschland 1893 Kliniken (Destatis 2024a), von denen etwa 340 über Palliativstationen verfügen, vier davon sind speziell auf Kinder und Jugendliche ausgerichtet (DHPV 2024).

Spezialisierte & allgemeine ambulante Palliativversorgung

Im ambulanten Bereich gibt es die *allgemeine ambulante Palliativversorgung* (AAPV) und die *spezialisierte ambulante Palliativversorgung* (SAPV). Die AAPV richtet sich an Schwerstkranke und Sterbende, die (noch) keine spezialisierte Versorgung benötigen. Sichergestellt werden soll ein Sterben in Würde – wenn medizinisch, pflegerisch und psychosozial möglich und von den Erkrankten gewünscht – in einem vertrauten Umfeld (KBV 2011). Nach Angaben der Kassenärztlichen Bundesvereinigung (KBV) trifft dies auf 90% der Sterbenden zu.

Die spezialisierte ambulante Palliativversorgung steht nach § 37b SGB V Versicherten zur Verfügung, die an »einer nicht heilbaren, fortschreitenden und weit fortgeschrittenen Erkrankung bei einer zugleich begrenzten Lebenserwartung« leiden und »eine besonders aufwändige Versorgung benötigen«. Gemäß § 4 der Spezialisierten Ambulanten Palliativversorgungs-Richtlinie des GBA muss mindestens eine der hier aufgeführten Symptomatiken zutreffen:

- Ausgeprägte Schmerzsymptomatik
- Ausgeprägte neurologische/psychiatrische/psychische Symptomatik
- Ausgeprägte respiratorische/kardiale Symptomatik
- Ausgeprägte gastrointestinale Symptomatik
- Ausgeprägte ulzerierende/exulzerierende Wunden oder Tumore
- Ausgeprägte urogenitale Symptomatik

Im Bereich der SAPV sind derzeit insgesamt 403 Teams tätig (DHPV 2024), 36 davon versorgen Kinder und Jugendliche (DKHV 2024).

18.4 Das interdisziplinäre und multiprofessionelle Team in der Hospiz- und Palliativversorgung

Interdisziplinarität und Multiprofessionalität sind in der Versorgung am Lebensende wichtig, um eine gute ganzheitliche Perspektive zu ermöglichen und den Bedürfnissen der Schwerstkranken und Sterbenden – und auch ihrer Angehörigen – auf körperlicher, psychosozialer und spiritueller Ebene bestmöglich entsprechen zu können.

Interdisziplinarität

Interdisziplinarität kann hier unterschiedlich verstanden werden: zum einen als die Kooperation zwischen verschiedenen Disziplinen wie Medizin, Pflegewissenschaften, Sozialer Arbeit, Soziologie, Theologie, Psychologie, Pharmazie etc. – oder, wie häufig im medizinischen Kontext anzutreffen, als die Zusammenarbeit unterschiedlicher medizinischer Fachrichtungen, wie etwa Palliativmedizin, Onkologie, Geriatrie etc.

Abb. 18.1: Interdisziplinäre Empfehlungen der WHO für die Zusammenarbeit in »Palliative Care Teams« (Modifiziert nach WHO, o. J., © Freepik/brgfx, © Freepik/Freepik)

In Palliativpflegeteams arbeiten Fachpersonen aus Medizin, Pflege, Sozialarbeit, Physiotherapie und ehrenamtlichem Engagement gemeinsam mit den Patientinnen und Patienten und ihren Familien.

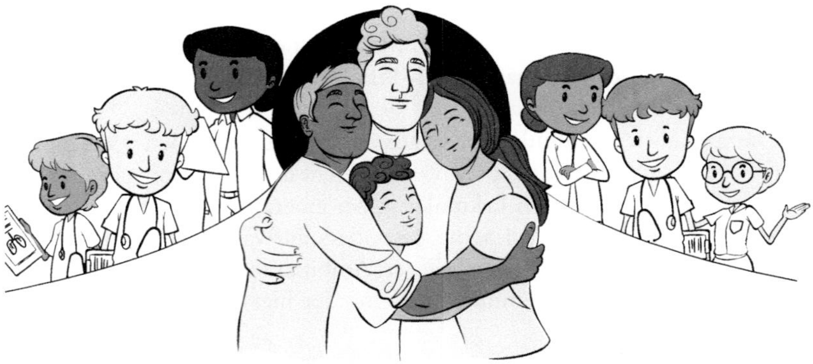

Multiprofessionalität

Multiprofessionalität wiederum bezieht sich auf die Zusammenarbeit verschiedener Berufsgruppen, wie etwa verschiedener Gesundheitsberufe.

Interdisziplinäre und multiprofessionelle Teams setzen sich daher oft aus (Fach-)Personen unterschiedlicher Disziplinen wie Medizin, Pflege, Soziale Arbeit, Psychologie, Seelsorge, Physiotherapie, Ergotherapie, Ernährungsberatung, Pharmazie, Kunsttherapie u. a. zusammen. Wie sich die Zusammensetzung genau gestaltet, ist dabei auch von den Bedürfnissen der Patientinnen und Patienten abhängig.

In der Versorgung am Lebensende sind auch viele Ehrenamtliche tätig, ohne die die Versorgung nicht gewährleistet werden könnte. Der DHPV gibt an, dass derzeit in den mehr als 1.280 Hospiz- und Palliativdiensten und -einrichtungen etwa 120.000 Menschen ehrenamtlich, bürgerschaftlich und hauptamtlich tätig sind (DHPV 2024).

Angehörige und nahestehende Personen

Hervorzuheben ist an dieser Stelle auch die Rolle der *Angehörigen und nahestehenden Personen.* Sie können häufig mit dazu beitragen, das Wohlbefinden der Kranken zu verbessern und übernehmen oft einen großen Anteil an der Versorgung. Damit sind sie sowohl Teil des Versorgungsteams als auch seiner Zielgruppe.

Beispiel aus der Praxis: Umsetzung interprofessioneller Begleitung am Lebensende – das HeiMeKom-Konzept

An der Thoraxklinik Heidelberg begleiten interprofessionelle Tandems Lungenkrebspatientinnen und -patienten mit begrenzter Prognose und ihre Angehörigen über den Erkrankungsverlauf bis zum Lebensende.

Diese onkologischen Beratungsteams bestehen aus speziell geschulten medizinischen und pflegerischen Fachpersonen. Gemeinsam mit den Erkrankten und ihren Angehörigen erarbeiten sie anhand eines bestimmten Kommunikationskonzepts einen gemeinsamen Versorgungsplan und achten auf eine frühzeitige Einbindung von Palliative Care zur Verbesserung der Lebensqualität:

Zu bestimmten Zeitpunkten im Krankheitsverlauf (Diagnose, Stabiler Verlauf, Krankheitsprogression, Übergang zu Best-Supportive-Care) finden die sogenannten »Meilenstein-Gespräche« statt. Zwischen den Gesprächen erfolgt zusätzlich eine telefonische Beratung durch die Pflegefachpersonen, um Kontinuität in der Behandlung sicherzustellen, bei Fragen schnell eine Klärung zu ermöglichen sowie möglichst früh Veränderungen bei den Symptomlage zu erkennen (Villalobos et al. 2019).

Das vorausschauende Kommunikationskonzept – die Heidelberger Meilenstein-Kommunikation (HeiMeKom) – entstand in einem Forschungsprojekt, das vom Bundesministerium für Gesundheit gefördert wurde. Im Anschluss an das Projekt konnte die Thoraxklinik mit der AOK in Baden-Württemberg auf Basis des § 140a SGB V dieses Konzept in ihre Regelversorgung integrieren.

Exkurs: Sterbehilfe – aktuelle Situation (Stand 7/2025)

Dignitas Deutschland, Verein Sterbehilfe

Das Bundesverfassungsgericht (BverfG) entschied am 26.02.2020, die Beihilfe zum Suizid, das heißt, das Zurverfügungstellen eines tödlichen Mittels, das die Person *selbständig* einnimmt, in Deutschland wieder zu legalisieren. Es erklärte den Sterbehilfeparagraphen § 217 StGB, der die sogenannte »geschäftsmäßige« Sterbehilfe verboten hatte, für nichtig. Gleichzeitig stellte das Bundesverfassungsgericht klar, dass grundsätzlich jeder Mensch das Recht habe, selbstbestimmt zu sterben. Konkret heißt dies, dass Organisationen wie *Dignitas Deutschland* (http://www.dignitas.de/) oder der *Verein Sterbehilfe* (https://www.sterbehilfe.de/) seit 2020 nun wieder legal Menschen beim Suizid begleiten können. Die Inanspruchnahme der Beihilfe ist dabei nicht an bestimmte Voraussetzungen gebunden, sondern besteht »in jeder Phase der menschlichen Existenz« (BverfG 2020). Ebenso beauftragte das BverfG den Bundestag, die rechtliche Situation genauer zu regeln. Dies fand bis dato (Stand 7/2025) jedoch noch nicht statt.

Die Legalisierung trifft den Zeitgeist. Eine repräsentative Umfrage von YouGov aus dem Jahr 2021 dokumentiert eine Zustimmung zum straffreien assistierten Suizid von 75 %, 6 % mehr im Vergleich zu 2019 (Sonnenberg 2021).

Aktive Sterbehilfe

Auch die *aktive Sterbehilfe*, das heißt die *Tötung auf Verlangen*, die nicht selbst sondern durch andere durchgeführt und in Deutschland nach wie vor verboten ist, wird von 72 % der deutschen Bevölkerung befürwortet. Auch hier kam es, im Vergleich zu 2019, zu einem Anstieg von 5 % (ebd.).

Die vom Deutschen Hospiz- und Palliativverband oben erwähnte Befragung »Sterben in Deutschland« zeigt, dass viele Menschen in Bezug auf ihr Lebensende Angst davor haben, »hilflos der Apparatemedizin ausgeliefert zu sein« und sich vor »Schmerzen« fürchten (► Abb. 18.2).

Abb. 18.2: Wenn ich an mein eigenes Sterben denke (DHPV 2022, mit freundlicher Genehmigung)

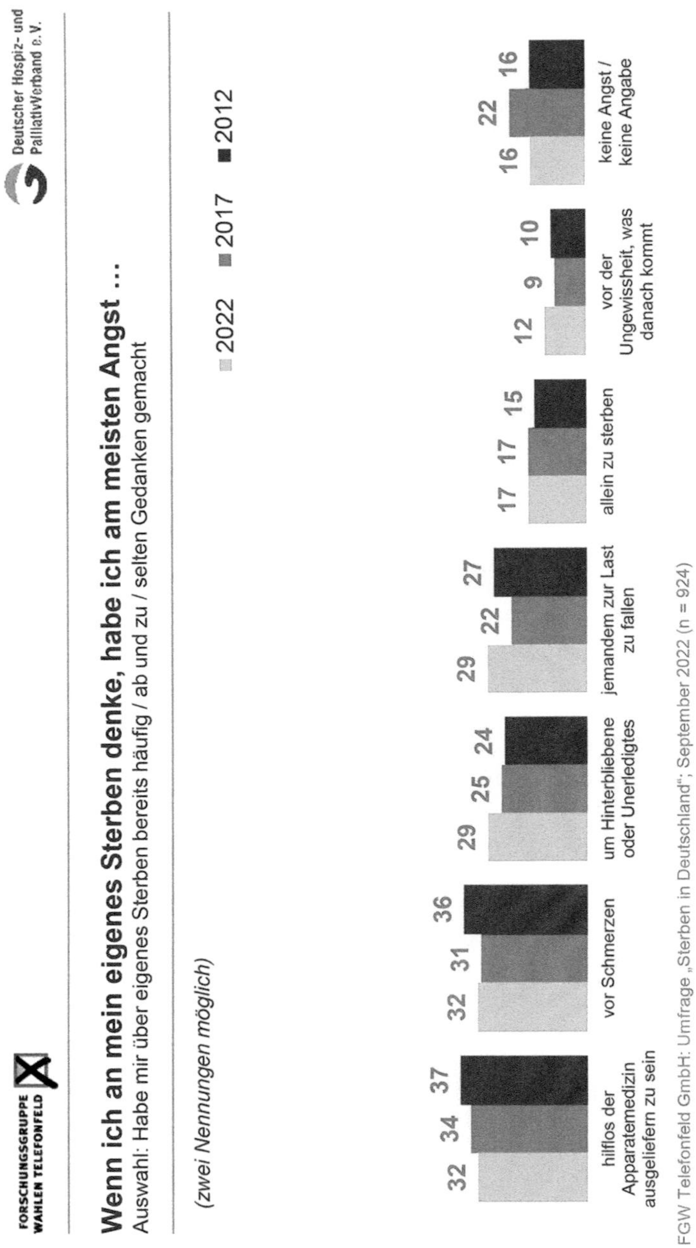

Vor dem Hintergrund des Palliative-Care- und Hospizgedankens wird hier die Notwendigkeit deutlich, weiter an einer guten und flächendeckenden Versorgung zu arbeiten. Ziel sollte sein, solchen Ängsten entgegenzuwirken und ein friedliches, möglichst schmerzfreies Lebensende zu ermöglichen.

Hier schließt sich der Kreis und wir kommen wieder zurück auf den eingangs beschriebenen Ansatz von Virchow, dass Medizin mehr als nur Krankenhaus und Hochtechnologie bedeuten soll, muss und kann.

18.5 Literatur

Association_des_dames_du_calvaire (2023) Jeanne Garnier. (https://jeanne-garnier.org/dhier-a-aujourdhui/)

Baumgartner J (2021) Sterbeorte Österreich. Auswertungen Österreich und Bundesländer.

Dasch B, Blum K, Gude P et al. (2015) Place of Death: Trends Over the Course of a Decade: A Population-Based Study of Death Certificates From the Years 2001 and 2011. Dtsch Arztebl Int, 112(29–30), 496–504. https://www.doi.org/10.3238/arztebl.2015.0496

Destatis (2024) Gesundheit – Krankenhäuser. (https://www.destatis.de/DE/Themen/Gesellschaft-Umwelt/Gesundheit/Krankenhaeuser/_inhalt.html).

DGP (2007) Empfehlung der Deutschen Gesellschaft für Palliativmedizin (DGP) zur Personalbesetzung auf Palliativstationen. (https://www.dgpalliativmedizin.de/images/stories/Empfehlung_zur_Personalbesetzung_auf_Palliativstationen_2007.pdf)

DHPV (2022) Sterben in Deutschland – Wissen und Einstellungen zum Sterben. Repräsentative Umfrage der Forschungsgruppe Wahlen Telefonfeld GmbH im Auftrag des Deutschen Hospiz- und PalliativVerbands e.V.

DHPV (2024) Zahlen zur Hospiz- und Palliativarbeit. (https://www.dhpv.de/zahlen_daten_fakten.html)

DKHV (2024) Kinder- und Jugendhospizarbeit in Deutschland. (https://www.deutscher-kinderhospizverein.de/)

Golek M (2001) Standort und Zukunft der ambulanten Hospizarbeit in Deutschland. Chancen und Grenzen der ambulanten Hospizdienste in Deutschland unter Berücksichtigung der Erfahrungen aus dem anglo-amerikanischen Raum. Münster/New York/Berlin/München: Waxmann.

Heller A, Pleschberg S (2015) Geschichte der Hospizbewegung in Deutschland. Hintergrundfolie für Forschung in Hospizarbeit und Palliative Care. In: M.W. Schnell, C. Schulz, A. Heller, & C. Dunger (Eds.) Palliative Care und Hospiz. pp. 61–74. Wiesbaden: Springer VS.

KBV (2011) Qualifizierte allgemeine ambulante Palliativversorgung von schwerstkranken und sterbenden Menschen.

Müller-Busch C (2014) Die Anfänge – Cicely Saunders. In: M. Wasner & S. Pankofer (Eds.) Soziale Arbeit in Palliative Care. Ein Handbuch für Studium und Praxis. pp. 36–40. Stuttgart: Kohlhammer.

Pastrana T, Junger S, Ostgathe C et al. (2008) A matter of definition–key elements identified in a discourse analysis of definitions of palliative care. Palliat Med, 22(3): 222–232. https://www.doi.org/10.1177/0269216308089803

Pleschberger S (2001) Palliative Care: Ein Versorgungskonzept für sterbende Menschen. *S. 98.*

Religious_Sisters_of_Charity (2024) Serve God with a great heart and a willing mind. (https://rsccaritas.com/).

Saunders C (2024) Dame Cicely Saunders Biography. (https://cicelysaundersinternational.org/dame-cicely-saunders/)

Sonnenberg A-K (2021) Legalisierung aktiver Sterbehilfe? Zustimmung unter Deutschen wächst. (https://yougov.de/health/articles/35705-legalisierung-aktiver-sterbehilfe-zustimmung-unter).

Stettler P, Severin B, Bannwart L (2018) Bevölkerungsbefragung Palliative Care 2017. Ergebnisse der Befragung 2017 und Vergleich zur Erhebung von 2009. Bern: Bundesamt für Gesundheit.

Villalobos M, Siegle A, Hagelskamp L et al. (2019) Communication along Milestones in Lung Cancer Patients with Advanced Disease. Oncol Res Treat, 42(1–2): 41–46. https://www.doi.org/10.1159/000496407

Vodoz V (2009) Palliative Care 2009 Eine Studie im Auftrag des Bundesamtes für Gesundheit (BAG)

WHO (2020) Palliative care – The essential facts. (https://cdn.who.int/media/docs/default-source/integrated-health-services-(ihs)/palliative-care/palliative-care-essential-facts.pdf?sfvrsn=c5fed6dc_1).

19 »Wer soll das alles noch bezahlen …?« – Gesundheitsökonomie im Spannungsfeld von Gerechtigkeit, Notwendigkeit, Wirtschaftlichkeit und Humanität

von Ernst Seiffert[31]

Fallbeispiel

Herr K. ist 81 Jahre alt und lebt seit dem Tod seiner Frau vor zwei Jahren allein in seiner Wohnung am Stadtrand. Er war sein Leben lang Schreiner und hat hart gearbeitet. Die Spuren seines Berufslebens sind unübersehbar: Arthrose in den Knien, eine chronische Lungenerkrankung aufgrund jahrelanger Holzstaubexposition und eine zunehmende Schwerhörigkeit. Vor einigen Monaten erlitt er einen Schlaganfall, der zu einer halbseitigen Lähmung führte. Seitdem ist er auf einen Rollator angewiesen und benötigt Unterstützung bei alltäglichen Verrichtungen.

Seine finanzielle Situation ist angespannt. Herr K. bezieht eine kleine Rente, die durch eine Berufsunfähigkeitsrente ergänzt wird. Sein alter Mietvertrag ist kostengünstig, aber die laufenden Kosten für Heizung, Strom und zuzahlungspflichtige Medikamente belasten sein Budget. Sein soziales Netzwerk hat sich im Laufe der Jahre stark verkleinert. Zwei erwachsene Kinder leben weit entfernt und besuchen ihn nur sporadisch. Vereinsamung macht ihm zu schaffen. Seine Wohnung ist nicht barrierefrei, was seine Mobilität zusätzlich einschränkt. Das Badezimmer ist zu eng für seinen Rollator.

Frau Müller, die Tochter von Herrn K., stellt bei der Pflegekasse einen Antrag auf Pflegeleistungen. Ein Gutachter des Medizinischen Dienstes (MD) besucht Herrn K., um den Pflegebedarf zu ermitteln. Der Gutachter beurteilt seine Selbstständigkeit in verschiedenen Bereichen, darunter Mobilität, kognitive und kommunikative Fähigkeiten, Selbstversorgung und Bewältigung von krankheits- oder therapiebedingten Anforderungen. Die Wohnsituation und das soziale Umfeld werden mit in die Begutachtung einbezogen. Am Ende der Begutachtung wird Herr K.in Pflegegrad 3 eingestuft. Dies berechtigt ihn zu Leistungen der Pflegeversicherung, darunter Pflegegeld, ambulante Pflegesachleistungen und ggf. stationäre Pflege.

Die Kosten für Pflege, Medikamente, Hilfsmittel und Umbauten in der Wohnung belaufen sich auf deutlich über tausend Euro pro Monat.

31 Dr. med. Ernst Seiffert M.A., M.Sc., ist Psychiater und Psychotherapeut, hat eine Leitungsfunktion beim MD (Medizinischer Dienst Berlin-Brandenburg) inne und ist in eigener Praxis tätig. Er hat ein Magisterstudium der Philosophie und Latinistik sowie einen Master in Managementwissenschaften (Fernuniversität Hagen) abgeschlossen.

Die Leistungen der Pflegeversicherung decken nur einen Teil dieser Kosten ab. Die Frage, ob Herr K. in seiner Wohnung bleiben oder in ein Pflegeheim umziehen sollte, ist offen. Ein Umzug in ein Pflegeheim würde die Kosten weiter erhöhen, aber auch eine umfassendere Versorgung gewährleisten. Doch Herr K. möchte so lange wie möglich in seiner eigenen Wohnung leben und seine Selbstbestimmung bewahren …

19.1 Einleitung

Leistungsansprüche beurteilen

In einem solidarisch finanzierten, gesetzlich verankerten und staatlich regulierten Gesundheits- und Sozialsystem ist jedes sozialmedizinische Denken und Handeln untrennbar mit einer gesundheitsökonomischen und versicherungsrechtlichen Perspektive verbunden. Sozialmedizinische Erkenntnisse müssen herangezogen werden, um z. B. Leistungsansprüche von Versicherten zu beurteilen oder Versorgungslücken aufzudecken, die bisher nicht von der Krankenversicherung abgedeckt sind. Auch bestehende Behandlungsangebote, die zu Lasten von Kranken- oder Pflegeversicherung erbracht werden, müssen im Sinne der Solidargemeinschaft in Bezug auf Qualität, Effizienz, Sinn und Zweck sowie ggf. weitere Parameter überprüft werden. Mit diesen und ähnlichen Fragen beschäftigt sich eine spezielle Disziplin der Sozialmedizin, die häufig unter dem Begriff Sozialversicherungsmedizin zusammengefasst wird. Der Begriff deutet auf eine Fokussierung hin, ohne dass sich die sozialmedizinische Gesamtschau darin erschöpft.

Qualität, Effizienz, Sinn und Zweck

Notwendigkeit, Verhältnismäßigkeit, Wirtschaftlichkeit und Humanität

Dementsprechend muss Sozialmedizin stets einen umfassenden Blick gewährleisten, der Aspekte wie Gerechtigkeit, Notwendigkeit, Verhältnismäßigkeit, Wirtschaftlichkeit und Humanität berücksichtigt. Denn erst im Zusammenspiel dieser Dimensionen offenbart sich die ganze Tiefe sozialmedizinischer Verantwortung. Die Frage, »Wer soll das alles noch bezahlen?«, ist somit nicht nur eine ökonomische, sondern auch eine medizinisch-ethische, soziale und politische Herausforderung, die im Kern die Existenzberechtigung unseres Gesundheits- und Sozialsystems berührt.

Grauzonen zwischen Paragrafen und persönlichem Schicksal

Denken wir an den chronisch kranken Patienten, der aufgrund gesetzlicher Regelungslücken oder bürokratischer Hürden den Zugang zu lebensnotwendigen Therapien verliert. Oder an die alleinerziehende Mutter, deren psychische Belastung durch unzureichende Betreuungsangebote in eine Abwärtsspirale mündet. Hier, in den Grauzonen zwischen Paragrafen und persönlichem Schicksal, offenbart sich der Kern der Sozialmedizin – dort, wo das System an seine Grenzen stößt und der einzelne Mensch im Mittelpunkt stehen muss.

In diesem Kapitel wird versucht, die komplizierten Verschränkungen von gesundheitsökonomischen, versicherungsrechtlichen, sozialen und medizinischen Themen darzustellen, mit denen sich Sozialmedizin lösungsorientiert beschäftigen muss. Im Sozialgesetzbuch ist das zugehörige Spannungsfeld treffend (wenn auch nicht abschließend) auf den Punkt gebracht:

Sozialgesetzbuch (SGB) Fünftes Buch (V) – Gesetzliche Krankenversicherung – § 70 Qualität, Humanität und Wirtschaftlichkeit:

1) Die Krankenkassen und die Leistungserbringer haben eine bedarfsgerechte und gleichmäßige, dem allgemein anerkannten Stand der medizinischen Erkenntnisse entsprechende Versorgung der Versicherten zu gewährleisten. Die Versorgung der Versicherten muss ausreichend und zweckmäßig sein, darf das Maß des Notwendigen nicht überschreiten und muss in der fachlich gebotenen Qualität sowie wirtschaftlich erbracht werden.
2) Die Krankenkassen und die Leistungserbringer haben durch geeignete Maßnahmen auf eine humane Krankenbehandlung ihrer Versicherten hinzuwirken.

Merke

Qualität, Humanität und Wirtschaftlichkeit sind zentrale Fundamente und Vorgaben der Sozialgesetzgebung. Sie müssen bei allen sozialmedizinischen Entscheidungen in der gesetzlichen Kranken- und Pflegeversicherung berücksichtigt werden.

19.2 Gesundheitsökonomische Grundlagen

19.2.1 Gesundheitsausgaben

Grundlegendes Verständnis der Gesundheitsökonomie unerlässlich

Die Gesundheitsökonomie befasst sich als interdisziplinäres Fachgebiet mit der Anwendung ökonomischer Prinzipien auf das Gesundheitswesen. Sie untersucht, wie Ressourcen im Gesundheitssektor eingesetzt werden, wie Gesundheitsleistungen finanziert und bewertet werden und nach welchen Prinzipien versorgungsrelevante Entscheidungen im Gesundheitswesen getroffen werden. Für sozialmedizinisch Tätige ist ein grundlegendes Verständnis der Gesundheitsökonomie unerlässlich, um die komplexen Zusammenhänge zwischen politischen, ökonomischen und sozialen Faktoren und ihre Einflüsse auf Gesundheit und Krankheit zu verstehen und um aktiv an der Gestaltung eines gerechten und funktionalen Gesundheitssystems mitwirken zu können.

Gesundheitsausgaben: 2022 rund 498 Milliarden Euro (12,8 % des BIP)

Ein zentraler Begriff der Gesundheitsökonomie sind die Gesundheitsausgaben. Sie umfassen alle finanziellen Aufwendungen, die für die Gesundheitsversorgung einer Bevölkerung getätigt werden. Dazu gehören Kosten für medizinische Leistungen (z. B. Arztbesuche, Krankenhausaufenthalte, Operationen), Medikamente, Pflege (z. B. ambulante und stationäre Pflege), Prävention (z. B. Impfungen, Gesundheitsförderung) und Verwaltung (z. B. Kosten für Krankenkassen, Gesundheitsbehörden). Die Gesundheitsausgaben in Deutschland beliefen sich laut Statistischem Bundesamt (Destatis) im Jahr 2022 auf rund 498 Milliarden Euro. %. Damit lag der Anteil der Gesundheitsausgaben am Bruttoinlandsprodukt (BIP) in 2022 bei 12,8 %. Rund 53 % der Gesamtkosten wurden dabei von der gesetzlichen Krankenversicherung getragen. Die soziale Pflegeversicherung war mit 11,6 % der Gesundheitsausgaben der zweitgrößte Kostenträger. Die Ausgaben der privaten Krankenversicherung betrugen 7,7 % der Gesamtkosten. Weitere Kostenanteile entfielen auf private Haushalte, gemeinnützige Organisationen, staatliche Unterstützungsleistungen und sonstige Kostenträger.

Pflegeversicherung: 11,6 % der Gesundheitsausgaben

Die Höhe der Gesundheitsausgaben gibt Aufschluss über die Ressourcen, die in das Gesundheitssystem investiert werden. Sie sind ein wichtiger Indikator für die Leistungsfähigkeit und Nachhaltigkeit des Systems, außerdem können sie als Anhaltspunkt dafür dienen, welchen Stellenwert Gesundheit in einer Gesellschaft genießt. Gleichwohl bedeutet z. B. ein hoher Anteil der Gesundheitsausgaben am Bruttoinlandsprodukt (BIP) nicht zwangsläufig, dass das Gesundheitssystem bedarfsgerecht und effizient gestaltet ist. Es ist entscheidend, wie die Ausgaben verteilt werden und welche gesundheitlichen Ergebnisse erzielt werden (z. B. Lebenserwartung, Sterbestatistik, Häufigkeit vermeidbarer Erkrankungen etc.).

Sozialmedizinisch interessante Fragen in diesem Kontext könnten lauten: Wie sind die Gesundheitsausgaben verteilt? Wer entscheidet über die Ressourcenverteilung? Nach welchen Kriterien? Welche Bevölkerungsgruppen sind unterversorgt? Wo gibt es Überversorgung oder Fehlallokationen? Wie gelangen neue Behandlungskonzepte in das System?

Soziale Ungleichheit

Soziale Ungleichheit kann sich in unterschiedlicher Inanspruchnahme von Ressourcen des Gesundheitssystems widerspiegeln, zum Beispiel durch einen geringeren Zugang zu medizinischen Leistungen für Menschen mit niedrigem Einkommen oder Migrationshintergrund. Gleichzeitig kann ein gering ausgeprägtes Gesundheitsbewusstsein (engl.: *Health Literacy*) und entsprechendes Gesundheitsverhalten zu erhöhten Behandlungsbedarfen und damit auch Kosten führen.

19.2.2 Finanzierungsmodelle

Steuerfinanzierte Gesundheitssysteme – GKV – PKV

Finanzierungsmodelle legen fest, wie die Gesundheitsausgaben aufgebracht werden. Sie bilden die Grundlage der Gesundheitsversorgung und beeinflussen den Zugang zu medizinischen Leistungen, die Verteilung der Kosten sowie die Qualität und Effizienz des Systems. Im Wesentlichen lassen sich drei Finanzierungsmodelle unterscheiden: die gesetzliche Krankenversicherung (GKV), die private Krankenversicherung (PKV) und steuerfinanzierte Gesundheitssysteme. Jedes Modell hat seine spezifischen Merkmale, Vor- und Nachteile, die es im Kontext sozialer Gerechtigkeit, medizinischer Qualität und ökonomischer Effizienz zu betrachten gilt.

Die Gesetzliche Krankenversicherung (GKV)

Solidarität und einkommensabhängige Beitragsgestaltung

Die GKV verkörpert in Deutschland das Prinzip der Solidarität. Dies bedeutet, dass die Kosten für die Gesundheitsversorgung auf alle Versicherten verteilt werden, unabhängig von ihrem individuellen Krankheitsrisiko. Die Beiträge zur GKV richten sich nach dem Einkommen, wobei Arbeitgeber und Arbeitnehmer jeweils die Hälfte tragen – abgesehen von Zusatzbeiträgen, die aktuell an Bedeutung gewinnen. Diese einkommensabhängige Beitragsgestaltung gewährleistet, dass finanziell Stärkere einen größeren Beitrag zur Finanzierung des Systems leisten. Die GKV bietet einen umfassenden Katalog an medizinischen Leistungen, dessen Rahmen im Fünften Sozialgesetzbuch (SGB V) festgelegt ist. Dieser Katalog garantiert allen Versicherten einen gleichwertigen Zugang zu notwendigen medizinischen Behandlungen. Die GKV trägt somit wesentlich zur sozialen Gerechtigkeit bei, indem sie sicherstellt, dass auch Menschen mit geringem Einkommen und hohem Krankheitsrisiko eine adäquate Versorgung erhalten. Allerdings steht die GKV vor erheblichen Herausforderungen. Der demografische Wandel, mit einer zunehmenden Zahl älterer Menschen, führt zu steigenden Gesundheitsausgaben. Gleichzeitig nimmt die Anzahl der sozialversicherungspflichtig Beschäftigten, und damit die Summe der Beitragszahlenden, aus mehreren Gründen (u.a. Demografie, Anreizsysteme) ab. Auch Personen, die keine Beiträge zahlen, werden unter bestimmten Voraussetzungen im System der GKV versorgt. Letztlich basiert die GKV auf den Prinzipien der sozialen Marktwirtschaft, die eine ausreichende Zahl leistungsfähiger Beitragszahlerinnen und Beitragszahler voraussetzt.

Selbstverwaltung

Eine Besonderheit der deutschen Gesetzlichen Krankenversicherung ist die Selbstverwaltung. Der Sinn der Selbstverwaltung besteht im Kern darin, dass alle betroffenen Stakeholder – Versicherte, Krankenversicherung, Arbeitgeber, Leistungserbringer – durch gewählte Vertreter über wesentliche Belange der medizinischen Versorgung entscheiden, um eine bedarfsgerechte, effiziente und sozial gerechte Gestaltung des Gesundheitssystems zu gewährleisten, ohne dabei die staatliche Aufsicht zu ersetzen.

Die Private Krankenversicherung (PKV)

Äquivalenzprinzip

Die PKV basiert auf dem Äquivalenzprinzip, wonach die Beiträge dem individuellen Krankheitsrisiko entsprechen. Faktoren wie Alter, Gesundheitszustand und der gewählte Leistungsumfang bestimmen die Beitragshöhe. Dies führt dazu, dass jüngere und gesündere Menschen oft niedrigere

Beiträge zahlen als Ältere oder chronisch Kranke. Damit verbunden ist das Risiko, im höheren Lebensalter mit erheblichen Steigerungen der Versicherungskosten konfrontiert zu werden. Die PKV bietet im Vergleich zur GKV oft einen umfangreicheren Leistungskatalog, der beispielsweise Chefarztbehandlungen, Einzelzimmer im Krankenhaus und alternative Heilmethoden umfasst. Versicherte können ihren Schutz individuell an ihre Bedürfnisse anpassen. Gegenwärtig sind in Deutschland rund 10 % der Bevölkerung privatversichert, der Anteil der PKV an den durch Krankenkassen finanzierten Gesundheitsausgaben liegt jedoch höher. Dies wird manchmal als »indirekte Quersubventionierung« bezeichnet, da höhere Einnahmen durch Privatpatienten dazu beitragen können, die Gesamtbilanz von Leistungserbringenden zu verbessern oder die Wirtschaftlichkeit zu sichern. Gleichzeitig können Fehlanreize entstehen, die zu einer Bevorzugung der vergleichsweise wenigen Privatversicherten führen. Im Bereich der Pflegeversicherung gibt es seit 1995 einen staatlich verwalteten Ausgleichsfonds, in den auch die private Pflegeversicherung Beiträge einzahlt.

Fehlanreize

19.2.3 Steuerfinanzierte Systeme

Großbritannien (NHS)

Steuerfinanzierte Gesundheitssysteme, wie sie beispielsweise in Großbritannien (NHS) oder Kanada existieren, finanzieren sich aus dem allgemeinen Steueraufkommen. Der Staat übernimmt die Organisation und Finanzierung der Gesundheitsversorgung. Diese Systeme können eine hohe soziale Gerechtigkeit gewährleisten, da der Zugang zur Versorgung unabhängig vom Einkommen ist, alle Bürger ein Recht auf Gesundheitsversorgung in Anspruch nehmen können und der Leistungskatalog von politischen Willensbildungsprozessen bestimmt wird. Allerdings sind staatliche Gesundheitssysteme nicht frei von Herausforderungen. Als zentrales Problem wird häufig der Mangel an direkten Leistungsanreizen genannt. In Systemen, in denen Leistungserbringer überwiegend staatlich angestellt sind oder Leistungen streng reglementiert bzw. pauschal vergütet werden, kann die Motivation für Effizienz und Innovation geringer ausfallen als in marktorientierten Systemen. Dies kann zu Unterversorgung und langen Wartezeiten führen, wie aktuelle Daten des NHS deutlich machen. Laut NHS England warteten in 2023 über 7 Millionen Patienten monatelang auf elektive operative Eingriffe, bei 380.000 Menschen betrug die Wartezeit über 12 Monate. Die zentrale Steuerung staatlicher Gesundheitssysteme kann zu komplizierten bürokratischen Prozessen, Fehlanreizen und Ineffizienzen führen.

Mangel an direkten Leistungsanreizen

Internationale Vergleiche zeigen, dass jedes Finanzierungsmodell Vor- und Nachteile hat. Die Wahl des geeigneten Finanzierungsmodells ist letztlich eine gesellschaftliche Entscheidung, die von den jeweiligen Prioritäten und Werten abhängt. Die große Herausforderung besteht darin, ein System zu schaffen, das sowohl sozial gerecht als auch funktional, ökonomisch effizient und nachhaltig ist.

Vor- und Nachteile in jedem Modell

19.2.4 Qualitäts- und Leistungsbewertung

Qualität der Gesundheitsversorgung

Eine Leistungsbewertung umfasst im Wesentlichen die Beurteilung der drei Kernkriterien Qualität, Effizienz und Wirksamkeit. Sie dient dazu, die Qualität der Gesundheitsversorgung zu messen, zu analysieren und letztlich zu verbessern. Ressourcen sollen effizient eingesetzt werden, das Leistungsgeschehen soll transparent und nachvollziehbar sein.

Qualitätsindikatoren

Es gibt verschiedene Methoden der Leistungsbewertung. Qualitätsindikatoren bewerten die Qualität von Gesundheitsleistungen anhand von messbaren Kennzahlen, zum Beispiel Sterblichkeitsraten, Komplikationsraten oder Patientenzufriedenheitsindizes. Kosten-Nutzen-Analysen zielen auf eine Bewertung der Wirtschaftlichkeit von medizinischen Maßnahmen ab. Häufig werden bei der Leistungsbewertung folgende drei Bereiche gesondert untersucht: Ergebnisqualität, Prozessqualität und Strukturqualität.

Weitere zentrale Begriffe der Gesundheitsökonomie sind nachfolgend aufgelistet:

Allokation: Die Allokation bezieht sich auf die Verteilung von Ressourcen im Gesundheitswesen. Hierbei geht es um die Frage, wie knappe Ressourcen auf verschiedene Bereiche und Leistungen verteilt werden sollen.

Effizienz: Effizienz beschreibt das Verhältnis von Input (Aufwand) zu Output (gesundheitlicher Nutzen). Ein effizientes Gesundheitssystem erzielt mit möglichst geringem Aufwand einen möglichst hohen gesundheitlichen Nutzen.

Equity: Equity bedeutet Gerechtigkeit im Sinne von Chancengleichheit beim Zugang zur Gesundheitsversorgung. Hierbei geht es darum, dass alle Menschen unabhängig von Alter, Herkunft, Geschlecht, Bildung, Einkommen oder anderen sozialen Faktoren die gleichen Chancen auf eine gute Gesundheitsversorgung haben sollen.

Merke

Zentrale Begriffe der Gesundheitsökonomie sind:

- Gesundheitsausgaben
- Finanzierungsmodelle
- Leistungsbewertung
- Qualitätsindikatoren
- Allokation
- Effizienz
- Equity

19.3 Sozialmedizin in der Praxis

Gutachten

Sozialmedizinische Praxis ist durch die Anwendung wissenschaftlicher Methoden auf konkrete Lebenssituationen gekennzeichnet. In der Begutachtung, einem zentralen Tätigkeitsfeld der Sozialmediziner, werden klinische Befunde in den Kontext sozialer, gesetzlicher und beruflicher Realitäten gesetzt. Die Gutachten, die im Rahmen sozialmedizinischer Untersuchungen erstellt werden, sind oft von weitreichender Bedeutung. Sie dienen als Grundlage für Entscheidungen über Leistungen der sozialen Sicherung. Auf diese Weise tragen Sozialmedizinerinnen und Sozialmediziner maßgeblich dazu bei, dass die Prinzipien der sozialen Gerechtigkeit und der Solidarität im Gesundheitssystem verwirklicht werden. Die Sozialmedizin in der Praxis zeichnet sich durch ihre interdisziplinäre Herangehensweise und ihre unmittelbare Relevanz für das Leben der Menschen aus.

Medizinischer Dienst

Institutionell sind sozialmedizinische Expertinnen und Experten im Wesentlichen in folgenden Institutionen verortet: Beim Medizinischen Dienst waren in der Bundesrepublik Deutschland im Jahr 2023 rund 2.200 Ärztinnen und Ärzte sozialmedizinisch tätig. Der sozialmedizinische Dienst der gesetzlichen Rentenversicherung Bund beschäftigte laut Geschäftsbericht zum Ende des Jahres 2020 insgesamt 2.513 Ärztinnen und Ärzte in der sozialmedizinischen Begutachtung. Der ärztliche Dienst der Bundesagentur für Arbeit verfügte im Jahr 2020 über 429 sozialmedizinische Gutachterinnen und Gutachter. Bei der Knappschaft waren in 2023 236 sozialmedizinisch begutachtende Ärztinnen und Ärzte im Bundesgebiet tätig. Darüber hinaus sind Sozialmedizinerinnen und Sozialmediziner beim ärztlichen Dienst der Versorgungsverwaltungen, in den Gesundheitsministerien von Bund und Ländern und in weiteren Institutionen beschäftigt.

Deutsche Gesellschaft für Sozialmedizin und Prävention (DGSMP)

Die Deutsche Gesellschaft für Sozialmedizin und Prävention (DGSMP) setzt sich als Fachgesellschaft für die Förderung und Weiterentwicklung der Sozialmedizin in Deutschland ein. Die EUMASS (European Union of Medicine in Assurance and Social Security) ist eine europäische Vereinigung, ihr Ziel ist die Förderung der Sozialversicherungsmedizin und die Optimierung des Sozialwesens innerhalb der Europäischen Union. Hauptanliegen sind der Erfahrungsaustausch zwischen sozialmedizinischen Expertinnen und Experten im Bereich der Sozialversicherung in Europa, die Verbreitung von wissenschaftlichen Erkenntnissen und bewährten Praktiken, die Verteidigung ethischer Standards in der Versicherungsmedizin sowie die Vertretung der Interessen ihrer Mitglieder auf internationaler Ebene.

Merke

Wesentliche Tätigkeit der praktischen Sozialmedizin ist die Begutachtung. Sie findet u. a. in Rentenversicherung, Arbeitsagenturen, Knappschaft und beim Medizinischen Dienst statt.

19.4 Der Medizinische Dienst: Eine sozialmedizinische Institution in Deutschland

Unabhängige Begutachtung

Der Medizinische Dienst ist der sozialmedizinische Begutachtungs- und Beratungsdienst für die gesetzliche Kranken- und Pflegeversicherung in Deutschland. Durch seine unabhängige Begutachtung stellt er sicher, dass Versicherte die ihnen zustehenden Leistungen der Kranken- und Pflegeversicherung auf der Grundlage von einheitlichen medizinischen und pflegefachlichen Kriterien erhalten.

Ein Fallbeispiel aus der Pflegeversicherung haben wir am Anfang des Kapitels bereits kennengelernt: Wenn Versicherte Leistungen der Pflegeversicherung beantragen, stellen die Gutachterinnen und Gutachter des Medizinischen Dienstes den Grad der Pflegebedürftigkeit fest. Außerdem empfehlen sie ggf. weitere Maßnahmen, um die Selbstständigkeit zu verbessern oder zu erhalten. Dazu gehören z. B. Empfehlungen von Hilfsmitteln oder Reha- und Präventionsmaßnahmen.

Von den Krankenkassen mit einer Begutachtung beauftragt (SGB V)

Im Bereich der Krankenversicherung kann der Medizinische Dienst von den Krankenkassen mit einer Begutachtung beauftragt werden, wenn in individuellen Einzelfällen Fragen zu medizinischen Leistungen zu klären sind. Dabei kann es unter anderem um neue Untersuchungs- und Behandlungsmethoden, um Hilfsmittel, um zulassungskonformen Arzneimitteleinsatz oder auch um Behandlungsfehler gehen. Der Medizinische Dienst prüft hierbei, entsprechend den Vorgaben des Fünften Sozialgesetzbuchs (SGB V), ob eine beantragte Leistung ausreichend, zweckmäßig, notwendig und wirtschaftlich ist.

Qualitäts- und Strukturprüfungen in Pflegeheimen und Krankenhäusern

Darüber hinaus bewertet der Medizinische Dienst im Rahmen von Qualitäts- und Strukturprüfungen in Pflegeheimen und Krankenhäusern die Versorgungsqualität. Dabei wird überprüft, ob definierte Qualitätskriterien eingehalten werden. Wenn der Medizinische Dienst Defizite feststellt, berät er die geprüften Einrichtungen und gibt fachliche Hinweise, wie die Versorgung im konkreten Fall verbessert werden kann.

Abrechnungsprüfungen

Eine weitere Aufgabe des Medizinischen Dienstes umfasst Abrechnungsprüfungen, die von den Krankenkassen beauftragt werden können. Dabei prüfen die Gutachter anhand der medizinischen Dokumentation, ob vorgelegte Krankenhausabrechnungen korrekt sind, d. h. ob die abgerechneten Leistungen tatsächlich in der dargestellten Art und Menge erbracht wurden und ob die Qualitätskriterien eingehalten wurden. Diese Prüfungen tragen auch zur Wirtschaftlichkeit der Versorgung bei. Im Jahr 2024 wurden beispielsweise bei rund 50 % der geprüften Krankenhausrechnungen Auffälligkeiten gefunden.

Nur ihrem Gewissen unterworfen

Die Gutachterinnen und Gutachter des Medizinischen Dienstes sind bei der Wahrnehmung ihrer fachlichen Aufgaben nur ihrem Gewissen unterworfen. Sie sind nicht berechtigt, in die Behandlung und pflegerische Versorgung der Versicherten einzugreifen. Dies ist ein zentraler Grundsatz im Fünften Sozialgesetzbuch (§ 275, SGB V). Gleichzeitig muss der Medizinische Dienst im Rahmen seiner Begutachtung eine Empfehlung hinsichtlich der Leistungsentscheidung der beauftragenden Kranken- oder Pflegekasse aussprechen. Damit kommt dem Medizinischen Dienst insbesondere bei Antragsleistungen von Versicherten, die nach den Vorgaben des Patientenrechtegesetzes zu begutachten sind, eine wichtige steuernde und qualitätssichernde Rolle zu. Die abschließende Leistungsentscheidung nach Begutachtung obliegt zwar stets der Kranken- bzw. Pflegekasse, diese muss die Argumentation des Medizinischen Dienstes allerdings würdigen und eine abweichende Einschätzung begründen.

Merke

Der Medizinische Dienst (MD) ist der unabhängige sozialmedizinische Begutachtungs- und Beratungsdienst für die gesetzliche Kranken- und Pflegeversicherung

19.5 Gesetzliche Grundlagen

13 Bücher des Sozialgesetzbuchs (SGB)

Das Sozialgesetzbuch (SGB) bildet in Deutschland das Fundament des gesamten sozialen Sicherungssystems und ist von zentraler Bedeutung bei allen sozialmedizinischen Fragestellungen. Es umfasst derzeit 13 eigenständige Bücher, die jeweils spezifische Bereiche der sozialen Absicherung regeln.

Das SGB I (Sozialgesetzbuch Erstes Buch – Allgemeiner Teil) bildet die Grundlage für das gesamte Sozialrecht in Deutschland. Es legt allgemeine Regelungen fest, die für alle anderen Sozialgesetzbücher gelten, und definiert grundlegende Begriffe wie soziale Rechte und Pflichten.

Das SGB II (Sozialgesetzbuch Zweites Buch – Grundsicherung für Arbeitsuchende) regelt die Leistungen der Grundsicherung für Arbeitsuchende, auch bekannt als Bürgergeld. Es zielt darauf ab, erwerbsfähige Personen, die ihren Lebensunterhalt nicht selbst sichern können, durch finanzielle Unterstützung und Eingliederungsleistungen in den Arbeitsmarkt zu integrieren.

Das SGB III (Sozialgesetzbuch Drittes Buch – Arbeitsförderung) regelt die Leistungen und Maßnahmen zur Arbeitsförderung, die darauf abzielen, Arbeitslosigkeit zu vermeiden oder zu verkürzen. Es dient der Unterstützung von Arbeitssuchenden bei der Integration in den Arbeitsmarkt und fördert die berufliche Weiterbildung. Die Bundesagentur für Arbeit ist für die Umsetzung der im SGB III verankerten Leistungen zuständig.

Das SGB IV (Sozialgesetzbuch Viertes Buch – Gemeinsame Vorschriften für die Sozialversicherung) dient als übergreifendes Regelwerk für die Sozialversicherung in Deutschland. Es enthält einheitliche Vorschriften, die für alle Zweige der Sozialversicherung gelten, darunter die Kranken-, Renten-, Arbeitslosen- und Pflegeversicherung, und standardisiert damit wesentliche Prozesse und Begrifflichkeiten.

SGB V: Finanzierung der GKV

Das SGB V (Sozialgesetzbuch Fünftes Buch – Gesetzliche Krankenversicherung) ist das zentrale Regelwerk für die gesetzliche Krankenversicherung (GKV) in Deutschland. Es legt die Rahmenbedingungen für die medizinische Versorgung von rund 90% der Bevölkerung fest und bestimmt, welche Leistungen von den Krankenkassen übernommen werden. Das SGB V regelt die Finanzierung der GKV durch Beiträge von Arbeitgebern und Arbeitnehmern sowie die Organisation der Krankenkassen und deren Beziehungen zu Leistungserbringern wie Ärzten, Krankenhäusern und Apotheken. Es definiert den Leistungskatalog, der von der Vorsorge über die Behandlung von Krankheiten bis zur Rehabilitation reicht, und legt die Rechte und Pflichten der Versicherten fest. Darüber hinaus enthält es Regelungen zur Qualitätssicherung, zur Arzneimittelversorgung und zur Digitalisierung im Gesundheitswesen. Auch die Aufgaben des Medizinischen Dienstes sind hier geregelt.

SGB VI: Rentenversicherung

Das SGB VI (Sozialgesetzbuch Sechstes Buch – Gesetzliche Rentenversicherung) regelt die Organisation und Leistungen der gesetzlichen Rentenversicherung in Deutschland. Es legt fest, wer versichert ist, welche Rentenarten es gibt und wie die Rentenhöhe berechnet wird. Ein wesentlicher Bestandteil ist die Berechnung der Rente auf Basis von erworbenen Rentenpunkten, die sich aus dem individuellen Arbeitsentgelt ergeben. Das SGB VI hat vielfältige Schnittstellen zur Krankenversicherung und Pflegeversicherung, da es die Absicherung im Alter regelt, welche eng mit Gesundheits- und Pflegeaspekten verknüpft ist. Der § 51 SGB V (Krankengeld bei Rehabilitation) und das SGB VI stehen in enger Verbindung, da der § 51 SGB V die Krankenkassen dazu berechtigt, Versicherte, deren Erwerbsfähigkeit gefährdet ist, aufzufordern, einen Antrag auf Leistungen zur Rehabilitation oder Rente bei der Rentenversicherung zu stellen. Diese Regelung dient dazu, eine nahtlose Versorgung und Sicherung des Lebensunterhalts bei drohender Erwerbsminderung zu gewährleisten, indem die Zuständigkeit zwischen Kranken- und Rentenversicherung geklärt wird.

Erwerbsfähigkeit gefährdet

SGB VII: Unfallversicherung

Das SGB VII (Sozialgesetzbuch Siebtes Buch – Gesetzliche Unfallversicherung) regelt die Leistungen der gesetzlichen Unfallversicherung in

Deutschland. Es dient dazu, Arbeitsunfälle, Berufskrankheiten und Wegeunfälle zu verhindern und deren Folgen zu mildern. Die Unfallversicherungsträger, wie Berufsgenossenschaften und Unfallkassen, sind für die Umsetzung der im SGB VII verankerten Leistungen zuständig. Diese umfassen medizinische Rehabilitation, berufliche Wiedereingliederung und finanzielle Entschädigung bei dauerhafter Erwerbsminderung.

SGB VIII: Kinder- und Jugendhilfe

Das SGB VIII (Sozialgesetzbuch Achtes Buch – Kinder- und Jugendhilfe) bildet die rechtliche Grundlage für die Kinder- und Jugendhilfe in Deutschland. Es hat das Ziel, das Wohl von Kindern und Jugendlichen zu fördern und sie vor Gefahren zu schützen. Die Jugendhilfe umfasst ein breites Spektrum an Leistungen, von der Unterstützung der Erziehung in der Familie über die Betreuung in Tageseinrichtungen bis hin zu Hilfen zur Erziehung bei Problemen. Ein zentraler Aspekt ist der Schutzauftrag bei Kindeswohlgefährdung, der Jugendämter verpflichtet, bei Anzeichen von Vernachlässigung oder Misshandlung einzuschreiten.

SGB IX: Rechte und Leistungen für Menschen mit Behinderungen

Das SGB IX (Sozialgesetzbuch Neuntes Buch – Rehabilitation und Teilhabe von Menschen mit Behinderungen) ist ein zentrales Gesetz, das die Rechte und Leistungen für Menschen mit Behinderungen in Deutschland regelt. Es verfolgt das Ziel, die Selbstbestimmung und gleichberechtigte Teilhabe von Menschen mit Behinderungen am Leben in der Gesellschaft zu fördern. Das Gesetz umfasst ein breites Spektrum an Leistungen zur medizinischen, beruflichen und sozialen Rehabilitation. Dazu gehören beispielsweise Leistungen zur Teilhabe am Arbeitsleben, zur Teilhabe am Leben in der Gemeinschaft sowie zur Versorgung mit Hilfsmitteln.

SGB X: Rechte und Pflichten

Das SGB X (Sozialgesetzbuch Zehntes Buch – Sozialverwaltungsverfahren und Sozialdatenschutz) regelt das Verwaltungsverfahren und den Datenschutz im Sozialrecht. Es legt fest, wie Sozialbehörden und -träger mit Anträgen umgehen, welche Verfahrensschritte einzuhalten sind und welche Rechte und Pflichten die Beteiligten haben. Ein zentraler Aspekt ist der Schutz von Sozialdaten, der sicherstellen soll, dass sensible Informationen vertraulich behandelt werden. Das SGB X dient als übergreifendes Regelwerk für alle Sozialleistungsbereiche und trägt zur Rechtsstaatlichkeit und Transparenz im Sozialwesen bei.

SGB XI: Pflegeversicherung

Das SGB XI (Sozialgesetzbuch Elftes Buch – Soziale Pflegeversicherung) bildet die rechtliche Grundlage für die soziale Pflegeversicherung in Deutschland. Es regelt die Leistungen, die Pflegebedürftige erhalten, um ihre Selbstständigkeit und Teilhabe am Leben zu sichern. Ein zentraler Aspekt ist die Feststellung der Pflegebedürftigkeit durch Pflegegrade, die den individuellen Hilfebedarf widerspiegeln. Das SGB XI umfasst Leistungen wie Pflegegeld, Pflegesachleistungen, Tages- und Nachtpflege sowie vollstationäre Pflege. Es legt fest, wie die Pflegeversicherung durch Beiträge von Versicherten und Arbeitgebern finanziert wird. Zudem enthält es Regelungen zur Qualitätssicherung in der Pflege und zur Unterstützung von pflegenden Angehörigen.

SGB XII: Sozialhilfe

Das SGB XII (Sozialgesetzbuch Zwölftes Buch – Sozialhilfe) regelt die Leistungen der Sozialhilfe in Deutschland. Es dient als soziales Auffangnetz für Personen, die ihren Lebensunterhalt nicht aus eigenen Mitteln und

Kräften bestreiten können. Die Sozialhilfe umfasst Leistungen zur Sicherung des Lebensunterhalts, Hilfen zur Gesundheit, zur Pflege und zur Überwindung besonderer sozialer Schwierigkeiten. Ein wesentlicher Bestandteil ist die Grundsicherung im Alter und bei Erwerbsminderung, die Menschen mit dauerhafter Erwerbsminderung oder im Rentenalter absichert.

SGB IV: Entschädigung für Personen

Das SGB XIV (Sozialgesetzbuch Vierzehntes Buch – Soziale Entschädigung) regelt die Leistungen der sozialen Entschädigung für Personen, die durch bestimmte schädigende Ereignisse gesundheitliche Schäden erlitten haben. Es löst das bisherige Opferentschädigungsgesetz ab und soll eine verbesserte und umfassendere Versorgung von Geschädigten gewährleisten. Das Gesetz umfasst Leistungen für Opfer von Gewalttaten, Kriegsopfer und Personen, die durch Schutzimpfungen oder im Rahmen des Zivildienstes geschädigt wurden. Es zielt darauf ab, die Folgen der Schädigung zu mildern und die Teilhabe am gesellschaftlichen Leben zu ermöglichen.

Kein SGB XIII

Interessantes Detail: Die Abwesenheit eines SGB XIII hat einen besonderen Hintergrund. Bei der Einführung des SGB XIV (Soziale Entschädigung) entschied man sich bewusst, die Zahl 13 zu überspringen, um mögliche negative Assoziationen – gerade im Hinblick auf Opfer und Geschädigte – zu vermeiden. So viel Rücksicht auf die Triskaidekaphobie (Furcht vor der Zahl Dreizehn) musste sein, schließlich sollte das neue Sozialgesetzbuch nicht schon vor dem Inkrafttreten für Unbehagen sorgen.

Merke

Das Sozialgesetzbuch (SGB) bildet als zentrales Regelwerk die Grundlage des deutschen Sozialsystems und ist für alle sozialmedizinischen Fragestellungen von Bedeutung. Es umfasst 13 Bücher, die verschiedene Bereiche der sozialen Sicherung und Teilhabe abdecken.

19.6 Literatur

Bundesministerium für Gesundheit (Hrsg.) Daten des Gesundheitswesens 2022. (https://www.bundesgesundheitsministerium.de/service/publikationen/details/daten-des-gesundheitswesens-2022.html).

Robert Koch-Institut (Hrsg.) Gesundheitsberichterstattung des Bundes. (https://www.rki.de/DE/Themen/Gesundheit-und-Gesellschaft/Gesundheitsberichterstattung/gesundheitsberichterstattung-node.html)

Statistisches Bundesamt (Destatis) Gesundheitsausgaben 2022. (https://www.destatis.de/DE/Themen/Gesellschaft-Umwelt/Gesundheit/Gesundheitsausgaben/_inhalt.html).

Deutsche Rentenversicherung Bund, Geschäftsbericht 2023. (https://www.deutsche-rentenversicherung.de/Bund/DE/Allgemein/Downloads/Geschaeftsberichte/geschaeftsbericht_download.html).

Deutsche Rentenversicherung Bund (2011) Sozialmedizinische Begutachtung für die gesetzliche Rentenversicherung. Berlin: Springer.
Medizinischer Dienst Bund (2024) Broschüre »Zahlen – Daten – Fakten 2024«. (https://md-bund.de/fileadmin/dokumente/Pressemitteilungen/2024/2024_06_06/ZAHLEN_DATEN_FAKTEN_2023.pdf).
Busse R, Schreyögg J, Stargardt T (2022) Management im Gesundheitswesen. Berlin: Springer.
Fleßa S, Greiner W (2020) Grundlagen der Gesundheitsökonomie: Eine Einführung in das wirtschaftliche Denken im Gesundheitswesen. Berlin: Springer.
Gerlinger T, Reiter R (2017) Gesundheitspolitik. In: Reiter R (eds.) Sozialpolitik aus politikfeldanalytischer Perspektive. Grundwissen Politik. Springer VS, Wiesbaden. https://doi.org/10.1007/978-3-658-14656-6_6
Marmot M (2020) Health equity in England: the Marmot review 10 years on. BMJ 2020; 368: m693 https://www.doi.org/10.1136/bmj.m693

20 Todesursache Luftverschmutzung?! – Das Zusammenspiel von Umwelt und Gesundheit

Fallbeispiel

London, 2004: Ella wird im Lewisham Hospital in South East London geboren. Sie wächst in der Nähe der South Circular Road auf, einer stark befahrenen Hauptverkehrsstraße im Süden Londons. Sie ist gesund und fröhlich, ein aufgewecktes Kind.

2011, kurz vor ihrem siebten Geburtstag, beginnt Ella schwer zu husten. Der Husten geht nicht mehr weg und entwickelt sich zu einem Asthma. Noch macht sich ihre Mutter wenig Sorgen, denn viele Menschen haben Asthma und können damit sehr gut leben.

Aber Ellas Asthma wird zunehmend schlimmer. Sie hustet so stark, dass sie ohnmächtig wird und wiederbelebt werden muss – sogar mehrmals. Zahlreiche Untersuchungen beginnen, Ella wird intensiv untersucht, viele Tests gemacht, zystische Fibrose und Epilepsie ausgeschlossen. Mehr als 30 Mal wird Ella notfallmäßig ins Krankenhaus gebracht.

Am 15. Februar 2013 stirbt die gerade einmal neunjährige Ella in London infolge eines schweren Asthmaanfalls.

Niemand bringt zunächst ihre Erkrankung mit Luftverschmutzung in Verbindung. Trotzdem lässt Ellas frühzeitiger Tod weder ihre Mutter noch die damit beschäftigten Fachleute los. Ellas Mutter beginnt nachzuforschen und findet heraus, dass zum Zeitpunkt von Ellas Tod die Stickstoffdioxidwerte, verursacht durch den ständigen Verkehr an der South Circular Road, stark erhöht waren. Ungefähr zur gleichen Zeit kommt auch ein Wissenschaftler der University of Southampton zu dem Schluss, dass die Schwere des Asthmas und der Tod des Kindes durch Luftverschmutzung verursacht sein könnten. Eine neue Leichenschau findet statt und die Vermutungen bestätigen sich: Ella war Stickstoff- und Feinstaubwerten ausgesetzt, die weit über den empfohlenen Richtwerten der WHO und den festgesetzten nationalen und EU-weiten Grenzwerten liegen. Die Luftverschmutzung in ihrem Wohngebiet hat nicht nur ihr Asthma verursacht, sondern auch zu ihrem Tod geführt.

Ella Adoo Kissi Debrah wird die erste Person in Großbritannien, in deren Totenschein Luftverschmutzung als Todesursache aufgeführt ist (BBC, 2020; Ella-Roberta-Foundation 2025).

20.1 Einleitung

Die WHO geht davon aus, dass nahezu 25 % aller weltweiten Todesfälle auf Umweltfaktoren zurückzuführen sind und Ellas Geschichte führt vor Augen, wie drastisch und schnell dies unter Umständen geschehen kann.

In diesem Kapitel werden einige Umweltfaktoren und ihre potenziellen gesundheitlichen Auswirkungen auf die Gesundheit beleuchtet. Der Schwerpunkt liegt dabei auf Luftverschmutzung, da sie für fast zwei Drittel dieser Fälle verantwortlich zeichnet. Des Weiteren werden verschiedene wissenschaftliche Konzepte systematisch vorgestellt, die Umwelt und Gesundheit zusammen denken.

20.2 Umweltbelastungen schlaglichtartig

13,7 Millionen Todesfälle

Umweltfaktoren sind mitverantwortlich für zahlreiche Todesfälle. Die Weltgesundheitsorganisation schätzt fast ein Viertel aller weltweiten Todesfälle als umweltbedingt ein: das heißt konkret etwa 13,7 Millionen Menschen (WHO 2016).

20.2.1 Luftverschmutzung weltweit

8,1 Mio. Todesfälle: Feinstaub, Luftverschmutzung im Haushalt, Ozon

Den größten Anteil an durch Umweltfaktoren bedingten Sterbefällen hat mit 8,1 Millionen Sterbefällen Luftverschmutzung (▶ Abb. 20.1). 58 % der Tode sind durch Feinstaub, 38 % durch Luftverschmutzung im Haushalt und 6 % durch Ozon verursacht (Health-Effects-Institute 2024).

Abb. 20.1: 8,1 Millionen Todesfälle aufgrund von Luftverschmutzung (Übersetzt und modifiziert nach Health-Effects-Institute 2024)

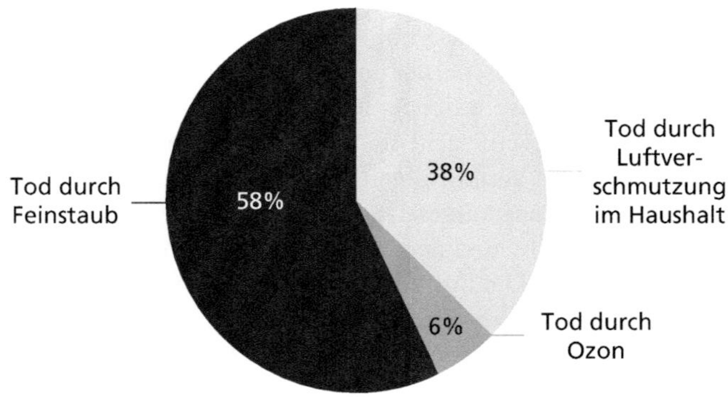

Luftverschmutzung zweitgrößter Risikofaktor für Todesfälle

Luftverschmutzung ist damit nach Bluthochdruck der zweitgrößte Risikofaktor für Todesfälle überhaupt. Bei 30 % der Verstorbenen durch Infektionen der unteren Atemwege gilt sie als ursächlich, ebenso bei 28 % der ischämischen Herzkrankheiten und bei 48 % der COPD-Fälle (Health-Effects-Institute 2024).

Merke

- Ischämische Herzkrankheit (IHK): Erkrankung der Herzkranzgefäße
  - Häufigste Ursache: Verstopfung oder Verengung der Herzkranzgefäße aufgrund von Gefäßverkalkung
  - Typische Symptome: Druckgefühl auf der Brust, teilweise Ausstrahlung in Arm, Hals, Oberbauch, Kiefer oder Zähne
  - Weitere Symptome: Atemnot, Herzklopfen, Müdigkeit, Schwindel, Übelkeit
  - Cave: Bei Frauen, älteren Menschen und Diabetikern können die Symptome auch untypisch sein (z. B. nur Oberbauchschmerzen, Kurzatmigkeit)
- COPD: Kurzform zum englischen Chronic Obstructive Pulmonary Disease, zu Deutsch: chronische obstruktive Atemwegserkrankung
  - Fortschreitende und bisher nicht heilbare Lungenkrankheit
  - Häufigster Risikofaktor: Rauchen
  - Weitere Risikofaktoren: Luftschadstoffe, Atemwegsinfektionen in der Kindheit, berufsbedingte Belastungen
  - Typische Symptome: Husten, Atemnot, Auswurf

Luftverschmutzung verantwortlich für 15 % aller Todesfälle bei Kindern unter 5 Jahren

Besonders von Luftverschmutzung betroffen sind Kinder. Bei den Unter-5-Jährigen sind 15 % aller weltweiten Todesfälle darauf zurückzuführen (UNICEF 2025). Die Gründe dafür sind zahlreich:

- Kinder befinden sich im Wachstum.
  Das heißt: Gehirn, Lunge und andere Organe sind damit noch besonders anfällig.
- Kleinere Kinder atmen schneller als Erwachsene.
  Das heißt, sie nehmen im Verhältnis zu ihrem Körpergewicht mehr Luft auf als Erwachsene.
- Gefährdung draußen: Aufgrund ihrer noch geringen Körpergröße sind Kinder näher am Boden. Sie nehmen damit mehr Autoabgase und Feinstaub auf als Erwachsene.
- Gefährdung drinnen: Auch in Innenräumen laufen sie Gefahr, geschädigt zu werden, wenn beispielsweise mit umweltschädlichen Brennstoffen gekocht und geheizt wird (UNICEF 2025).

Aber auch schwangere Frauen und Menschen mit chronischen Erkrankungen wie Asthma, COPD, Herzinsuffizienz, ischämischen Herzerkrankungen und Diabetes, sind überproportional gefährdet (WHO 2021b).

Verzicht auf fossile Brennstoffe förderlich

Erfreulicherweise hat sich die Zahl der Todesfälle bei Kindern seit 2010 um 35 % reduziert (Health-Effects-Institute 2024) und auch insgesamt ist die Anzahl der Todesfälle, verursacht durch die Verschmutzung im Haus-

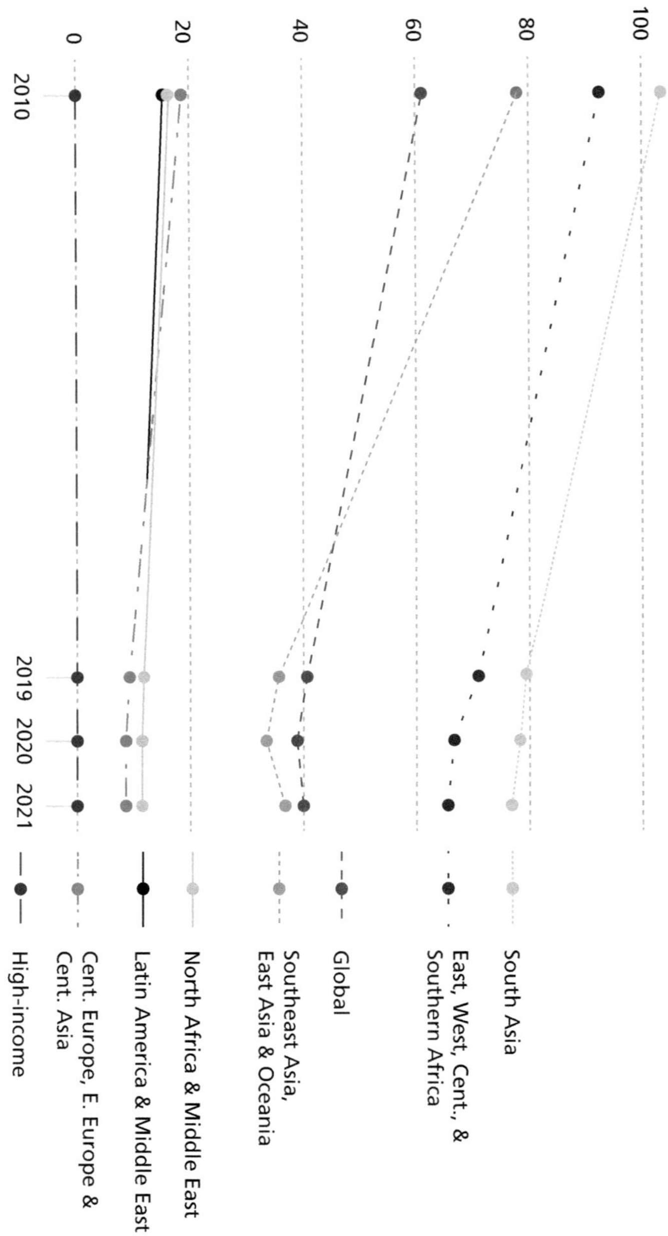

Abb. 20.2: Trends der altersstandardisierten Todesfälle pro 100.000 Einwohner aufgrund von Luftverschmutzung in Haushalten in den GBD-Superregionen (Modifiziert nach Health-Effects-Institute 2024)

halt (Household Air Pollution, HAP) über die letzten Jahre stark zurückgegangen. Verantwortlich hierfür ist vor allem der Verzicht auf das Heizen mit fossilen Brennstoffen in Innenräumen.

Trotzdem kann es noch keine Entwarnung geben. Nach wie vor zeichnet Luftverschmutzung für fast 90 % der vorzeitigen Sterbefälle in Ländern mit

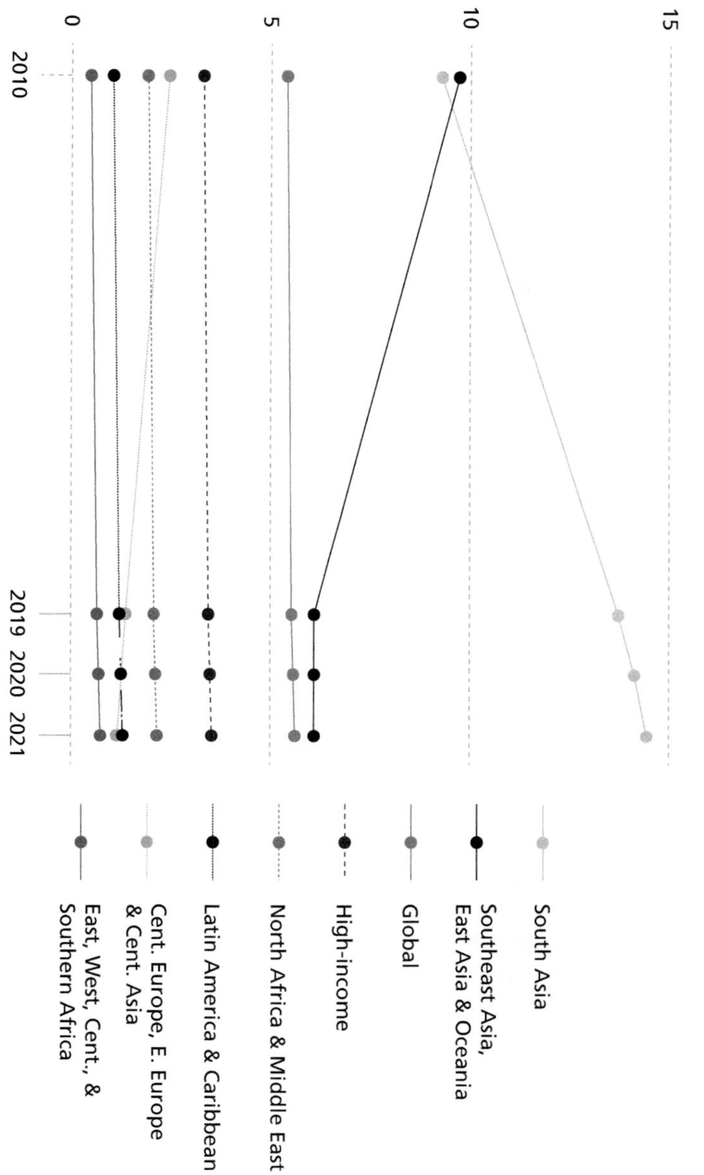

Abb. 20.3: Trends der ozonbedingten Sterberate (Todesfälle/100.000) im Jahr 2021 (Modifiziert nach Health-Effects-Institute 2024)

niedrigem und mittlerem Einkommen verantwortlich, besonders in den Regionen Südostasien und Westpazifik (WHO 2024). Ärmere Weltregionen sind damit immer noch unverhältnismäßig stark betroffen, was Luftverschmutzung auch zu einem Thema gesundheitlicher Ungleichheit macht.

Außerdem ist zu vermerken, dass trotz der signifikanten Fortschritte bei der Verschmutzung im Haushalt die Anzahl der ozonbedingten Todesfälle weiter ansteigt.

20.2.2 Luftverschmutzung in Europa

790.000 Todesfälle/Jahr in Europa

Wie schon unser Eingangsbeispiel aus London zeigt, ist Luftverschmutzung auch ein großes Thema für Europa. Die WHO ging für das Jahr 2019 davon aus, dass 99 % der Weltbevölkerung in Gegenden leben, an denen die Luftqualitätsrichtlinien der WHO nicht eingehalten werden (WHO 2024). Damit ergeben sich auch für Europa für das Jahr 2019 etwa 790.000 durch Luftverschmutzung verursachte vorzeitige Todesfälle. 40 % dieser Verstorbenen erlagen dabei einer ischämischen Herzerkrankung, 8 % Schlaganfällen, 7 % Lungenkrebs, 7 % Pneumonie (Lungenentzündung), 6 % COPD und 32 % anderen, nicht übertragbaren Krankheiten, wie Bluthochdruck oder Diabetes (Lelieveld et al. 2019).

Exkurs Klimawandel

Extremwetterereignisse

Auch die Auswirkungen des Klimawandels auf die Gesundheit sind zunehmend spürbarer. Bereits jetzt sorgen Extremwetterereignisse wie Hitzewellen, Überschwemmungen und Stürme für gesundheitliche Belastungen. Hitzewellen verursachen Hitzeschläge, Dehydrierung und Kreislaufprobleme. Besonders betroffen sind Kinder, Schwangere, Menschen mit Vorerkrankungen sowie ältere Menschen. Aber auch Personen mit körperlichen Einschränkungen gelten als vulnerabel, da sie sich gegebenenfalls nicht allein in Sicherheit bringen können (BZgA & RKI 2024).

Überschwemmungen, starke Regenfälle oder Überflutungen bergen weitere Gefahren: vom Ertrinken über Verletzungen durch Bäume, herabfallende Äste, einstürzende Gebäudeteile etc. bis hin zu einer möglichen Trinkwasserkontamination. So können sich chemische Substanzen aus Industrieanlagen, Haushalten oder Landwirtschaft, aber auch Krankheitserreger verteilen. Letztere lassen infolgedessen das Risiko für Durchfallerkrankungen oder andere Infektionen steigen (WHO 2014a).

Eco-Anxiety

Neben körperlichen Symptomen können auch psychische Belastungen auftreten wie beispielsweise posttraumatische Belastungsstörungen (PTSD), Schlafstörungen, Ängste oder Depressionen. Dieses auch als Eco-Anxiety bezeichnete Phänomen ist zwar noch nicht gut definiert, wird sich aber perspektivisch vermehrt auf die mentale Gesundheit von erwachsenen als auch jungen Menschen auswirken (Brophy et al. 2023; Cianconi, Betrò, & Janiri 2020).

20.3 Das Zusammenspiel von Umwelt und Gesundheit – verschiedene Ansätze zur Verbesserung der Ist-Situation im Überblick

Umweltfaktoren beeinflussen unsere Gesundheit und stellen uns vor Herausforderungen, die interdisziplinär gedacht werden müssen. In den vergangenen Jahrzehnten wurden daher verschiedene Modelle entwickelt, die Umwelt und Gesundheit in einem größeren Kontext betrachten und sowohl soziale als auch ökologische Aspekte berücksichtigen (▶ Tab. 20.1).

Der jüngste Ansatz, der das Zusammenspiel von Umwelt und Gesundheit besonders in den Fokus rückt, ist das Planetary-Health-Konzept, das 2015 von der Lancet Commission on Planetary Health vorgestellt wurde (Whitmee et al. 2015):

Planetary Health

Planetary Health betrachtet die enge Beziehung zwischen der Gesundheit unseres Planeten und der darauf lebenden Menschen. Das holistische Konzept geht davon aus, dass Umweltveränderungen direkte und indirekte Auswirkungen auf unsere Gesundheit haben und gesundheitliche Ungleichheiten verschärfen können. Es sind daher dringende politische Maßnahmen von Nöten, um sowohl gegenwärtige als auch zukünftige Generationen zu schützen. Notwendig ist eine nachhaltige Herangehensweise, die soziale, wirtschaftliche und ökologische Faktoren in den Blick nimmt, um die planetare Gesundheit zu stärken (ebd.).

Planetary Health rekurriert auf die Konzepte EcoHealth und One Health (siehe unten), erweitert sie jedoch durch die stärkere Betrachtung planetarer Belastungsgrenzen (Rockstrom et al. 2009; Whitmee et al. 2015). Ziel sind konzertierte Maßnahmen zum Schutz und zur Förderung von Umwelt und Gesundheit.

Health in all Policies (HiaP)

Auch der etwas ältere Ansatz der Health in all Policies (HiAP) hebt die politische Komponente besonders hervor. Entwickelt vor dem Hintergrund der Ottawa Charta von 1986 (▶ Kap. 4) verfolgt er die Idee, dass Gesundheit in allen Handlungsfeldern der Politik eine Rolle spielen muss. Umweltfaktoren haben direkte Auswirkungen auf die Gesundheit. Alle Politikbereiche, von Verkehr über Wirtschaft, Bildung, Umwelt und Sozialbereich, müssen daher gesundheitsfördernde Maßnahmen gemeinsam in Angriff nehmen, um gesundheitliche Risiken zu minimieren (WHO 2014b).

One Health

One Health wiederum, eine der Grundlagen für Planetary Health, hat seine Wurzeln in der Veterinärmedizin und Infektionsforschung (Mackenzie & Jeggo 2019). Auch wenn der Name One Health erst 2003 verwendet wurde, reichen die Wurzeln dieses Ansatzes zurück bis zu Forschenden wie Rudolf Virchow, der bereits einen Zusammenhang zwischen Human- und Tiermedizin sah (▶ Kap. 2). An diese schon damals konstatierte Verbindung zwischen Mensch-, Tier- und Umweltgesundheit knüpft One Health an. Insbesondere der SARS-Ausbruch 2003 sowie die Verbreitung der Vogelgrippe (H5N1) und später Covid-19 zeigen deutlich, wie leicht Krankheitserreger von der Tierwelt auf Menschen übertreten können. Eine länderübergreifende Zusammenarbeit – im Sinne einer Gesundheit – ist daher von Nöten. Besonders Organisationen wie die WHO, die FAO (Food and Agriculture Organization) und die Weltorganisation für Tiergesundheit (World Organisation for Animal Health, WOAH) arbeiten mit diesem Ansatz, um Zoonosen, Antibiotikaresistenzen und Umweltprobleme ganzheitlich zu bekämpfen (Mackenzie & Jeggo 2019).

Tab. 20.1: Verschiedene Ansätze zum Zusammenspiel von Gesundheit und Umwelt (eigene Darstellung)

Ansatz	Zentrierung	Herkunft/ Disziplinäre Hintergründe	Wichtige Themen	Beispiele für Maßnahmen auf sozialer und individueller Ebene
Planetary Health (ca. 2015)	Umwelt & Mensch	Umweltwissenschaften, Klimaforschung, Public Health, Sozialwissenschaften	Klimawandel, Ressourcenverbrauch, Nachhaltigkeit, globale Ökosysteme	z. B. Urban-Gardening-Programme, Schulprojekte zu Klimawandel & Gesundheit
One Health (ca. 2000er)	Mensch, Tier & Umwelt	Veterinärmedizin, Infektionsbiologie, Epidemiologie, Public Health	Zoonosen, Antibiotikaresistenzen, Lebensmittelsicherheit	z. B. Aufklärungskampagnen zum richtigen Umgang mit Haustieren, Hundeparks
HiAP (Health in all Policies) (ca. 1980er)	Mensch & Politik	Public Health, Gesundheitswissenschaften, Politik- & Sozialwissenschaften	Gesundheitsfördernde Politik, Prävention, Luftqualität, Ernährungspolitik	z. B. Fahrradkurse, autofreie Tage in Bezirken
EcoHealth (ca. 1990er)	Umwelt & Mensch	Ökologie, Umweltwissenschaften, Public Health, Sozialwissenschaften	Biodiversität, Umweltverschmutzung, nachhaltige Landwirtschaft	z. B. Community Gardening
Global Health (ca. 1990er)	Mensch & globale Ungleichheiten	Medizin, Public Health, internationale Entwicklung	Infektionskrankheiten, Klimawandel, soziale Gerechtigkeit	z. B. Beratungsangebote zur Gesundheitsversorgung für Geflüchtete

Gut zu wissen

Die Weltorganisation für Tiergesundheit (WOAH) wurde 1924 unter dem Namen Office International des Epizooties, französisch für Internationales Tierseuchenamt, gegründet. Die Abkürzung dafür lautete OIE. Dieses Kürzel wurde bis 2022 verwendet und danach von der Abkürzung WOAH abgelöst.

Ecohealth

Ecohealth und auch Global Health, zwei Ansätze, die in den 1990er Jahren an Bedeutung gewonnen haben, überschneiden sich teilweise mit dem One-Health-Ansatz. Eco Health betont die Relevanz gesunder Ökosysteme für die Gesundheit aller Lebewesen. Der Ansatz bringt Wissen aus Ökologie, Medizin und Sozialwissenschaften zusammen und legt viel Wert auf partizipatorische Ansätze (Charron 2012). Ecohealth kann als ein ökosystembasierter Ansatz bezeichnet werden. Im Unterschied dazu ist Global Health mehr menschenzentriert angelegt. Wie der Name vermuten lässt, wird hier eine breitere – globale – Perspektive anvisiert, die den Blick auch verstärkt auf soziale Ungleichheiten lenkt (Koplan et al. 2009). Global Health findet oft in der Entwicklungszusammenarbeit seinen Einsatz und dient der Stärkung von gesundheitlicher Versorgung in einkommensschwachen Ländern.

Global Health

Soll Gesundheit gefördert werden, so wird in diesem Kapitel deutlich, ist eine breitere Perspektive von Nöten, die die Einflüsse und Auswirkungen von Umweltfaktoren mitberücksichtigt, entsprechende Maßnahmen ergreift und konzertiert vorgeht.

20.4 Literatur

BBC (2020). Ella Adoo-Kissi-Debrah: Air pollution a factor in girl's death, inquest finds. BBC. (https://www.bbc.com/news/uk-england-london-55330945).

Brophy H, Olson J, Paul P (2023) Eco-anxiety in youth: An integrative literature review. Int J Ment Health Nurs, 32(3): 633–661. https://www.doi.org/10.1111/inm.13099

BZgA, RKI (2024) Klimawandel und Gesundheit: Kompakte Informationen und Handlungsoptionen für den Öfentlichen Gesundheitsdienst. Köln und Berlin.

Charron DF (2012) Ecosystem approaches to health for a global sustainability agenda. EcoHealth, 9: 256–266.

Cianconi P, Betrò S, Janiri L (2020) The Impact of Climate Change on Mental Health: A Systematic Descriptive Review. Front Psychiatry, 11: 74. https://www.doi.org/10.3389/fpsyt.2020.00074

Ella-Roberta-Foundation (2025) Ella's life and her legacy. (https://www.ellaroberta.org/).

Health-Effects-Institute (2024) State of Global Air 2024 – Special Report. Boston, MA: Health Effects Institute.

Koplan JP, Bond TC, Merson MH et al. (2009) Towards a common definition of global health. The Lancet, 373(9679): 1993–1995. https://www.doi.org/10.1016/S0140-6736(09)60332-9
Lelieveld J, Klingmüller K, Pozzer A et al. (2019) Cardiovascular disease burden from ambient air pollution in Europe reassessed using novel hazard ratio functions. Eur Heart J, 40(20): 1590–1596. https://www.doi.org/10.1093/eurheartj/ehz135
Mackenzie JS, Jeggo M (2019) The One Health Approach – Why Is It So Important? Trop Med Infect Dis, 4(2). https://www.doi.org/10.3390/tropicalmed4020088
Rockstrom J, Steffen W, Noone K et al. (2009) A safe operating space for humanity. Nature, 461(7263): 472–475. https://www.doi.org/10.1038/461472a
UNICEF (2025) Air pollution. (https://ceh.unicef.org/spotlight-risk/air-pollution).
Whitmee S, Haines A, Beyrer C et al. (2015) Safeguarding human health in the Anthropocene epoch: report of The Rockefeller Foundation – Lancet Commission on planetary health. Lancet. 386(10007): 1973–2028. https://www.doi.org/10.1016/S0140-6736(15)60901-1. Epub 2015 Jul 15.
WHO (2014a) Floods and health – Fact sheets for health professionals.
WHO (2014b) Health in All Policies (HiAP) framework for country action. Health Promot Int, 29(1): i19–28. https://www.doi.org/10.1093/heapro/dau035
WHO (2016) Environmental impacts on health: what is the big picture? (Zugriff zuletzt am 16.07.2025 unter https://www.elcosh.org/record/document/4214/d001495.pdf).
WHO (2021) WHO global air quality guidelines. Particulate matter (PM 2.5 and PM 10), ozone, nitrogen dioxide, sulfur dioxide and carbon monoxide. Geneva.
WHO (2024) Ambient (outdoor) air pollution. (https://www.who.int/news-room/fact-sheets/detail/ambient-(outdoor)-air-quality-and-health).

21 Der Vorhang ist geschlossen und viele Fragen offen – Abschließende Bemerkungen

Fallbeispiel

Das Telefon klingelt. Ein befreundeter, eher konservativer Politiker meldet sich. »Wie geht's?« »Ja, geht so. Meinem Sohn geht es leider gar nicht gut. Seit Corona kommt er irgendwie nicht mehr aus dem Quark. Jetzt eher so in Richtung massiver Zwangsstörung (ständiges Händewaschen, die Haut sei schon ganz rissig) …«

Ob ich einen Rat wüsste, wie er an eine Behandlung komme, überall sei es voll, keine Plätze frei, lange Wartezeiten usw.

Ich sage: »Ja: Willkommen in der aktuellen Versorgungskrise …«

Ich helfe, nenne Namen, dann aber zum Politischen, was ja auch das Private ist. Hier müsse man etwas tun. Menschen wie wir, sage ich etwas flapsig, kommen schon ans Ziel, aber nun stelle er sich mal jemanden vor, der nicht diese Bekannten habe, Kontakte, Expertenwissen. Oder der des Deutschen nicht so mächtig sei. Oder selbst depressiv. So sei es schließlich auch in der Praxis am Kottbusser Tor in Berlin gewesen. Keine Tür ging auf, da habe man selbst anrufen können – nichts. Die Psychotherapeuten seien sicher keine Rassisten gewesen, aber die dortige, zumeist schon chronifizierte, Klientel hatte keine akuten, sondern eben chronische, oft eher aussichtslose, so genannte »No-Exit-Situationen« anzubieten, desolate soziale und familiäre Verhältnisse, kein motivierender Vater im Hintergrund, dazu die Sprachbarrieren, oft eine einfache Sprache. Ihr Fokus lag auch selbst oft allein auf den, zum Teil unzureichend wirkenden Medikamenten statt auf dem als ebenfalls unwirksam empfundenen Yoga, autogenen Training usw. Für Ressourcen wie Hobbies, Freunde und Ausgehen fehlten das Geld und die Zeit. Und genau hier spiegele sich auf Mikroebene das, was er bzw. man auf der Makroebene ja auch bemerke: den so genannten Health-Gap zwischen den sozialen Schichten (sowie zwischen denen, die der deutschen Sprache mächtig und weniger mächtig sind). Willkommen in der Sozialmedizin, das nächste Buch bekomme er, der Politikerfreund, dann auf jeden Fall zugeschickt … Und: Bitte sich dieses Themas anzunehmen.

Jedenfalls: Das Thema ist offensichtlich in Arbeit und der Sohn mittlerweile gut versorgt. Natürlich half ich gerne durch die ersten Schleichwege, allein: Wer kennt sie?

Sozialmedizin, im Virchowschen Sinne verstanden und gelebt, kann etwas bewirken, im Großen wie im Kleinen. Nicht umsonst war Rudolf von Virchow auch Sozialreformer, nicht umsonst ist Gerhard Trabert, der Vorgängerautor dieses Buches, Sozialmediziner und »Armenarzt«, in die Politik gegangen.

Das Fallbeispiel zeigt, wie interdependent das Leben als Arzt, Politikinteressierter und selbst in einer Gesellschaft lebender Mensch sein kann und muss. Auch als selbst Erkrankter durfte einer der Autoren dieses Buches sich jüngst durch den Dschungel der Hochleistungs- und Präzisionsmedizin kämpfen, nach einer komplexen Diagnostik mit unterschiedlich informierten Ärzten und Ärztinnen galt es, die Frustrationen eigenen Leids auszuhalten, Selbsthilfegruppen (Dank für die Orientierung an »HOCM-Deutschland« und Jana und Rike vom »Herzlichter-Podcast«!) boten Rat und die im System nicht immer im Überfluss vorhandene Empathie (schon aus Zeitgründen). Schließlich führte eigenes und Expertenwissen (wer bitte vereint so etwas?) zu einer, zumindest in Teilen, selbst initiierten, neuesten und leider auch maximal kostenintensiven (Dank an die gesetzliche Kranken-Versicherung) Behandlung mit einem (in den USA) völlig neu entwickelten so genannten Myosin-Inhibitor, welcher zum Glück, auch und gerade im Vergleich mit z. B. den verfügbaren Psychopharmaka, eine unfassbare Durchschlagskraft entfaltete (von nicht mehr wirklich bewältigbarem Treppensteigen fast in Richtung Normalität).

Aber: Der Sozialmediziner in mir fragt und fragte sich währenddessen und in Folge immer wieder: Wäre hier ein jeder so rasch an das absolut notwendige Ziel gekommen? Juristisch sicher, aber rein organisatorisch?

Die Aufgaben der (Sozial-)Medizin bleiben also groß, die Fortschritte sind faszinierend und sicher zu feiern und auch die Politik steht vor Aufgaben, bei denen wir uns gerne wieder direkt in Praxis und Forschung zurückziehen wollen. Denn auch diese Verantwortungen sind sicher eine Last. Seien wir also geduldig und fair.

Denn der Versuch, sich dem Thema Sozialmedizin allumfassend und quasi enzyklopädisch zu nähern, muss, genau wie fast jede Blitztherapie (es sei denn, mit einem o.g. Myosin-Inhibitor), scheitern. Komplexe Behandlungen bleiben komplex. Komplexe Themen ebenso. Mit diesem Buch versuchten wir allerdings einen ersten Überblick zu aktuellen Forschungen und Befunden im Hinblick auf die vielleicht herausstechendsten und drängendsten Thematiken der Sozialmedizin zu bieten. Natürlich ist ein solcher Überblick immer akzentuiert.

Von den historischen Wurzeln des Faches ausgehend (▶ Kap. 2), versuchten wir aber einen Weg zunächst über die methodischen Fragestellungen unseres Faches, wie denen der Epidemiologie, um dann zu spezifischeren, besonders vulnerablen Versorgungs- und Krankheitskollektiven zu gelangen. Bereits in den ersten Kapiteln wird aber deutlich, wie sehr ein medizinisch erfolgreiches »Outcome« von Populationen an den scheinbar so weichen und »soften« Faktoren des Sozialen und hiermit auch des Sozialpolitischen hängt (▶ Kap. 2 und ▶ Kap. 3). Schichten, Zugehörigkeit und Bildung bieten sozusagen einen Teppich für alle weiteren Erfolgsstrategien einer modernen Medizin, welche diese Gelingensfaktoren leider oftmals eher vernachlässigt. Über die Krankheitsmodelle (▶ Kap. 5) boten sich hier auch theoretische Ansätze, um die Zusammenhänge zwischen politischen Maßnahmen und den entsprechenden gesellschaftspolitisch-medizinischen Effekten auf Individual- und Gesellschaftsebene besser zu verstehen.

Die Lebens- und Arbeitsbedingungen (▶ Kap. 7) einer Bevölkerung und sozioökonomische Ungleichheiten können jeweils zu Erschöpfung und hoffentlich dann verfügbarer Rehabilitation führen oder es kann ihnen durch sinnstiftende Balance im Laufe eines Lebens vorgebeugt werden (▶ Kap. 4 und ▶ Kap. 15). Die Weichenstellungen hierzu sind wiederum individuell und politisch. Mit den Kapiteln der Sozialpädiatrie (▶ Kap. 13), den neuen Erkenntnissen rund um die Longevity (▶ Kap. 16), sowie den Kapiteln zum Altern, zur Pflege und zum Sterben (▶ Kap. 17 und ▶ Kap. 18) versuchten wir, auch die Lebenszeit und deren alters- und nicht zuletzt geschlechtsspezifischen Herausforderungen (▶ Kap. 6) in einer chronologisch-sozialmedizinischen Klammer zu halten.

Und auch den für die Menschheit leider konstituierenden Anfeindungen an eine angenehme Lebenszeit – wie Flucht, Erfahrung, Drogenkonsum, Gewalt oder Obdachlosigkeit – widmeten wir wesentliche Kapitel (▶ Kap. 9, ▶ Kap. 10, ▶ Kap. 11 und ▶ Kap. 12). Am Umgang einer Gesellschaft mit diesen Themen und der damit einhergehenden, möglichst qualitativ hochwertigen Versorgung gerade der Schwächsten einer Gesellschaft, entscheidet sich womöglich, und dies haben wir (und vor uns Gerhard Trabert und Heiko Wallner) verdeutlicht, insgesamt die Qualität einer völlig zurecht auch in Richtung einer Hochpräzisionsmedizin strebenden Gesundheitsversorgung. Hier ist nicht zuletzt das Kapitel zur ökonomischen Tragfähigkeit der Systeme entscheidend, wird jedoch deutlich, dass Wünsch- und Machbares leider immer (nicht zuletzt durch Qualitätssicherung) gegeneinander abgewogen werden muss (▶ Kap. 19).

Und nicht zuletzt versuchten wir, den Umweltfaktoren und Einflüssen (▶ Kap. 20) durch das moderne Leben einen Raum zu geben. Besonders an den aktuellen Diskursen rund um den Klimawandel und die möglicherweise und teilweise Kontamination von Lebensmitteln mit hormonaktiven Substanzen oder Mikroplastik zeigt sich die Aufgabe einer zukünftigen, interdisziplinären, sozialmedizinischen Forschung, welche nicht zuletzt auch die politischen Rahmen- und Produktionsbedingungen zumindest mitbestimmt und mitdiskutiert.

Wir hoffen, mit diesem Buch also auch zukünftigen interdisziplinär Denkenden, Forschenden, Lernenden oder auch Disputierenden eine gewisse Grundlage an die Hand gegeben zu haben, und freuen uns über Empfehlungen, Ergänzungen, Anregungen und Kritik.

Stichwortverzeichnis

R

S

T

U

V

W

Y

Z